イメージから学ぶ
構造解析法

スペクトル解析の基礎力を無理なく身につける

第 3 版

鈴鹿医療科学大学　薬学部
教授　定金　　豊 著

KYOTO
HIROKAWA

京都廣川書店
KYOTO HIROKAWA

第 3 版の序文

本書は機器分析学を初めて学ぶ学生さんでも学習のイメージを描きながらしっかりと理解できるように，できる限りわかりやすい図をたくさん掲載した教科書として誕生し，初版の出版から 12 年が経ちました．当時は，このような極めてユニークな教科書が受け入れられるのか心配でしたが，学生は勿論，多くの先生からも「わかりやすく画期的である」との励ましの声を多数頂きました．これは，スペクトル解析の応用力を身につけることを目的に，①どうしてそうなるのかの理由の理解を助けるための図をたくさん作成し，②知識の確認のための演習問題や例題を数多く提供し，丁寧に解説することに注力した結果と考えています．学問レベルを下げずにわかりやすい図を作成することには本当に苦労しましたが，本書がこれまで支持されている拠り所であると思っております．

第 2 版を発売してからも，構造解析に関わる機器分析手法はめまぐるしく進歩を続けています．それにともない薬剤師国家試験でもより細かな知識が要求されるとともに，柔軟な思考能力が必要とされる問題が増えてきました．今回，第 3 版として改訂する機会を頂き，本書の内容について細かな見直しを実施しました．その結果，①現在の薬学生に求められる構造解析に関わる知識を新たに抽出・整理し，新たな説明図を作成し補充しました．②関連する新たな例題をできる限り付け加え，丁寧に解説をしました．同時に，これまで読者の先生方から御指摘をいただいた点に関しても修正しました．今後も内容の間違いや記述不足の点については，読者の皆さんからご教示いただけると幸いに存じます．

医薬品のスペクトル解析が理解できるのは，医療従事者の中では薬剤師だけといってもよいでしょう．6 年制への移行後，物理や化学領域などの基礎学問の学習に割ける時間はかなり短くなっていますが，是非，しっかりと身につけて医療の現場に立ってほしいと切望します．本書は機器分析の測定原理と構造解析法をバランスよく学び，スペクトル解析の応用力を身につけられるよう構成されています．効率的な学習のための一助として利用していただけると幸いです．

最後になりましたが本書の改訂にあたり種々のご便宜をお図り頂いた京都廣川書店廣川重男社長，清野洋司編集・制作部長，茂木悠佑氏に厚く感謝の意を申し上げます．

2020 年 1 月

著　　者

序　　文

これまで多くの入門書では，測定原理と構造解析法とは別々に扱われていました．測定原理から構造解析法まで総合的に学習するためには，難しい専門書を解読する必要がありました．忙しい薬学部の学生が，測定原理と構造解析法をバランス良く学び，応用力のあるスペクトル解析力を身につけられるように本書を作りました．

複雑で難しい測定原理や測定方法については，理解を助けるための図をたくさん用意しています．初めて学ぶ学生でもイメージを固められるように工夫されています．また，スペクトル解析の方法を身につけるためには，例題についての詳細な解説と共に，たくさんの演習問題を用意しました．解析力が身についたかどうかが確認できます．

本書は図を多用した新しい大学の教科書です．本書の説明図はすべて実際の講義で使用したものです．講義が終わると学生はわからなかった点を指摘してくれます．私は学生に理解してもらうために説明図を書き直します．そのようにしてブラッシュアップされた説明図が満載です．ですからわかりやすさには自信があります．

本書に登場するハムスター（名前：あんこ）は仕事に疲れた著者の心とともに，多くの学生の心をも癒してくれました．また，本書中のイラストはすべて木葉敬子先生（現：鈴鹿医療科学大学）が快く描いてくれました．また，校正など本書の作製にも多大な協力をいただきました．改めてお礼をいいます．

内容の間違いや記述不足の点については，読者の皆様からご教示いただけると幸いに存じます．

最後になりましたが，本書の出版に当たり，種々のご便宜をお図りいただいた京都廣川書店 廣川英男氏，廣川鉄男氏，来栖 隆氏に厚く感謝の意を申し上げます．

2009 年 8 月

著　　者

イメージ戦略とは何か？

大学の教科書は難しい

「最近の学生は教科書を読めない」と良く言われます．高校のときには読みやすく，理解しやすい参考書が多数ありました．これらに慣れた学生にとっては，大学の教科書は字ばかりで難しいと言えるでしょう．学習が進んで内容を理解した後に教科書を読むと，「なるほどね」と思うことは多々あります．本来，教科書は初めて学習するためにあるのですから，これでは本末転倒です．本書は学習する内容を理解できるようにイメージから学ぶ戦略を取り入れた新しいタイプの教科書です．

教科書では知りたいことは省略されている

「どうしてそうなるのか理由を知りたい」と思って教科書を読んでみたら何も書いてないという経験はありませんか．大学の教科書は本当に知りたいことは書かれていません．その理由は著者である大学の先生にとっては当然のことだからです．書く必要はないと思っています．本書では学生が知りたいことを講義を通じて調査し，当然だと思える内容についてもできる限り紹介する方針で製作しました．「どうして？」が解決できれば，内容を暗記する必要もありませんし，楽しく学習できるはずです．

イメージをつかむことが理解への近道

例えば，印象的な風景を文章だけで説明することを考えてみてください．私は，その風景についての絵か写真がなければ説明して理解させる自信はありません．まだ知らない，見たこともないことを学ぶのに，大学の教科書の多くは文章中心で説明されています．理解しにくいのも当然です．図や絵で，おおよそのイメージをつかめれば，未知の内容について糸口がつかめます．本書では，とにかく「イメージできる」ように，図や絵を多用しています．イメージが固まれば，何となくわかったような気になります．未知の分野の学習を始めるとき，その気持ちが一番大事なのです．

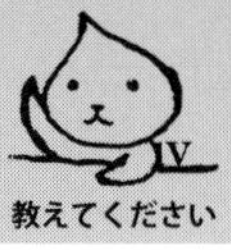

教えてください

本書の使い方

1 学習のポイント

各章の初めに、見開き2頁でポイントが図解されており全体の流れがわかるように工夫されています

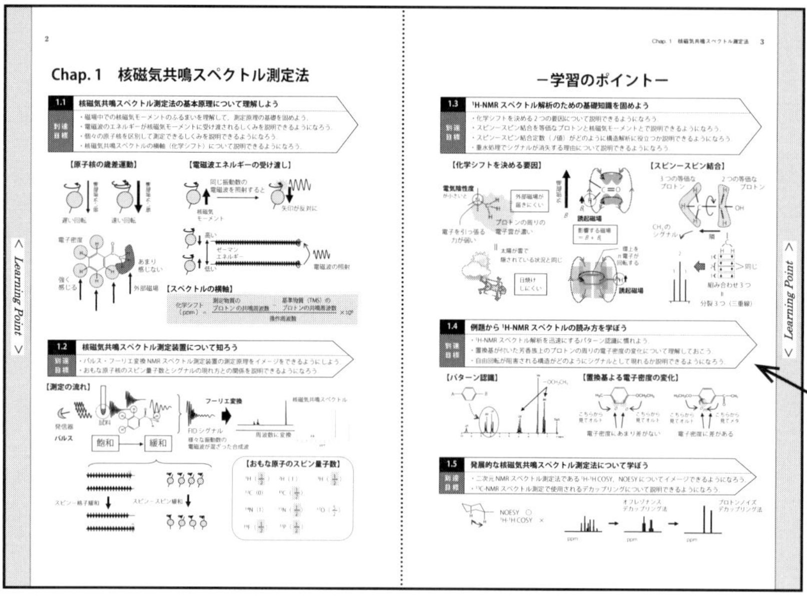

2
Chap. 1 核磁気共鳴スペクトル測定法
1.1 核磁気共鳴スペクトル測定法の基本原理について理解しよう
1.2 核磁気共鳴スペクトル測定装置について知ろう
Chap. 1 核磁気共鳴スペクトル測定法 3
－学習のポイント－
1.3 ¹H-NMR スペクトル解析のための基礎知識を固めよう
1.4 例題から ¹H-NMR スペクトルの読み方を学ぼう
1.5 発展的な核磁気共鳴スペクトル測定法について学ぼう
Learning Point

到達目標

理解すべき内容が一覧できます

Point

イラストにより、学習内容の理解を加速します

2 イラストで説明するイメージ戦略で、学習内容の理解を加速します.

Point

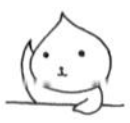

学習の姿勢をキャラクターが示してくれます

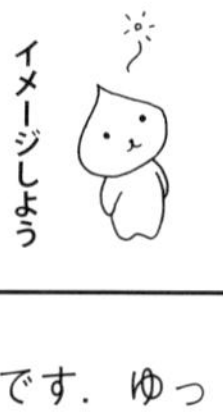

イメージしよう

頭の中でイメージを持つことを第一にしましょう.

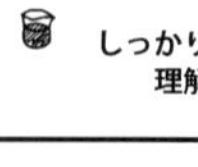

しっかり理解

理解しておくべき内容です．ゆっくりと考えて納得しましょう.

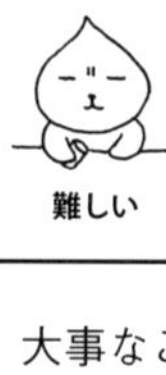

難しい

少し難しい内容ですが，知っておくと役立ちます.

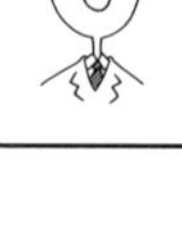

先生が要点をまとめます．大事なこと，気付かないことが満載です.

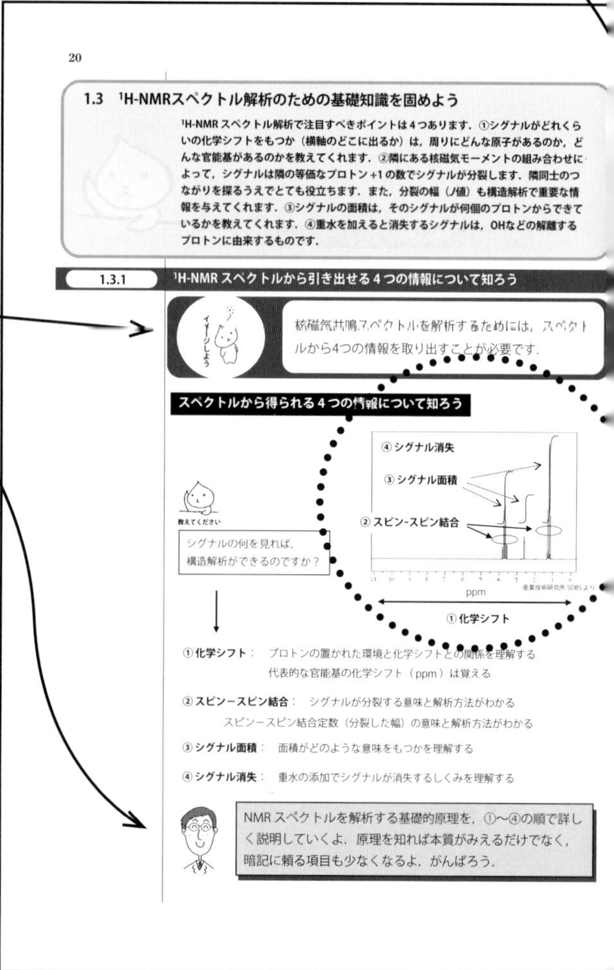

20
1.3 ¹H-NMRスペクトル解析のための基礎知識を固めよう
¹H-NMR スペクトル解析で注目すべきポイントは4つあります．①シグナルがどれくらいの化学シフトをもつか（横軸のどこに出るか）は，周りにどんな原子があるのか，どんな官能基があるのかを教えてくれます．②隣にある核磁気モーメントの組み合わせによって，シグナルは隣の等価なプロトン＋1の数でシグナルが分裂します．隣同士のつながりを探るうえでとても役立ちます．また，分裂の幅（J値）も構造解析で重要な情報を与えてくれます．③シグナルの面積は，そのシグナルが何個のプロトンからできているかを教えてくれます．④重水を加えると消失するシグナルは，OHなどの解離するプロトンに由来するものです．
1.3.1 ¹H-NMR スペクトルから引き出せる4つの情報について知ろう
イメージしよう
核磁気共鳴スペクトルを解析するためには，スペクトルから4つの情報を取り出すことが必要です.
スペクトルから得られる4つの情報について知ろう
教えてください
シグナルの何を見れば，構造解析ができるのですか？
④ シグナル消失
③ シグナル面積
② スピン-スピン結合
ppm
① 化学シフト
①化学シフト： プロトンの置かれた環境と化学シフトとの関係を理解する
代表的な官能基の化学シフト（ppm）は覚える
②スピン−スピン結合： シグナルが分裂する意味と解析方法がわかる
スピン−スピン結合定数（分裂した幅）の意味と解析方法がわかる
③シグナル面積： 面積がどのような意味をもつかを理解する
④シグナル消失： 重水の添加でシグナルが消失するしくみを理解する
NMR スペクトルを解析する基礎的原理を，①〜④の順で詳しく説明していくよ．原理を知れば本質がみえるだけでなく，暗記に頼る項目も少なくなるよ．がんばろう.

イメージ戦略で！

イラストで説明し，学習内容の理解を加速する.

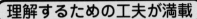

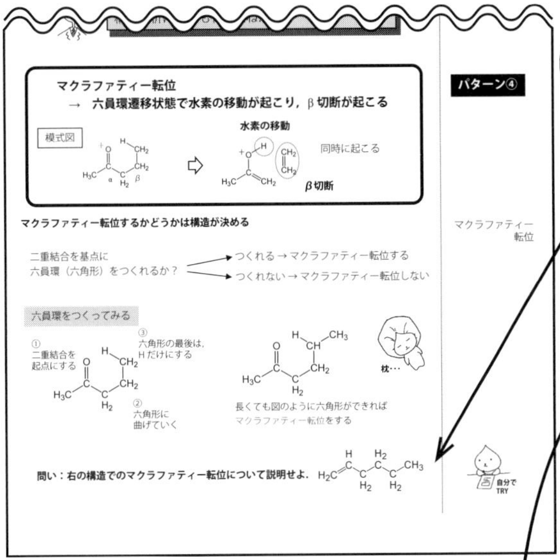
マクラファティー転位
→ 六員環遷移状態で水素の移動が起こり，β 切断が起こる
模式図
水素の移動
同時に起こる
β 切断
パターン④
マクラファティー転位するかどうかは構造が決める
マクラファティー転位
二重結合を基点に
六員環（六角形）をつくれるか？
つくれる → マクラファティー転位する
つくれない → マクラファティー転位しない
六員環をつくってみる
① 二重結合を起点にする
② 六角形に曲げていく
③ 六角形の最後は，H だけにする
長くても図のように六角形ができれば
マクラファティー転位をする
問い：右の構造でのマクラファティー転位について説明せよ．
自分で TRY

理解するための工夫が満載

問題を解いてみましょう．
理解が深まります．
自分で TRY

教えてください
あなたの疑問を代りに質問します．

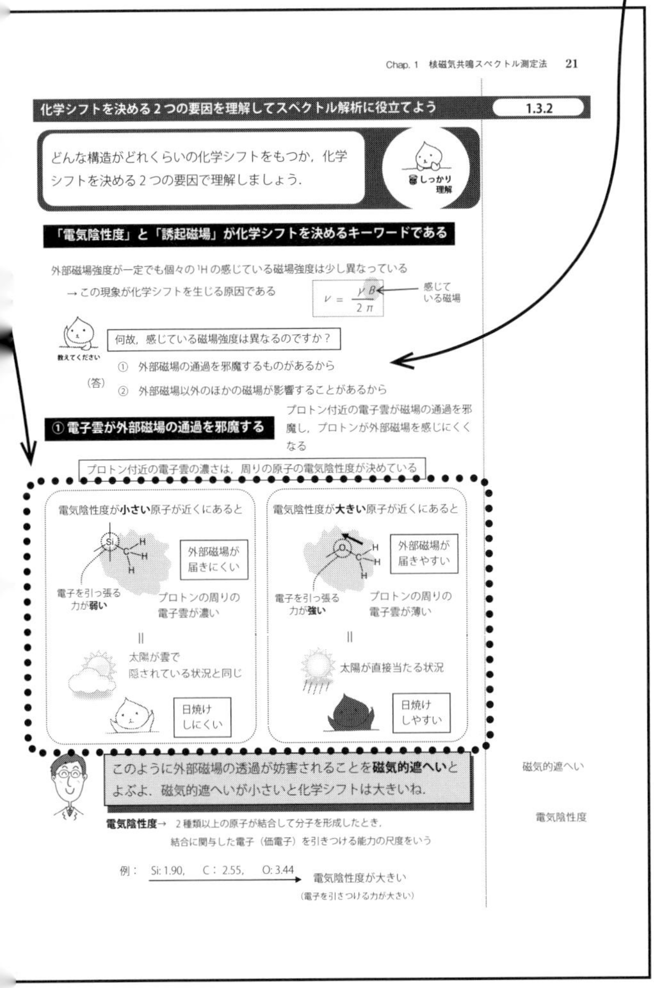
Chap. 1 核磁気共鳴スペクトル測定法 21
化学シフトを決める 2 つの要因を理解してスペクトル解析に役立てよう 1.3.2
どんな構造がどれくらいの化学シフトをもつか，化学シフトを決める 2 つの要因で理解しましょう．
しっかり理解
「電気陰性度」と「誘起磁場」が化学シフトを決めるキーワードである
外部磁場強度が一定でも個々の 1H の感じている磁場強度は少し異なっている
→ この現象が化学シフトを生じる原因である
$\nu = \frac{\gamma B}{2\pi}$ 感じている磁場
教えてください
何故，感じている磁場強度は異なるのですか？
（答）① 外部磁場の通過を邪魔するものがあるから
② 外部磁場以外のほかの磁場が影響することがあるから
① 電子雲が外部磁場の通過を邪魔する
プロトン付近の電子雲が磁場の通過を邪魔し，プロトンが外部磁場を感じにくくなる
プロトン付近の電子雲の濃さは，周りの原子の電気陰性度が決めている
電気陰性度が小さい原子が近くにあると
外部磁場が届きにくい
電子を引っ張る力が弱い
プロトンの周りの電子雲が濃い
太陽が雲で隠されている状況と同じ
日焼けしにくい
電気陰性度が大きい原子が近くにあると
外部磁場が届きやすい
電子を引っ張る力が強い
プロトンの周りの電子雲が薄い
太陽が直接当たる状況
日焼けしやすい
このように外部磁場の透過が妨害されることを磁気的遮へいとよぶよ．磁気的遮へいが小さいと化学シフトは大きいね．
磁気的遮へい
電気陰性度→ 2 種類以上の原子が結合して分子を形成したとき，結合に関与した電子（価電子）を引きつける能力の尺度をいう
電気陰性度
例： Si: 1.90， C: 2.55， O: 3.44 → 電気陰性度が大きい（電子を引きつける力が大きい）

3 理解度の確認のため演習問題を用意しました．

解法のポイント

詳しい解説により深い理解が得られます．

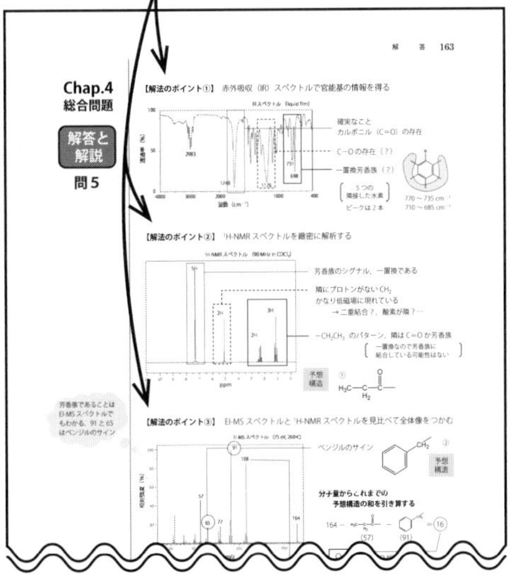
解 答 163
Chap.4 総合問題
解答と解説
問 5
【解法のポイント①】 赤外吸収（IR）スペクトルで官能基の情報を得る
【解法のポイント②】 1H-NMR スペクトルを緻密に解析する
【解法のポイント③】 EI-MS スペクトルと 1H-NMR スペクトルを見比べて全体像をつかむ
ベンジルのサイン
予想構造
分子量からこれまでの予想構造の和を引き算する

目　次

Chapter. 1

核磁気共鳴スペクトル測定法

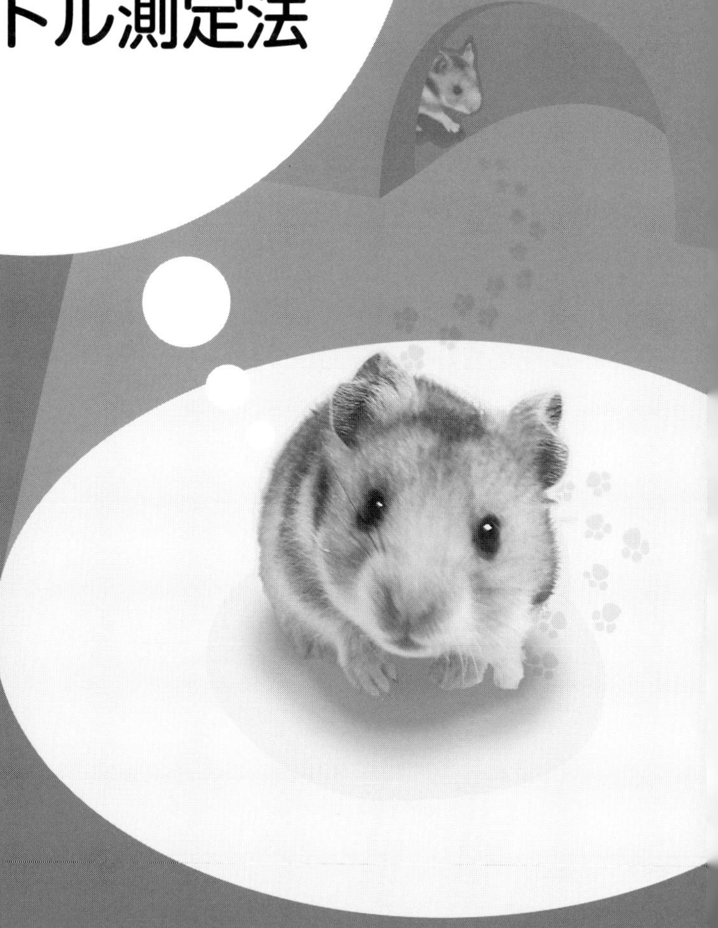

Chap. 1　核磁気共鳴スペクトル測定法

1.1　核磁気共鳴スペクトル測定法の基本原理について理解しよう

到達目標

- 磁場中での核磁気モーメントのふるまいを理解して，測定原理の基礎を固めよう.
- 電磁波のエネルギーが核磁気モーメントに受け渡されるしくみを説明できるようになろう.
- 個々の原子核を区別して測定できるしくみを説明できるようになろう.
- 核磁気共鳴スペクトルの横軸（化学シフト）について説明できるようになろう.

【原子核の歳差運動】

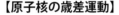

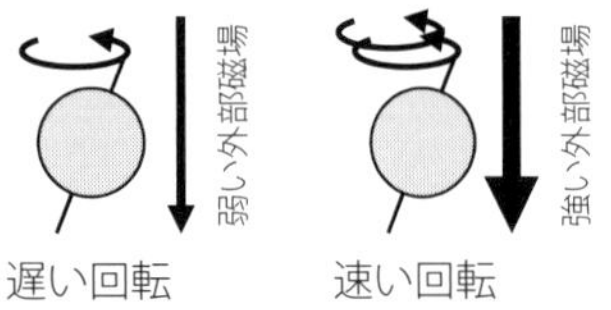

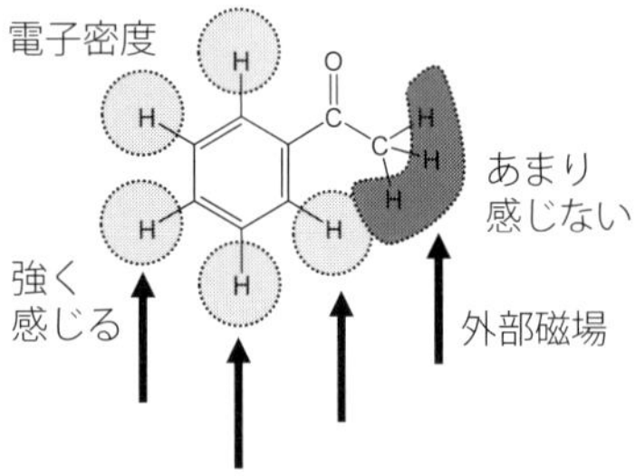

【電磁波エネルギーの受け渡し】

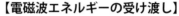

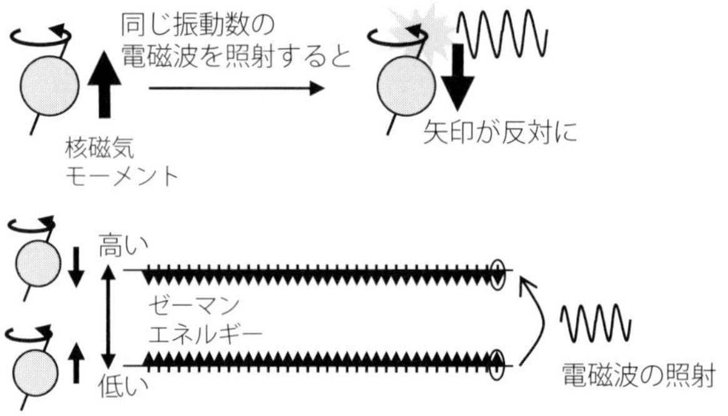

【スペクトルの横軸】

$$\text{化学シフト（ppm）} = \frac{\text{測定物質のプロトンの共鳴周波数} - \text{基準物質（TMS）のプロトンの共鳴周波数}}{\text{操作周波数}} \times 10^6$$

1.2　核磁気共鳴スペクトル測定装置について知ろう

到達目標

- パルス・フーリエ変換 NMR スペクトル測定装置の測定原理をイメージをできるようにしよう.
- おもな原子核のスピン量子数とシグナルの現れ方との関係を説明できるようになろう.

【測定の流れ】

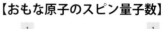

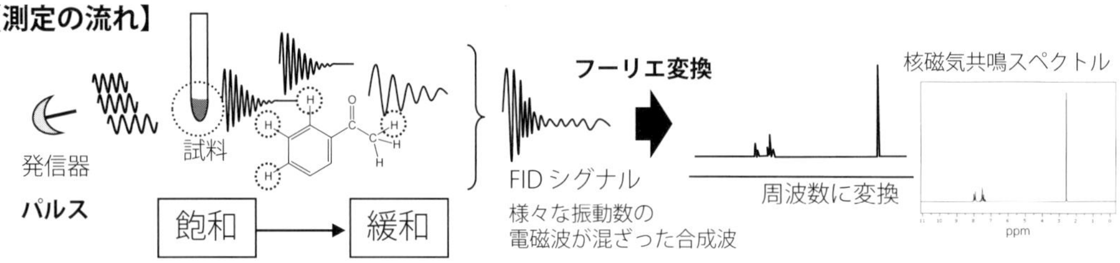

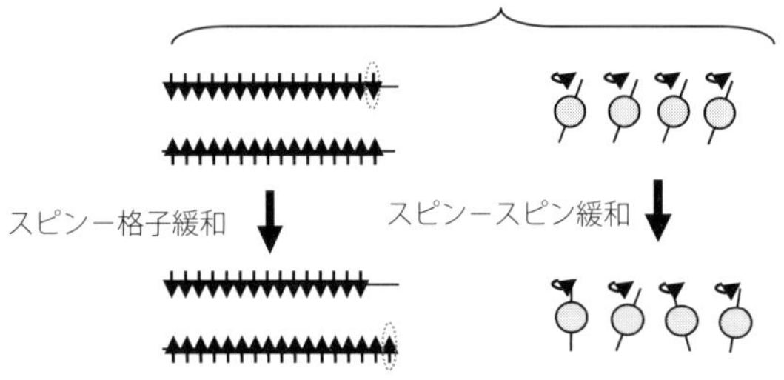

【おもな原子のスピン量子数】

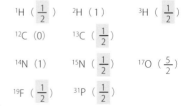

^{1}H $\left(\frac{1}{2}\right)$	^{2}H（1）	^{3}H $\left(\frac{1}{2}\right)$
^{12}C（0）	^{13}C $\left(\frac{1}{2}\right)$	
^{14}N（1）	^{15}N $\left(\frac{1}{2}\right)$	^{17}O $\left(\frac{5}{2}\right)$
^{19}F $\left(\frac{1}{2}\right)$	^{31}P $\left(\frac{1}{2}\right)$	

ー学習のポイントー

1.3　^{1}H-NMR スペクトル解析のための基礎知識を固めよう

到達目標

・化学シフトを決める 2 つの要因について説明できるようになろう.
・スピン－スピン結合を等価なプロトンと核磁気モーメントとで説明できるようになろう.
・スピン－スピン結合定数（J値）がどのように構造解析に役立つのか説明できるようになろう.
・重水処理でシグナルが消失する理由について説明できるようになろう.

【化学シフトを決める要因】

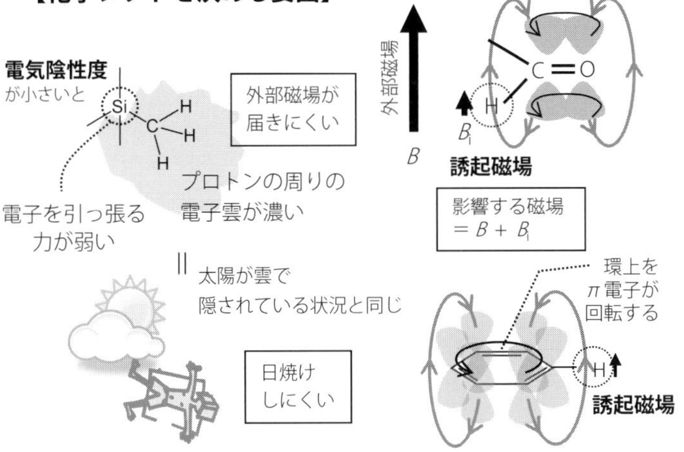

【スピン－スピン結合】

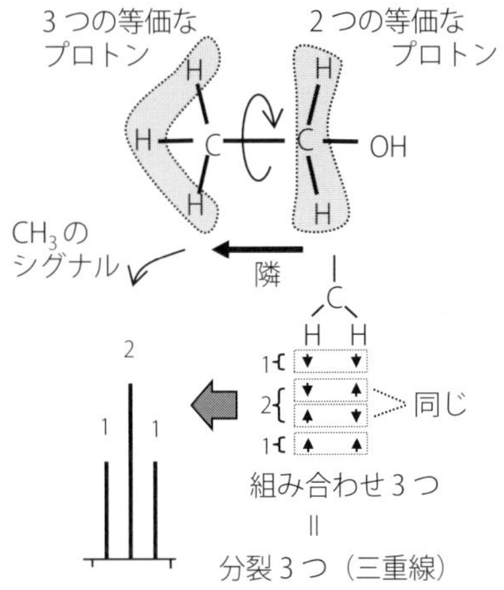

1.4　例題から ^{1}H-NMR スペクトルの読み方を学ぼう

到達目標

・^{1}H-NMR スペクトル解析を迅速にするパターン認識に慣れよう.
・置換基が付いた芳香族上のプロトンの周りの電子密度の変化について理解しておこう.
・自由回転が阻害される構造がどのようにシグナルとして現れるか説明できるようになろう.

【パターン認識】

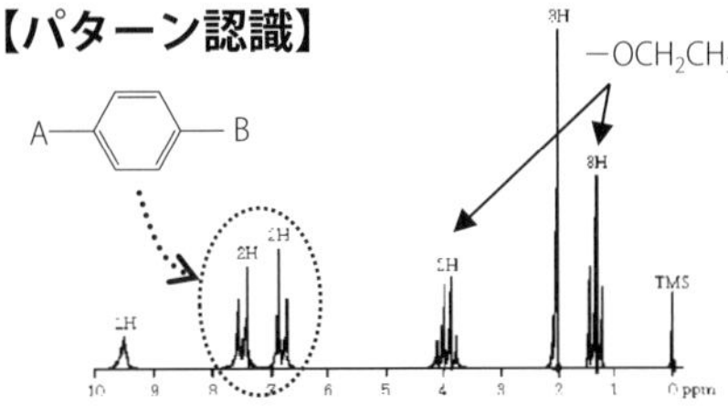

【置換基よる電子密度の変化】

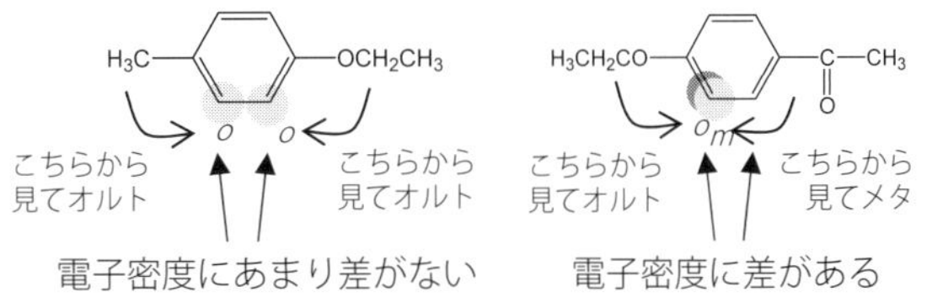

1.5　発展的な核磁気共鳴スペクトル測定法について学ぼう

到達目標

・二次元 NMR スペクトル測定法である ^{1}H-^{1}H COSY，NOESY についてイメージできるようになろう.
・^{13}C-NMR スペクトル測定で使用されるデカップリングについて説明できるようになろう.

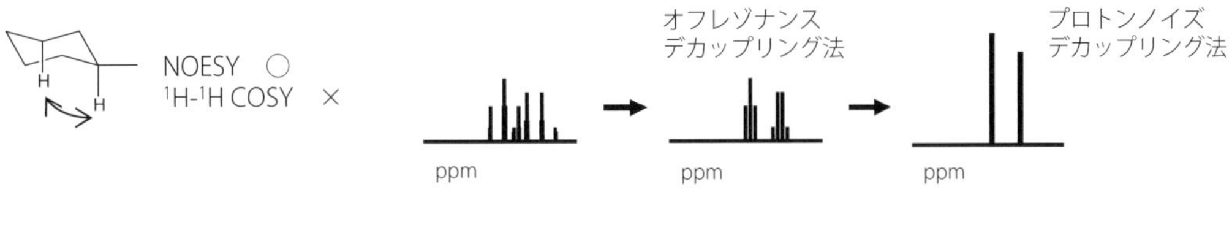

< Learning Point >

1.1　核磁気共鳴スペクトル測定法の基本原理について理解しよう

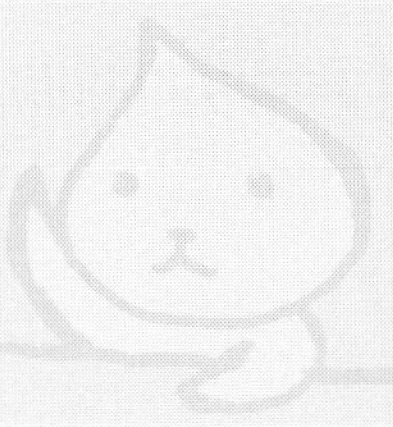

核磁気共鳴スペクトル測定法は，ひとつひとつの原子を見分けて分析できる能力があるので，緻密な構造解析が可能です．測定対象は磁場中で自転する原子核です．磁場中で原子核はエネルギー準位の違う核磁気モーメントをもっています．原子核の歳差運動の回転数と同じ周波数の電磁波を照射すると共鳴現象が起こり，電磁波のエネルギーが原子核に与えられます．これらの現象が核磁気共鳴の名前の由来となっています．

原子核の共鳴周波数は同じ分子内でも多少異なっているため，個々の原子について別々にシグナルを得ることができます．核磁気共鳴スペクトルの横軸は，基準物質との共鳴周波数のずれを操作周波数で割ったものに 10^6 を乗じた値（ppm）を示しています．

1.1.1　核磁気共鳴スペクトル測定法のできることを知ろう

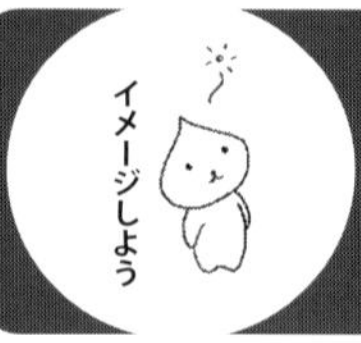

まずは核磁気共鳴スペクトル測定法のできることを知って，装置のすごさを実感しましょう．

核磁気共鳴スペクトルが得られる　構造解析に役立つスペクトル情報が得られる

核磁気共鳴のことを NMR（Nuclear Magnetic Resonance）とよぶよ

下のスペクトルをよく見てみよう　→　線みたいなもの（シグナル）が重要

↓核磁気共鳴スペクトル↓

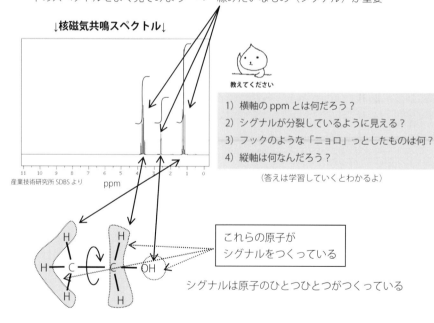

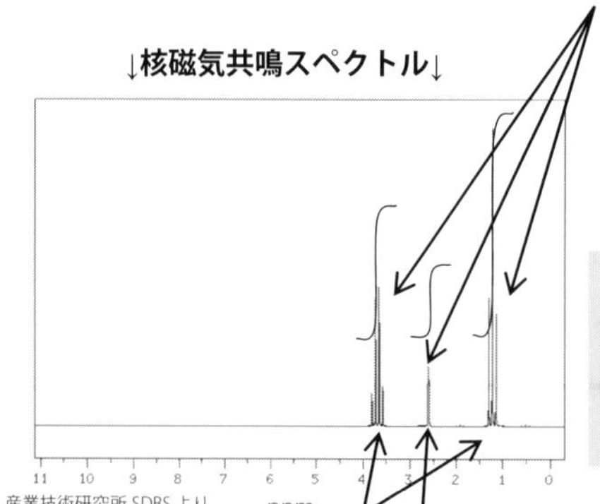

産業技術研究所 SDBS より

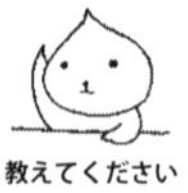

1）横軸の ppm とは何だろう？
2）シグナルが分裂しているように見える？
3）フックのような「ニョロ」っとしたものは何？
4）縦軸は何なんだろう？

（答えは学習していくとわかるよ）

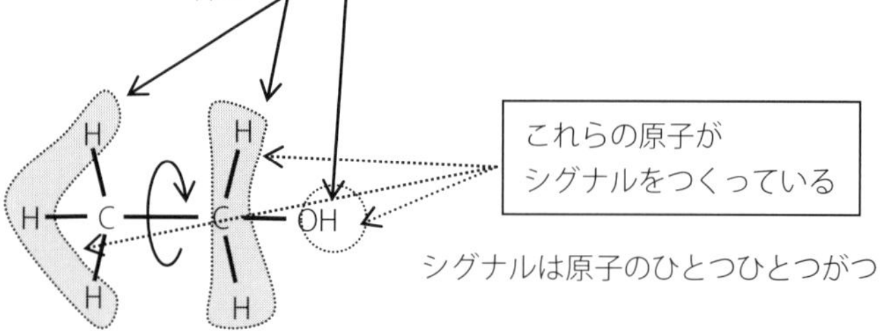

シグナルは原子のひとつひとつがつくっている

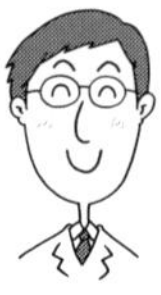

シグナルはひとつひとつの原子から生じるので，スペクトルで分子の構造を精密に分析することができるんだ．

スペクトルが構造を教えてくれる

スペクトルが分子の構造を明らかにする

核磁気共鳴スペクトル中のシグナルが
教えてくれる情報はおもに次の3つです

シグナルの大きさから
等価な原子の数がわかる

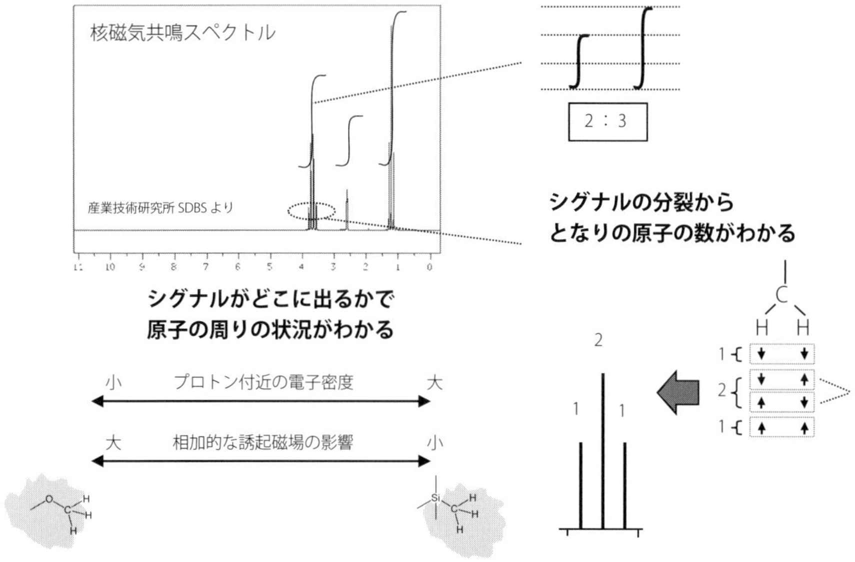
核磁気共鳴スペクトル
産業技術研究所 SDBS より
2：3
シグナルの分裂から
となりの原子の数がわかる
シグナルがどこに出るかで
原子の周りの状況がわかる
小　プロトン付近の電子密度　大
大　相加的な誘起磁場の影響　小

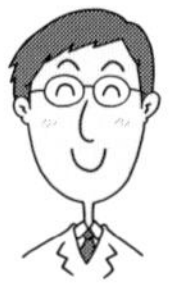

原子が何個あるのか，隣に何個の原子があるのかなど，原子に関する情報がシグナルから得られるのだね．

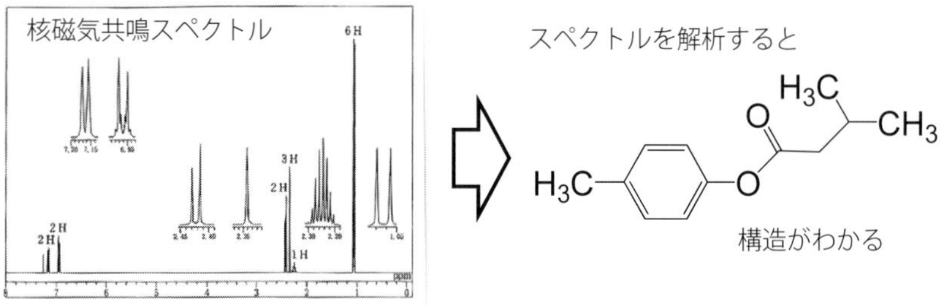
核磁気共鳴スペクトル
スペクトルを解析すると
構造がわかる

人間を対象に核磁気共鳴を測定することもできる

磁気共鳴画像診断法（MRI）

MRI

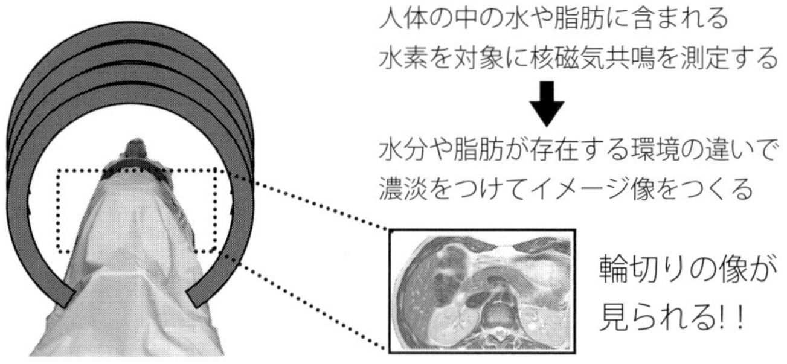
人体の中の水や脂肪に含まれる
水素を対象に核磁気共鳴を測定する
水分や脂肪が存在する環境の違いで
濃淡をつけてイメージ像をつくる
輪切りの像が
見られる!!

1.1.2 磁場中での原子核のふるまいを理解して測定原理の基礎を固めよう

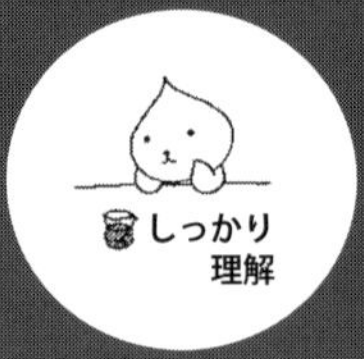

核磁気共鳴スペクトル測定法は様々な原子について測定できる方法です．ここでは水素原子を例として測定する方法を説明をします．測定法を理解するためには「核磁気」と「共鳴」という現象をまず理解しましょう．

水素原子は自転している

水素原子のふるまいについてイメージを固めておこう

銅線をコイル状にまくと磁石になることでイメージしよう

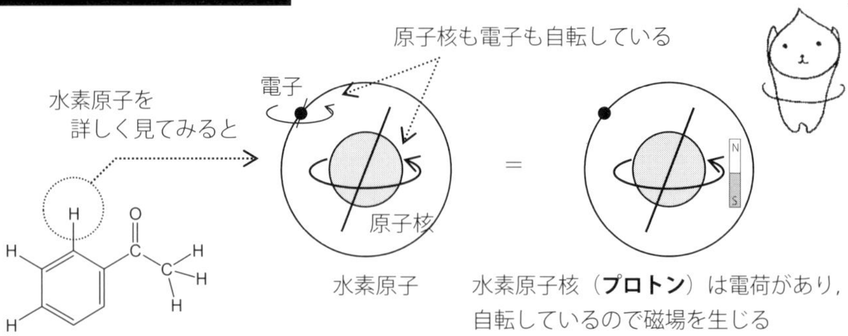

水素原子　　水素原子核（**プロトン**）は電荷があり，自転しているので磁場を生じる

プロトン

これを**核磁気モーメント**という

核磁気モーメント

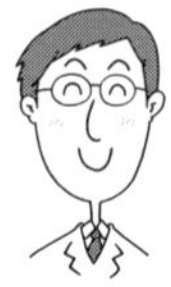

原子核がもつ磁場なので「核磁気」というんだね．

核磁気モーメントの性質を知ろう

自然の状態と磁場中とでふるまいが異なる

磁場のない「自然な状態」

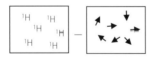

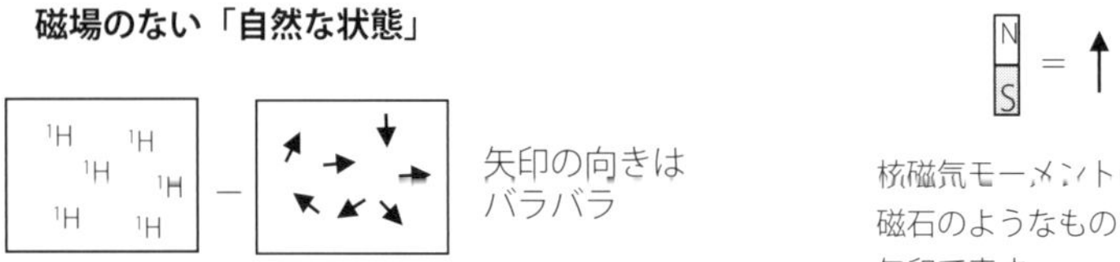

矢印の向きはバラバラ

核磁気モーメントは磁石のようなものであり，矢印で表す

磁場の中

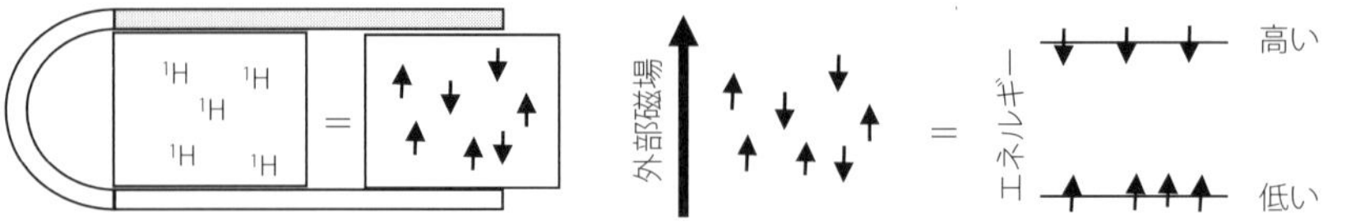

矢印の向きが上向きか下向きかに整列する

低いエネルギーにある核磁気モーメントの数が少しだけ多い

磁場中での核磁気モーメントの分裂を，**ゼーマン分裂**とよぶ

ゼーマン分裂

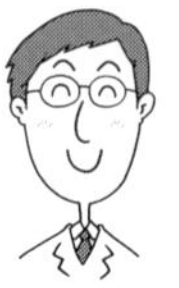

２つの向きに分かれた矢印のうち，外部磁場に逆らっている逆向きの矢印はエネルギー準位が高いんだ．

磁場中での原子核のふるまいを知ろう

原子核の自転軸が回転する

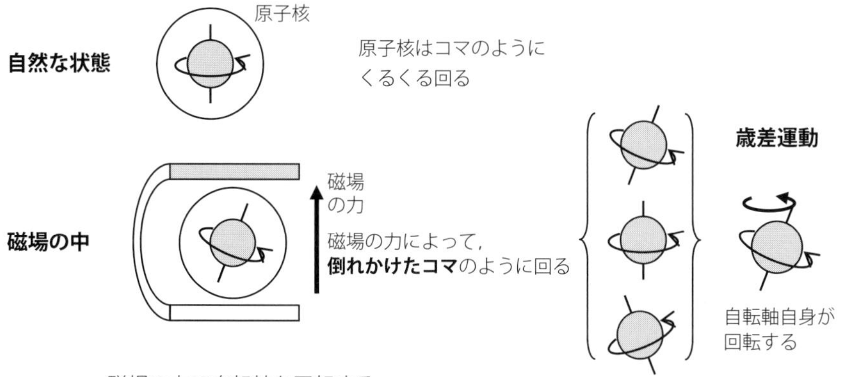

磁場の力で自転軸も回転する

このような原子核の歳差運動を，
ラーモアの歳差運動とよぶ

ラーモアの歳差運動

歳差運度の速さは磁場の強さに比例する

核磁気共鳴を理解する**重要ポイント**

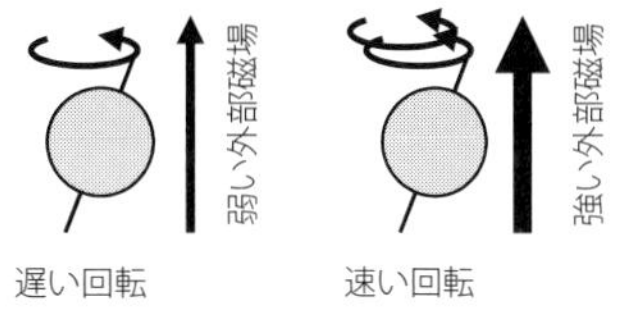

式で考えると･･･

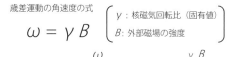

歳差運動の角速度の式

$$\omega = \gamma B$$

γ：核磁気回転比（固有値）
B：外部磁場の強度

振動数 $\nu = \dfrac{\omega}{2\pi}$　なので　$\nu = \dfrac{\gamma B}{2\pi}$

式は眺めておくだけでいいよ

歳差運度の速さはエネルギー準位の幅を決めている

ゼーマンエネルギーという

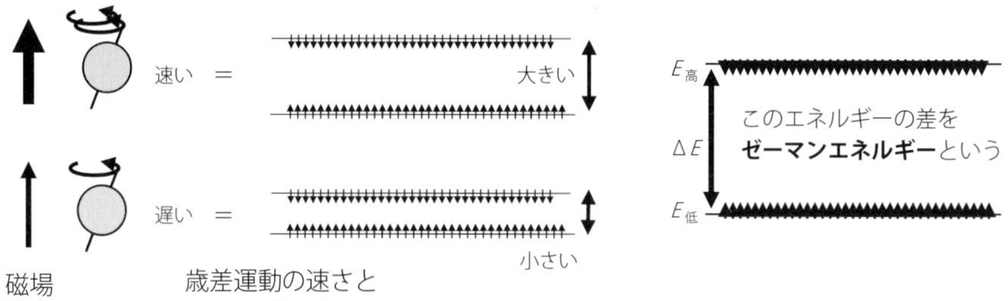

歳差運動の速さと
エネルギー準位の幅は比例する

ゼーマンエネルギー

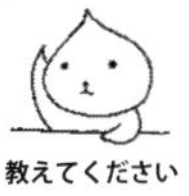

ゼーマン博士が発見した「**ゼーマン効果**」って何ですか？

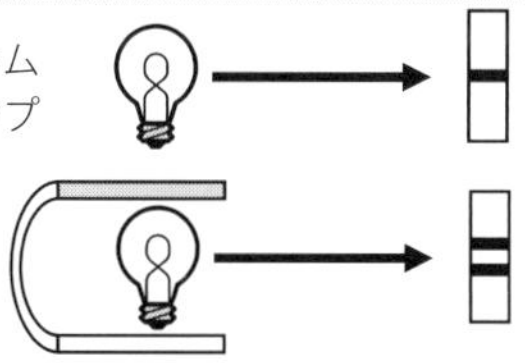

磁場をかけると原子から放出されたスペクトルが分裂することを発見

ゼーマン効果

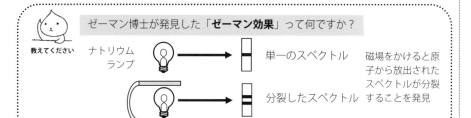

スピン量子数については後で学習するよ

ゼーマンエネルギーを式で考えてみよう

ゼーマンエネルギーは
外部磁場の大きさに比例する

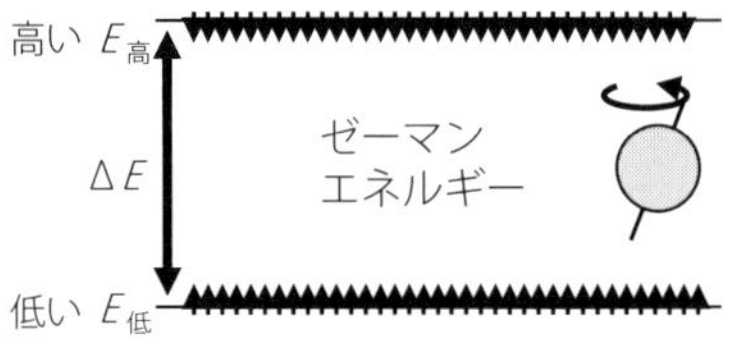

$$E_{高} = \frac{1}{2} \times \frac{\gamma\, hB}{2\pi}$$

$$E_{低} = -\frac{1}{2} \times \frac{\gamma\, hB}{2\pi}$$

$\frac{1}{2}$ と $-\frac{1}{2}$ は
プロトンのスピン量子数が関係している

γ ：核磁気回転比
h ：プランク定数
B ：外部磁場の強度

差をとる

① $E = h\gamma$

② $\gamma = \frac{\gamma B}{2\pi}$

①と②からも求まるね.

ゼーマンエネルギーは,
外部磁場強度に比例する

$$\Delta E = \frac{\gamma\, hB}{2\pi}$$ （γ, h, π は定数）

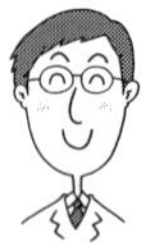

ゼーマンエネルギーの大きさは，外部磁場の大きさと歳差運動速度に比例することがわかるね.

各々の水素原子で磁場の感じ方が少し違うので，ゼーマンエネルギーの大きさも少し違ってくる

周りの電子密度が
少し違うことが原因

電子密度

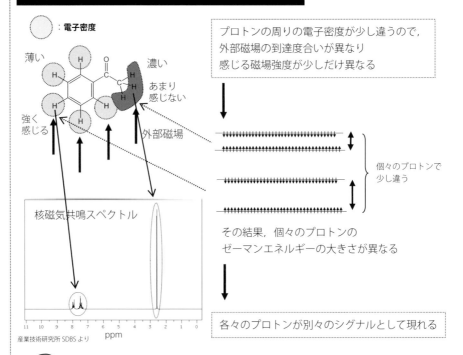

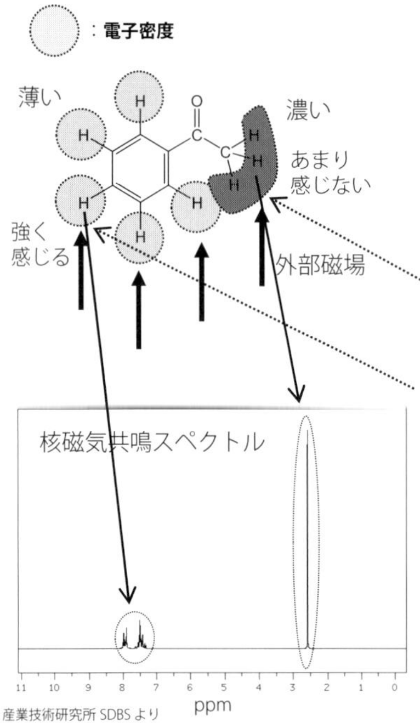

産業技術研究所 SDBS より

プロトンの周りの電子密度が少し違うので，
外部磁場の到達度合いが異なり
感じる磁場強度が少しだけ異なる

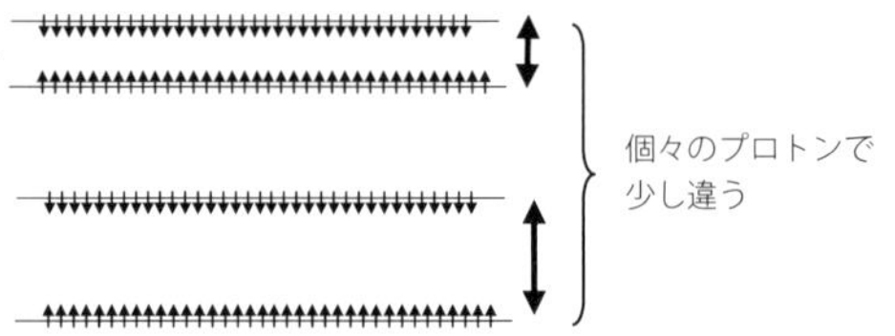

その結果，個々のプロトンの
ゼーマンエネルギーの大きさが異なる

各々のプロトンが別々のシグナルとして現れる

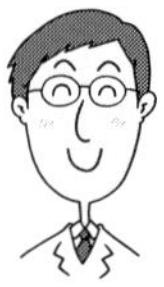

核磁気共鳴スペクトルが得られるのは，各プロトンでのゼーマンエネルギーの大きさが少しずつ違うためなんだね.

問い： 核磁気共鳴スペクトル測定法で個々のプロトンを区別して測定できる理由を説明せよ.

電磁波のエネルギーは歳差運動と共鳴することで受け渡される　1.1.3

電磁波のエネルギーは，原子核の核磁気モーメントを変化させることに使われます．

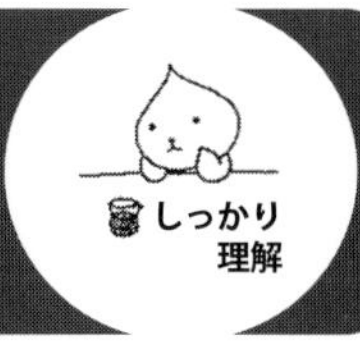

電磁波の振動数と歳差運度の回転数が一致すると共鳴する

核磁気共鳴を理解する**重要ポイント**

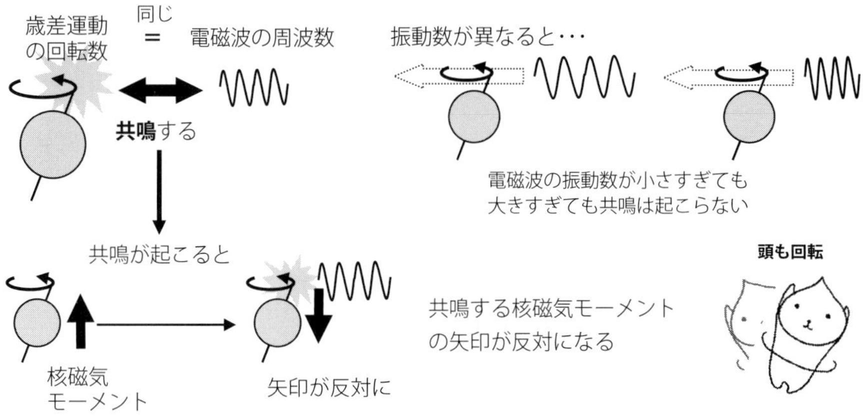

共鳴

この現象をゼーマンエネルギーで考えると　エネルギー準位が高くなる　ことになる

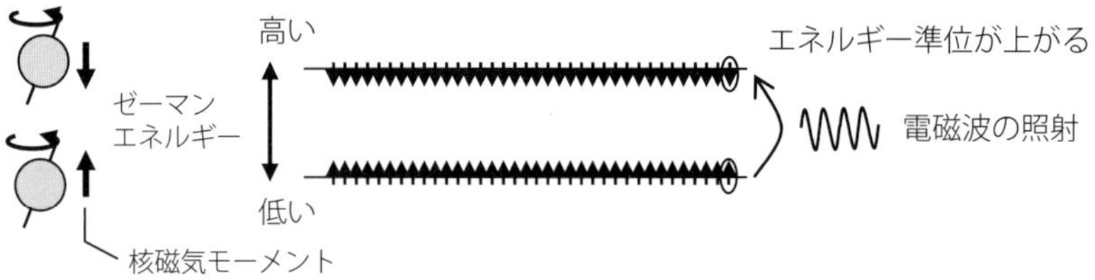

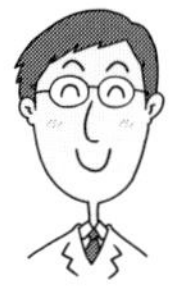

電磁波のエネルギーは核磁気モーメントを変化させ，エネルギー準位を上げることに使われるんだね．

問い：　原子核に電磁波エネルギーがどのように受け渡されるかまとめよ．

共鳴で電磁波のエネルギーが受け渡されることを式で確認しよう

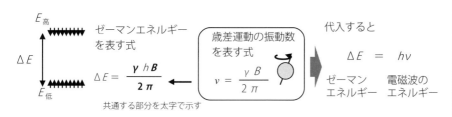

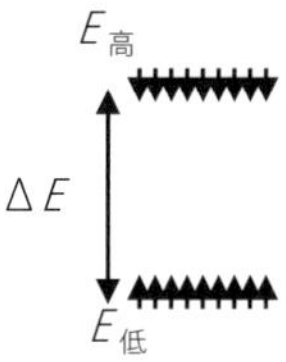

ゼーマンエネルギーを表す式

$$\Delta E = \frac{\boldsymbol{\gamma}\, h \boldsymbol{B}}{\boldsymbol{2\pi}}$$

共通する部分を太字で示す

歳差運動の振動数を表す式

$$\nu = \frac{\gamma B}{2\pi}$$

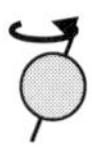

代入すると

$$\Delta E = h\nu$$

ゼーマンエネルギー　電磁波のエネルギー

1.1.4　核磁気共鳴スペクトルの横軸の意味を理解しよう

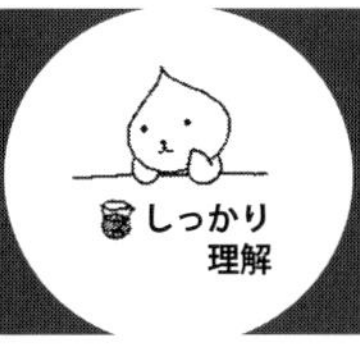

スペクトルの横軸は化学シフトという相対値です．化学シフトの計算方法を理解しましょう．

スペクトルの横軸がどんなものか知ろう

化学シフトについて理解しよう

→　スペクトルの横軸は基準物質との違いを相対的に示したものです

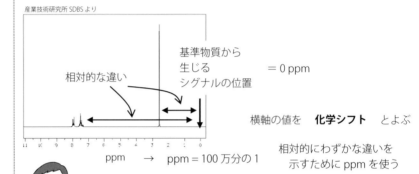

産業技術研究所 SDBS より

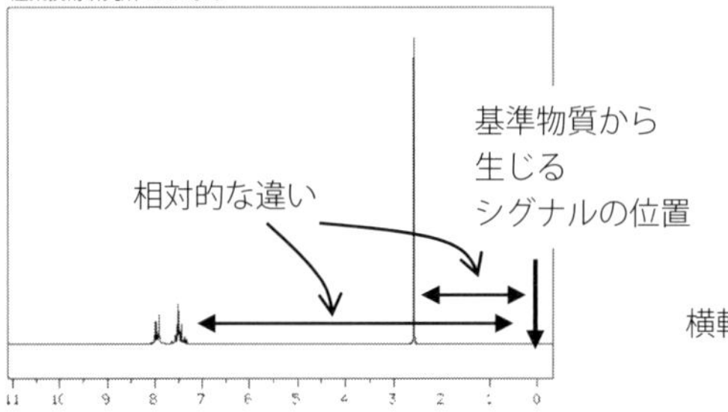

＝0 ppm

化学シフト

横軸の値を　**化学シフト**　とよぶ

ppm　→　ppm＝100 万分の 1

相対的にわずかな違いを示すために ppm を使う

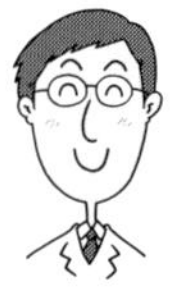

分析化学で習った ppm と同じものだよ．% と同じ概念だね．

電子密度と化学シフトとの関係は後で詳しく説明するね

基準物質はテトラメチルシランである

0 ppm の位置を決める物質

→外部磁場をもっとも感じにくいプロトンをもつ化合物

テトラメチルシラン

代表的な基準物質は

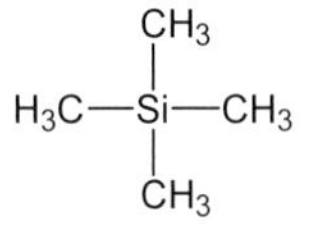

テトラメチルシラン
（TMS）

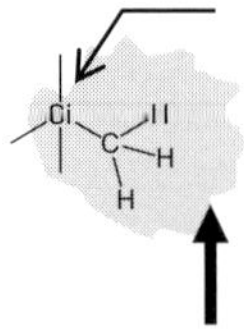

① シラン（Si）は電気陰性度がとても小さいのでプロトン側の電子密度が大きい

② そのため外部磁場を感じにくい

③ 歳差運動が（最も）遅い

④ ゼーマンエネルギーが（最も）小さい

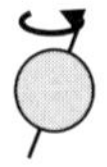

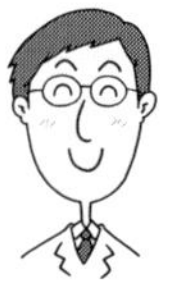

もっとも遅いTMS のプロトンの歳差運動の速さに比べて，測定プロトンの速度がどれくらい速いかを比較するんだね．

重クロロホルム（CDCl3）中の残留 CHCl3のプロトンを 7.26ppmの基準とすることもあるよ．

（例）

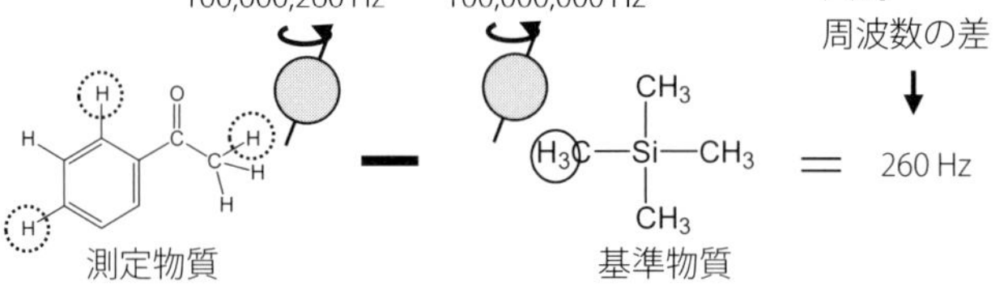

歳差運動速度の差を操作周波数で割って相対値にする

化学シフトは相対値でないと困るのは，測定装置ごとに異なるスペクトルが得られるから

横軸が絶対値（周波数）の場合

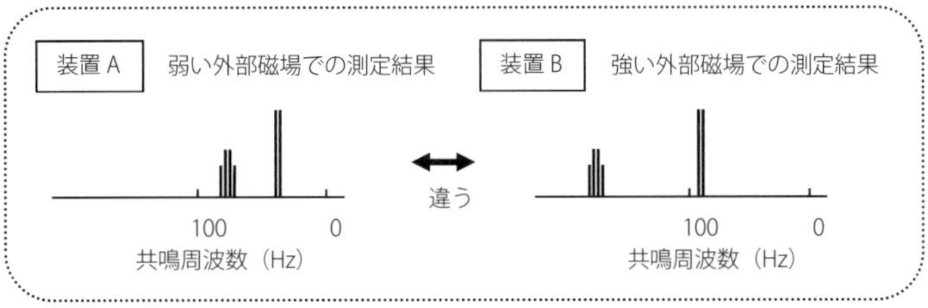

相対値を使う

操作周波数をもとにして，共鳴周波数の差を相対的に示す

→ 測定する原子核の種類と装置の磁場強度で決まっている

（装置の性能を示す数値としても使われる：数値が大きいほど性能が良い）

基準物質（TMS）の共鳴周波数と考えてよい

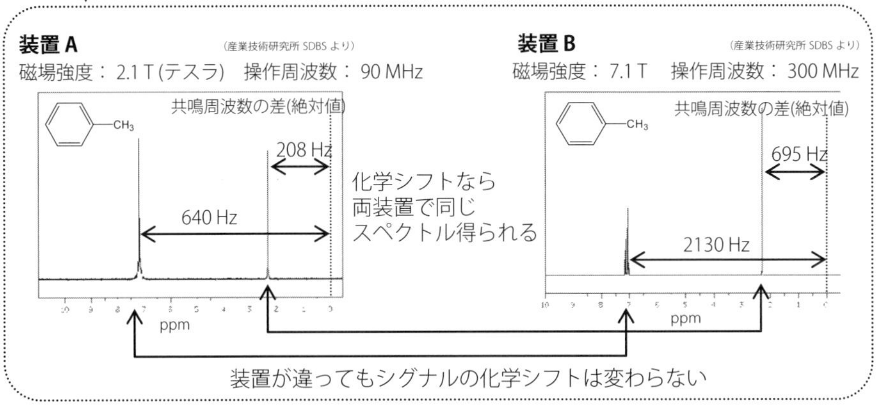

操作周波数

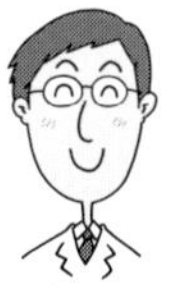

化学シフトは外部磁場の強さに影響されないね．

分子と分母ともに外部磁場に比例しているので，それらを割ることで外部磁場の影響を考えなくてもいいんだ．

化学シフトの計算方法をマスターしよう

核磁気共鳴を理解する**重要ポイント**

$$\text{化学シフト（ppm）} = \frac{\text{測定物質のプロトンの共鳴周波数} - \text{基準物質（TMS）のプロトンの共鳴周波数}}{\text{操作周波数}} \times 10^6$$

100,000,000 (10^8) Hz が操作周波数で
260 Hz が TMS との共鳴周波数の差の場合

$$\text{化学シフト} = \frac{260\ \ [\text{Hz}]}{100{,}000{,}000\ \ [\text{Hz}]} \times 10^6 \quad = 2.6\ \text{ppm}$$

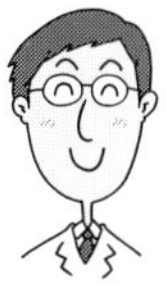

共鳴周波数の差が操作周波数に比べてとても小さいので，ppm を使うんだね．

問い：　磁場の異なる測定装置を使っても化学シフトが変化しないしくみを説明せよ．

1.2　核磁気共鳴スペクトル測定装置について知ろう

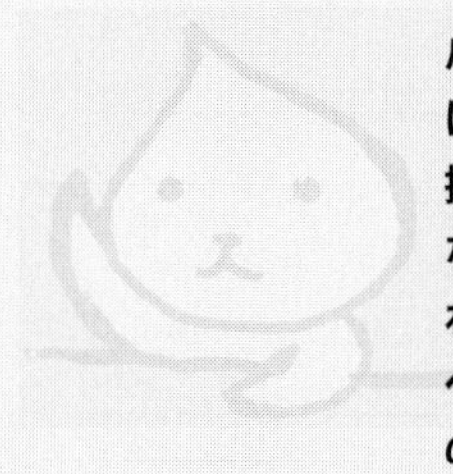

核磁気共鳴スペクトルの測定は，現在ではパルス・フーリエ変換核磁気共鳴スペクトル測定装置がよく使われます．この装置は電磁波のパルスでつくられた連続波を原子核に照射し，核磁気モーメントを飽和状態にし，その後，放出される電磁波をフーリエ変換してスペクトルをつくります．強い磁場で測定するほうが感度もよくなり，より精密な解析が可能になります．測定できる原子核は，^{1}H, ^{13}C, ^{19}F などスピン量子数が ½ でそれらの天然存在率が高い原子核です． ^{13}C は天然存在率が低いのですが有機化合物を調べるうえで重要な原子であるので時間をかけても測定されます．これらの原子核は固有の核磁気回転比をもつために，別々に測定することができます．

1.2.1　核磁気共鳴スペクトルを測定する装置をイメージできるようにしよう

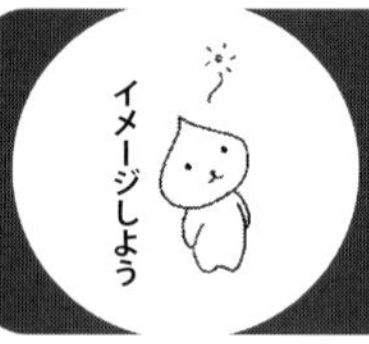

パルス・フーリエ変換核磁気共鳴スペクトル測定装置の全体像と測定方法についてイメージを固めておこう.

核磁気共鳴スペクトル測定装置は二種類ある

① 連続波 NMR スペクトル測定装置　→　分光光度計と同じような原理
（使われた電磁波の量を振動数ごとに測定する）

パルス・フーリエ NMR スペクトル測定装置

② **パルス・フーリエ NMR スペクトル測定装置**　（パルス FT−NMR 装置）
→　①のタイプよりも 100 倍も感度よく，高速に測定できる（今の主流）

核磁気共鳴のことを NMR（Nuclear Magnetic Resonance）とよぶよ

パルス FT-NMR 装置のイメージ図

全体像と試料部位の近くの詳細について

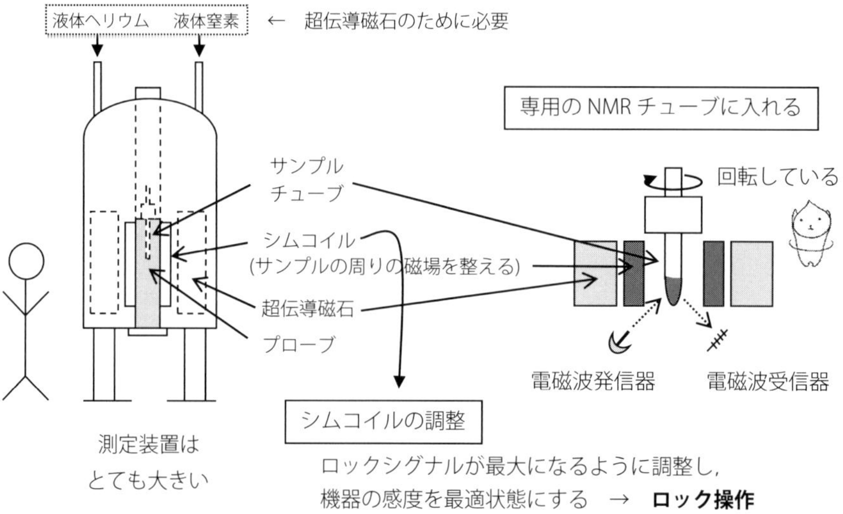

ロックシグナルが最大になるように調整し，
機器の感度を最適状態にする　→　**ロック操作**

（重水素のシグナルを最適に検出できるように調整する）

使用する電磁波はラジオ波である

NMR 測定法も電磁波を使う分析法である

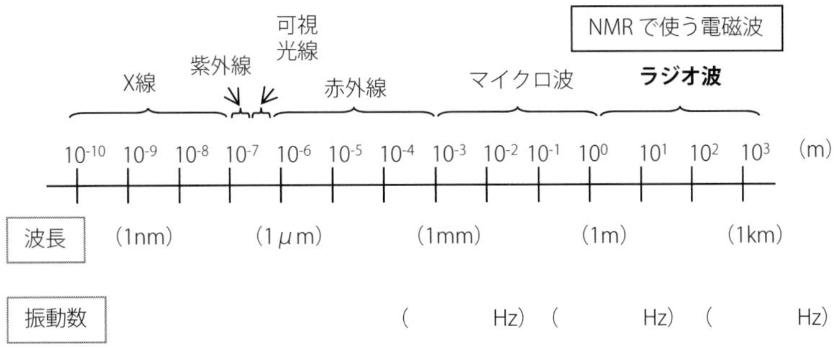

ラジオ波

問い：　上の括弧内に数字を入れてみよう.

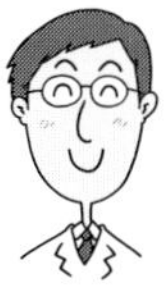

エネルギーがとても小さいラジオ波が，核磁気モーメントに影響することができるんだね.

電磁波のエネルギーは波長に反比例するんだったね

液体の試料を専用の容器に入れて測定する

NMR 専用の溶媒に溶かす

何故，重水素化された溶媒を使うのかは後で学習するよ

液体で測定するので，固体は NMR 専用の溶媒に溶かして測定する

重水素化された溶媒
= 重水素（D）

重水素化溶媒の例
重水（D_2O）
重メタノール（CD_3OD）
重クロロホルム（$CDCl_3$）

重水素化溶媒

試料の濃度：0.01 ～ 0.1 mol / L
必要量：0.5 ～ 1 mL

→ 10^{-6} mol（1 μmol）程度の試料が必要である

基準物質として1 % 程度のテトラメチルシラン（TMS）を加える

問い：　TMS を加える理由を説明せよ.

固体を直接測定できる NMR も特殊だが開発されている

固体状態では試料は自由に動き回れない．そのため，液体で起こらない相互作用のせいでスペクトルが幅広くなり，化学シフトを測定することができない

↓ E. R. Andrew 博士らが解決

マジック角度（ 54.7° ）とよばれる角度で高速回転すると，相互作用のいくつかが取り除かれ，固体のまま化学シフトの測定に成功した

1.2.2 パルス FT-NMR の測定原理について大まかに理解しよう

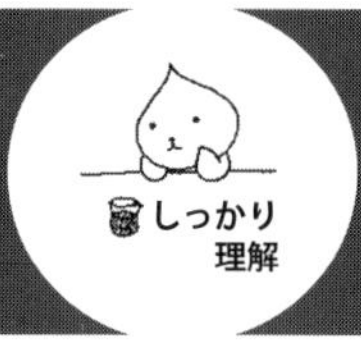

飽和と緩和という現象のイメージを固めて，パルス FT-NMR 測定法の原理を大まかに理解しましょう．

パルス FT-NMR 測定法でスペクトルができるまでの3つのステップを知ろう

①「電磁波のパルス」で連続した電磁波を照射し，核磁気モーメントに影響を与える

量子力学だね．
猫が死んでいるか生きているかわからない．

非常に短いパルスで
一定波長のラジオ波を照射する

不確定性原理のため
波長に幅をもつラジオ波が
同時に照射されることになる

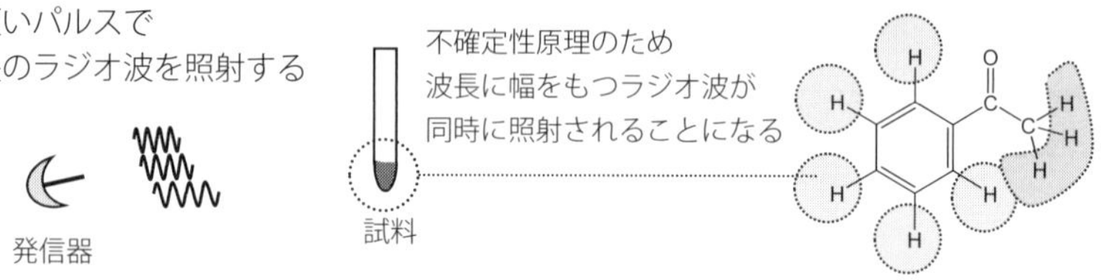

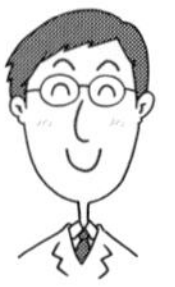

電磁波のエネルギーが
プロトンに蓄積される
感じだね．

例えば 100,000,000 ～ 100,001,000 Hz の振動数の電磁波が同時に照射されると考える

↓

分子中のすべてのプロトンの核磁気モーメントに影響を与えられる

② 吸収された電磁波のエネルギーが放出される

自由誘導減衰
シグナル

個々のプロトンに蓄積されたエネルギーが
電磁波の形で放出される

自由誘導減衰（FID）シグナルとよばれる

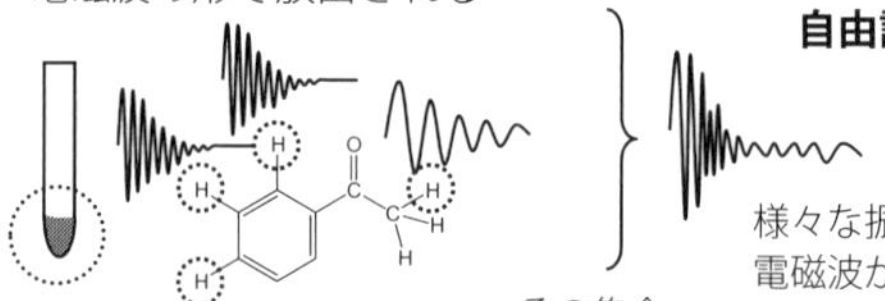

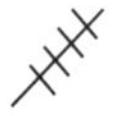

受信器で受け取る

③「FID シグナルをフーリエ変換で分解してスペクトルをつくる

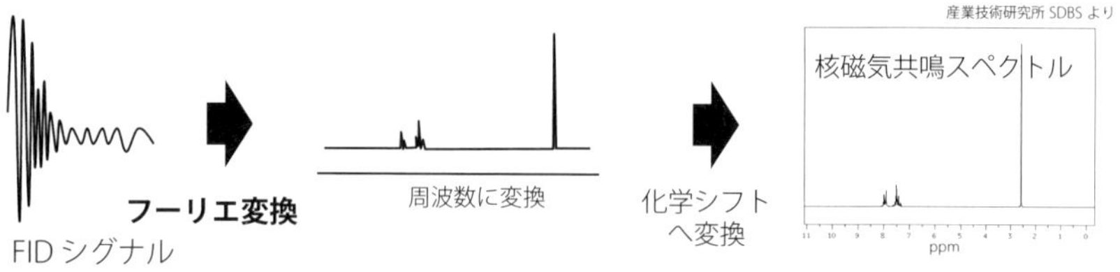

フーリエ変換

フーリエ変換について

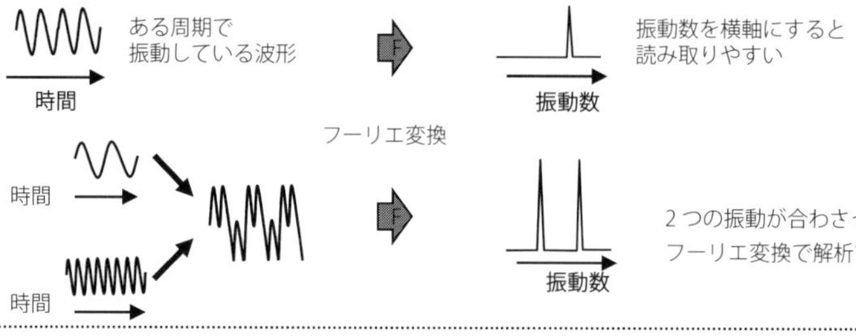

電磁波のエネルギーが蓄積されFIDシグナルが放出される過程を
「飽和」「緩和」というキーワードで詳しくみてみよう

自然な状態

核磁気モーメント　　歳差運動

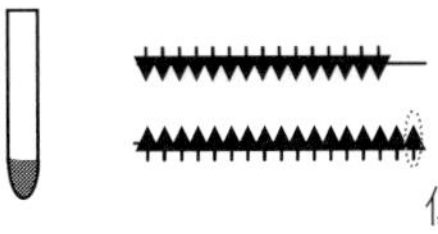

核磁気モーメントの分布数は，低い準位に少しだけ多い

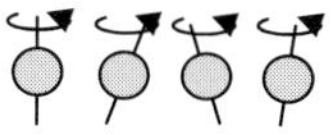

歳差運動の位相状態は，ランダムな状態

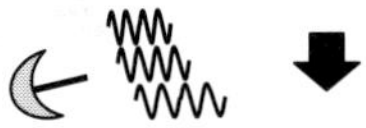

電磁波を照射する

① 電磁波を照射し続けると飽和する

← 核磁気モーメントの分布と歳差運動の位相が飽和する

飽和

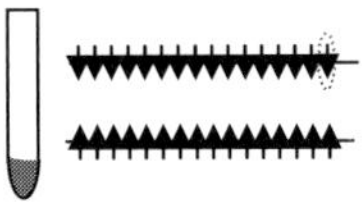

両者のエネルギー準位の矢印の数が同じになる（それ以上は上がらない）

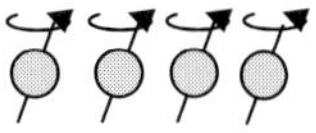

位相状態が揃う
コヒーレントな状態とよぶ

「**飽和**」した状態

電磁波の照射をやめる

② 貯めておいた電磁波が放出され元に戻ることを緩和とよぶ

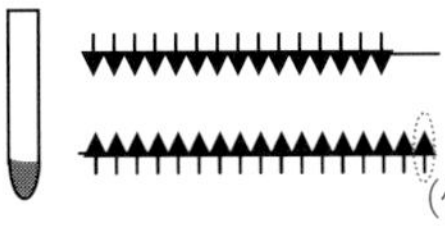

核磁気モーメントの分布数がもとに戻る（低い準位に少しだけ多い）

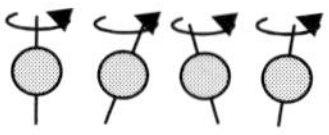

歳差運動の位相状態がランダムな状態に戻る

スピン－格子緩和（緩和時間 T_1：縦緩和）	2つの緩和は別々に測定できる	**スピン－スピン緩和**（緩和時間 T_2：横緩和）

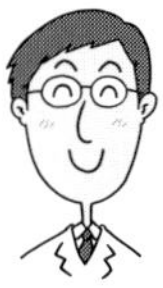

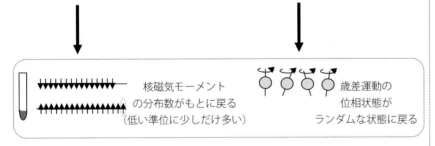

核磁気共鳴画像診断法では T_1 と T_2 を測り分けて，T_1 強調，T_2 強調画像として診断に使っているんだ．

コヒーレント

飽和

緩和

スピン－格子緩和

スピン－スピン緩和

緩和時間はシグナルのシャープさにも影響するよ．

1.2.3 NMR スペクトル測定装置の性能は磁場の強さで決まる

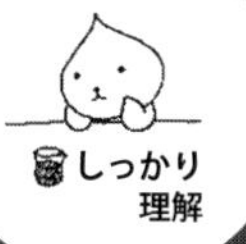

磁場が強いNMR スペクトル測定装置は解析のスピードと分解能が上昇します.

強い磁場で測定すると 4 ついいことがある

良いこと①　ゼーマンエネルギーが大きくなるので微妙な差も検出できる

（ゼーマンエネルギーは外部磁場の強さに比例するので）

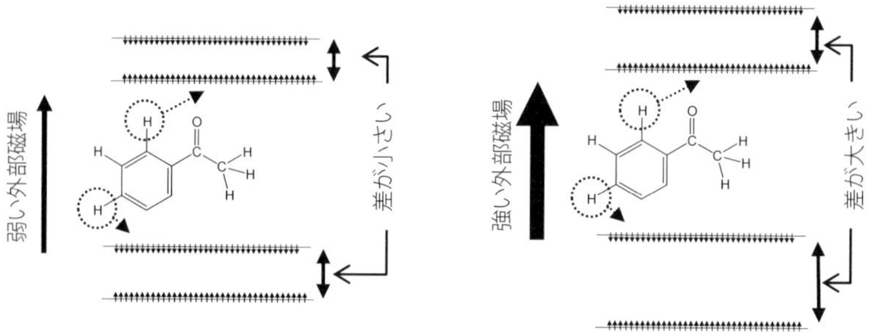

良いこと②　共鳴周波数の差が大きくなるので見た目のシグナルが鋭くなる

良いこと③　そのためスピン－スピン結合の分裂線の重なりが少なくなり分離能力が上がる

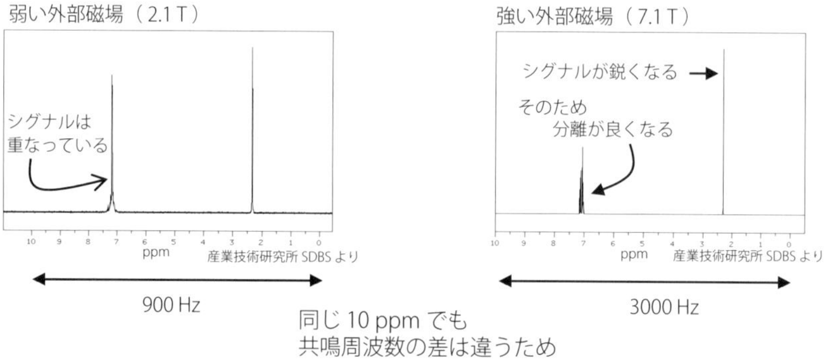

良いこと④　ボルツマン分布に従う矢印の数の差が拡大し測定の感度が上がる

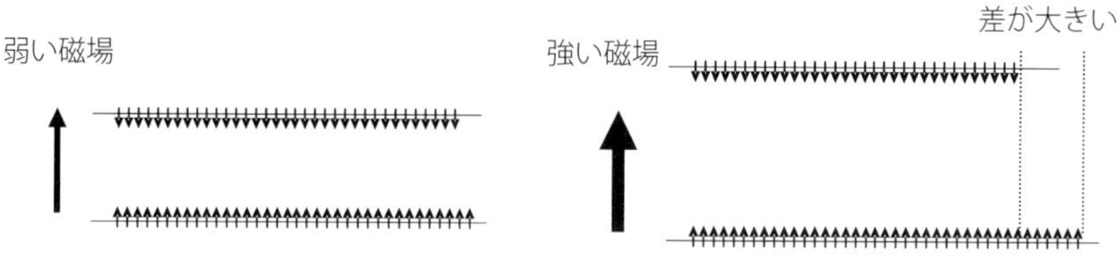

上下の矢印間の幅と数の差は，外部磁場強度に比例する

問い：　強い磁場中で核磁気共鳴スペクトルを測定する利点をまとめよ.

NMR スペクトル測定装置で測定できる原子核の性質について理解しよう　1.2.4

NMR スペクトルを測定できる原子は限られています.
それら原子の共通点について理解しましょう.

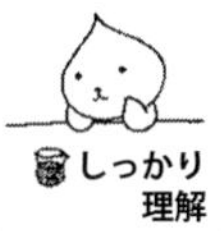

NMR でよく測定する原子核

プロトン以外の原子核も NMR が測定できる

水素原子を測定できる NMR ⟶ ^{1}H−NMR

炭素原子を測定できる NMR ⟶ ^{13}C−NMR

リン原子を測定できる NMR ⟶ ^{31}P−NMR

フッ素原子を測定できる NMR ⟶ ^{19}F−NMR

（例）　産業技術研究所 SDBS より

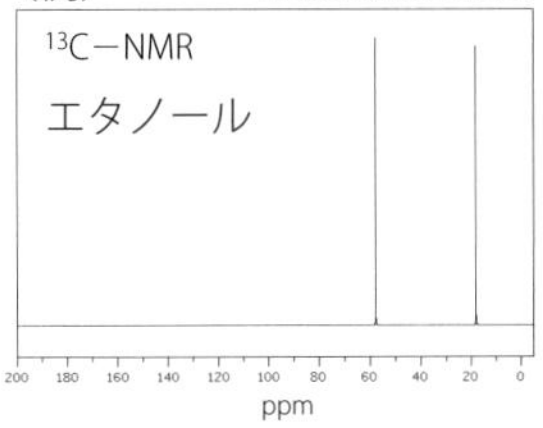

NMR 測定ができる原子核には 2 つの条件がある

核磁気共鳴を理解する**重要ポイント**

条件①　適切なスピン量子数をもつこと

スピン量子数（*I*）→量子力学の変数の 1 つと理解しておこう

→ エネルギー準位が何個に分裂するかを決める ← エネルギー準位の分裂が 2 つ以外のものがある

スピン量子数

エネルギー準位の分裂数＝ 2 × *I* ＋ 1
（*I*：スピン量子数）

↓ エネルギーの分裂数でシグナルの見え方が大きく違う

スピン量子数＝0	エネルギー準位の分裂はない	→ 分裂なしでは測定できない
スピン量子数＝$\frac{1}{2}$	エネルギー準位の分裂数＝2	→ 鋭いシグナルが得られる
スピン量子数＝1 以上	分裂数は 3 つ以上	→ シグナルは出るものの見にくい

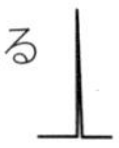

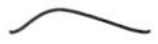

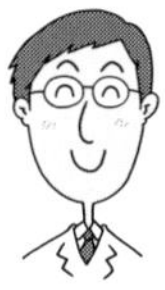

スピン量子数が 0だとエネルギーの分裂がなく測定ができない. スピン量子数が 1 以上だと複雑な分裂ためにシグナルがはっきり見えなくなる. スピン量子数が ½ のときだけ，エネルギー準位が 2つに分裂してはっきりとしたシグナルが見えるので，核磁気共鳴の測定ができるんだね.

原子核がもつスピン量子数についてまとめた

原子核の種類によって $\frac{1}{2}$ 単位で，様々なスピン量子数がある

（　）内がスピン量子数

水素原子核	^{1}H $\left(\frac{1}{2}\right)$	^{2}H (1)	^{3}H $\left(\frac{1}{2}\right)$
炭素原子核	^{12}C (0)	^{13}C $\left(\frac{1}{2}\right)$	
その他の原子核	^{14}N (1)	^{15}N $\left(\frac{1}{2}\right)$	^{17}O $\left(\frac{5}{2}\right)$
	^{19}F $\left(\frac{1}{2}\right)$	^{31}P $\left(\frac{1}{2}\right)$	

条件②　天然存在比が高いこと　測定できる原子核が試料中に豊富にあること

$C^{1}H_4$　$C^{1}H_4$　$C^{1}H_4$　$C^{1}H_4$　$C^{1}H_4$　$C^{1}H_4$　$C^{1}H_4$　$C^{1}H_4$　$C^{1}H_4$　$C^{1}H_4$　$C^{2}H_4$

測定が容易

^{1}Hをもつ測定可能分子がほとんどである

$^{12}CH_4$　$^{12}CH_4$　$^{12}CH_4$　$^{13}CH_4$　$^{12}CH_4$　$^{12}CH_4$　$^{12}CH_4$　$^{12}CH_4$　$^{12}CH_4$　$^{12}CH_4$

測定が困難

測定可能な $^{13}CH_4$分子は100 個に 1 個しかない

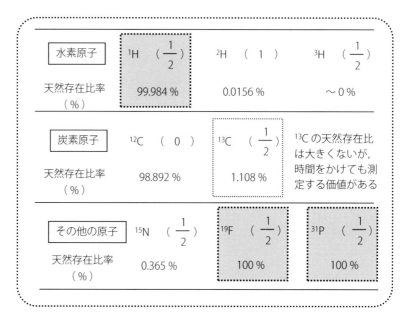

水素原子	^{1}H $\left(\frac{1}{2}\right)$	^{2}H (1)	^{3}H $\left(\frac{1}{2}\right)$
天然存在比率（%）	99.984 %	0.0156 %	～0 %
炭素原子	^{12}C (0)	^{13}C $\left(\frac{1}{2}\right)$	^{13}C の天然存在比は大きくないが，時間をかけても測定する価値がある
天然存在比率（%）	98.892 %	1.108 %	
その他の原子	^{15}N $\left(\frac{1}{2}\right)$	^{19}F $\left(\frac{1}{2}\right)$	^{31}P $\left(\frac{1}{2}\right)$
天然存在比率（%）	0.365 %	100 %	100 %

■：スピン量子数は $\frac{1}{2}$ で天然存在比が多いもの →測定しやすい原子

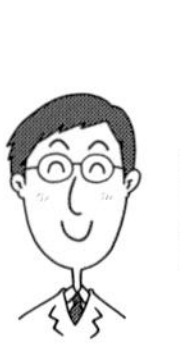

炭素 ^{13}C は測定機器の進歩のおかげで測定できるようになった.

それぞれの原子核は別々に測定できる

1 種類の原子核だけの情報を
スペクトル上で見ることができる

^{1}H－NMR

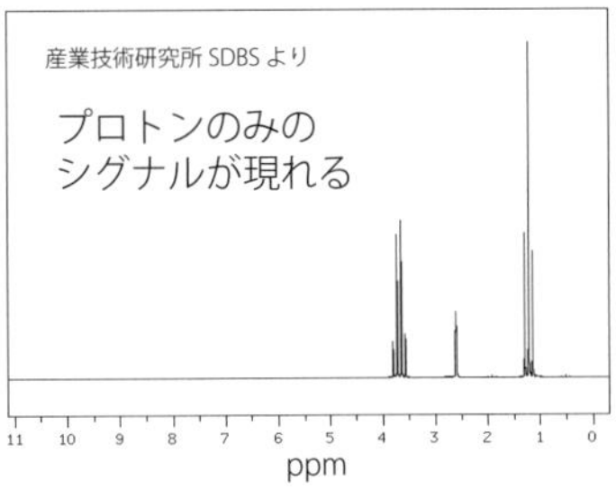

^{13}C－NMR

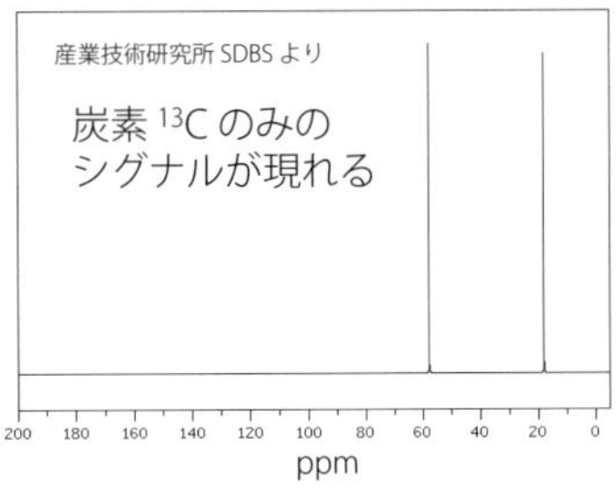

別々に測定できるので構造解析ができる
　→　同時に様々な原子核の情報がスペクトルに現れると複雑すぎて解析不能になる

その理由は，原子核は固有の核磁気回転比をもつので同じ磁場中でも回転速度が違うためである

核磁気回転比

核磁気回転比 γ →　原子に固有な値

歳差運動の速さは核磁気回転比で決まる ⟶ 回転の振動数 $\nu = \dfrac{\gamma B}{2\pi}$

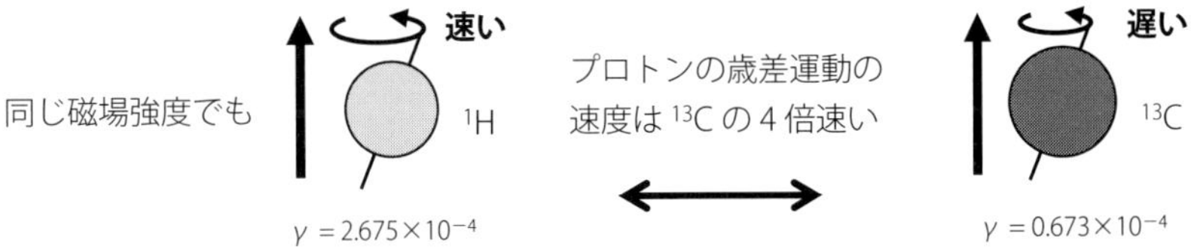

（例：エタノールで考えてみる）

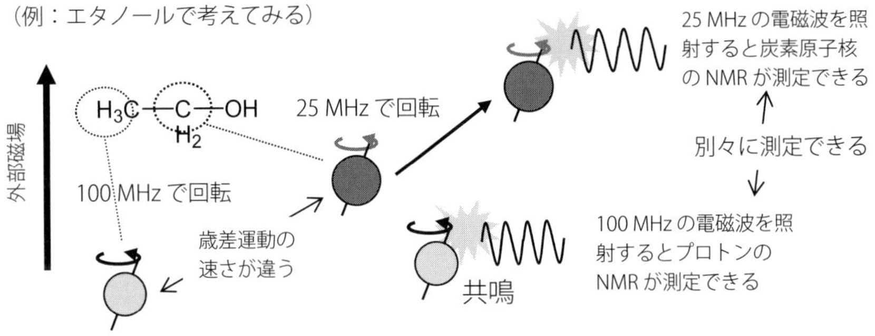

使用する電磁波の振動数を変えることで原子核ごとに測定できる

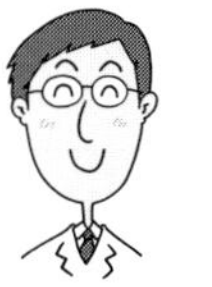

原子ごとに核磁気回転比が違うので，原子ごとに別々に測定できるんだね．

1.3 ^{1}H-NMRスペクトル解析のための基礎知識を固めよう

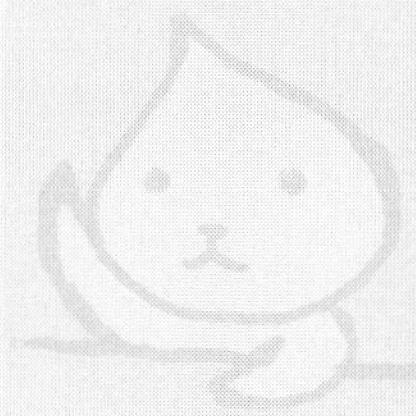

^{1}H-NMR スペクトル解析で注目すべきポイントは 4 つあります．①シグナルがどれくらいの化学シフトをもつか（横軸のどこに出るか）は，周りにどんな原子があるのか，どんな官能基があるのかを教えてくれます．②隣にある核磁気モーメントの組み合わせによって，シグナルは隣の等価なプロトン +1 の数でシグナルが分裂します．隣同士のつながりを探るうえでとても役立ちます．また，分裂の幅（*J*値）も構造解析で重要な情報を与えてくれます．③シグナルの面積は，そのシグナルが何個のプロトンからできているかを教えてくれます．④重水を加えると消失するシグナルは，OHなどの解離するプロトンに由来するものです．

1.3.1 ^{1}H-NMR スペクトルから引き出せる 4 つの情報について知ろう

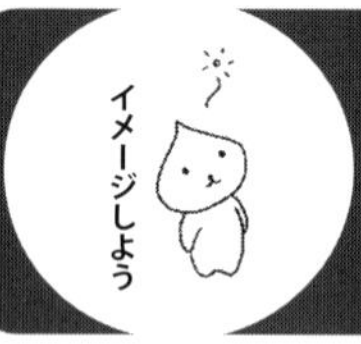

核磁気共鳴スペクトルを解析するためには，スペクトルから4つの情報を取り出すことが必要です．

スペクトルから得られる 4 つの情報について知ろう

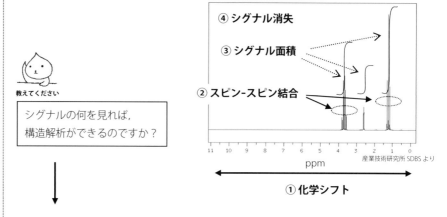

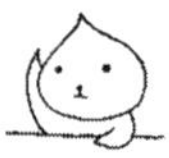

教えてください

シグナルの何を見れば，
構造解析ができるのですか？

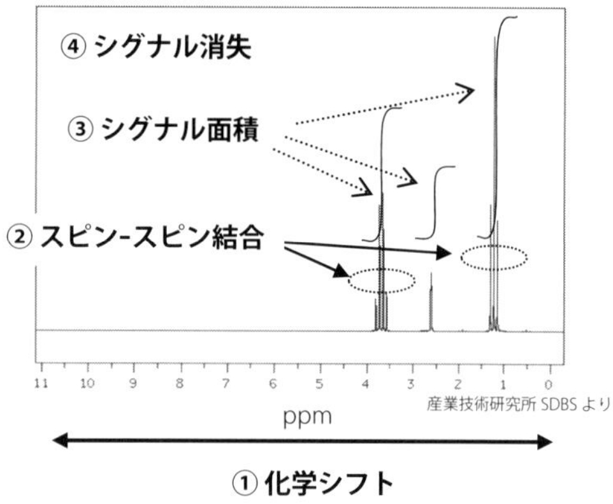

① 化学シフト： プロトンの置かれた環境と化学シフトとの関係を理解する
代表的な官能基の化学シフト（ppm）は覚える

② スピン－スピン結合： シグナルが分裂する意味と解析方法がわかる
スピン－スピン結合定数（分裂した幅）の意味と解析方法がわかる

③ シグナル面積： 面積がどのような意味をもつかを理解する

④ シグナル消失： 重水の添加でシグナルが消失するしくみを理解する

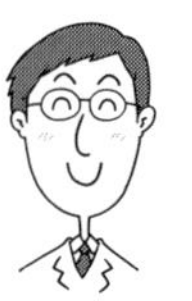

NMR スペクトルを解析する基礎的原理を，①～④の順で詳しく説明していくよ．原理を知れば本質がみえるだけでなく，暗記に頼る項目も少なくなるよ．がんばろう．

化学シフトを決める２つの要因を理解してスペクトル解析に役立てよう　1.3.2

どんな構造がどれくらいの化学シフトをもつか，化学シフトを決める２つの要因で理解しましょう．

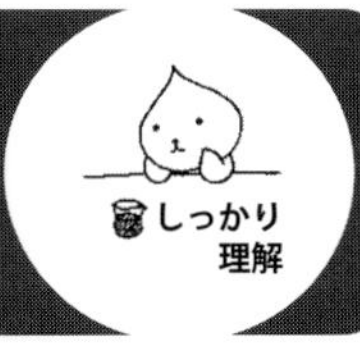

「電気陰性度」と「誘起磁場」が化学シフトを決めるキーワードである

外部磁場強度が一定でも個々の ^{1}H の感じている磁場強度は少し異なっている

→ この現象が化学シフトを生じる原因である

$$\nu = \frac{\gamma B}{2\pi}$$

← 感じている磁場

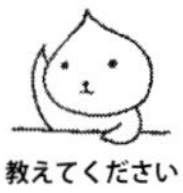

何故，感じている磁場強度は異なるのですか？

（答）
① 外部磁場の通過を邪魔するものがあるから
② 外部磁場以外のほかの磁場が影響することがあるから

① 電子雲が外部磁場の通過を邪魔する

プロトン付近の電子雲が磁場の通過を邪魔し，プロトンが外部磁場を感じにくくなる

プロトン付近の電子雲の濃さは，周りの原子の電気陰性度が決めている

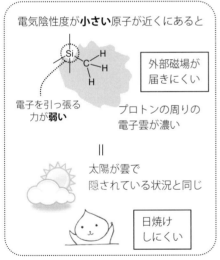

電気陰性度が**小さい**原子が近くにあると

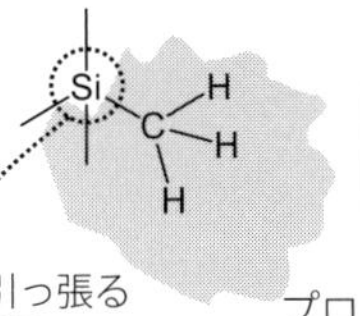

外部磁場が届きにくい

電子を引っ張る力が**弱い**

プロトンの周りの電子雲が濃い

＝

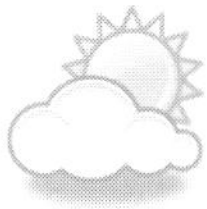

太陽が雲で隠されている状況と同じ

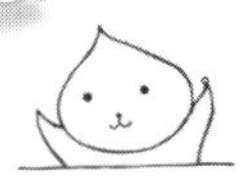

日焼けしにくい

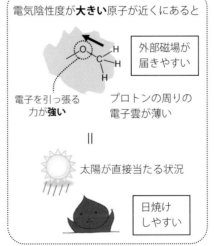

電気陰性度が**大きい**原子が近くにあると

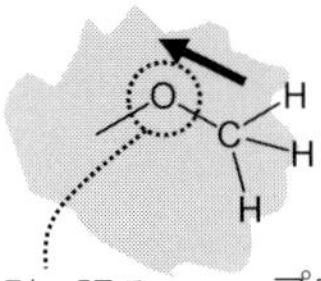

外部磁場が届きやすい

電子を引っ張る力が**強い**

プロトンの周りの電子雲が薄い

＝

太陽が直接当たる状況

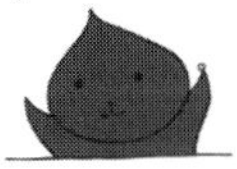

日焼けしやすい

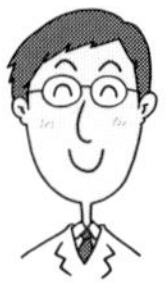

このように外部磁場の透過が妨害されることを**磁気的遮へい**とよぶよ．磁気的遮へいが小さいと化学シフトは大きいね．

電気陰性度→ ２種類以上の原子が結合して分子を形成したとき，結合に関与した電子（価電子）を引きつける能力の尺度をいう

例：　Si: 1.90,　C：2.55,　O: 3.44 → 電気陰性度が大きい
（電子を引きつける力が大きい）

磁気的遮へい

電気陰性度

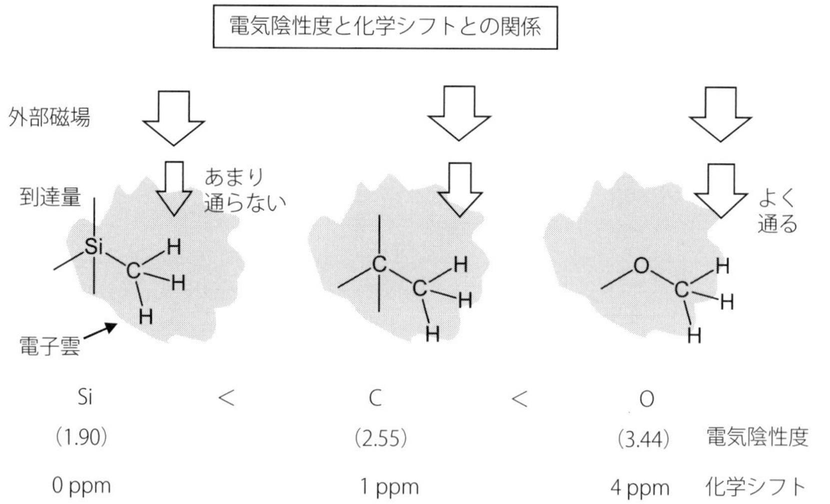

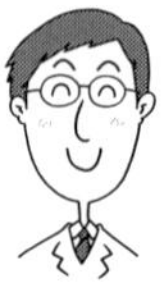

同じ外部磁場中でも，プロトン付近の電子密度が違うので磁場の到達量に差を生じ，化学シフトが違うのだね．

② 分子中から生じた磁場のために化学シフトが変わる

誘起磁場

外部磁場の影響で分子中で磁場を生じる → **誘起磁場** という

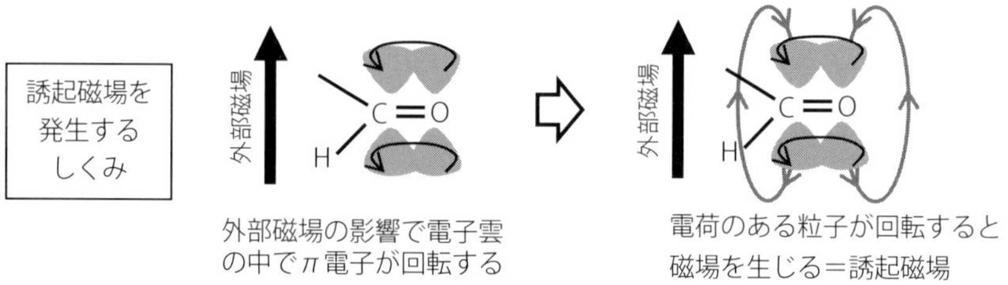

特徴①　誘起磁場の向きとプロトンの位置の関係で感じる磁場強度は変化する

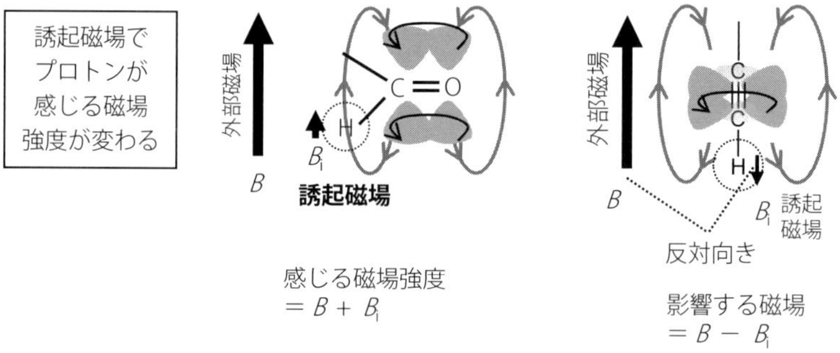

磁気異方性効果

誘起磁場の影響で感じる磁場が
変化する現象を**磁気異方性効果**とよぶ．

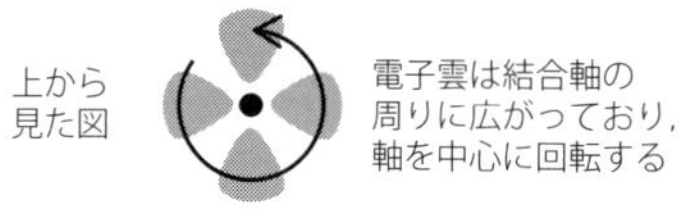

特徴②　誘起磁場の発生源とプロトンとの距離により感じる磁場強度は変化する

距離が近いほど化学シフトへの影響が大きい

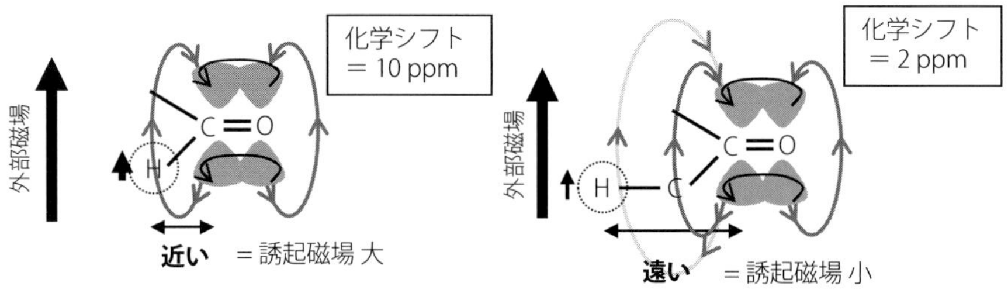

特徴③　芳香族では誘起磁場の影響が大きく化学シフトに大きく影響する

芳香環の上を π 電子が回転し**環電流効果**が起こるため

環電流効果

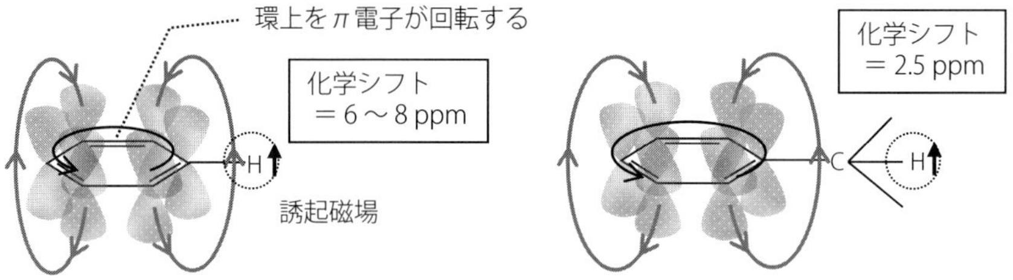

トルエンでは少し遠くなるので誘起磁場の影響が小さい

遮へい領域と反遮へい領域　誘起磁場の影響を遮へいという概念で考える

遮へい領域

反遮へい領域

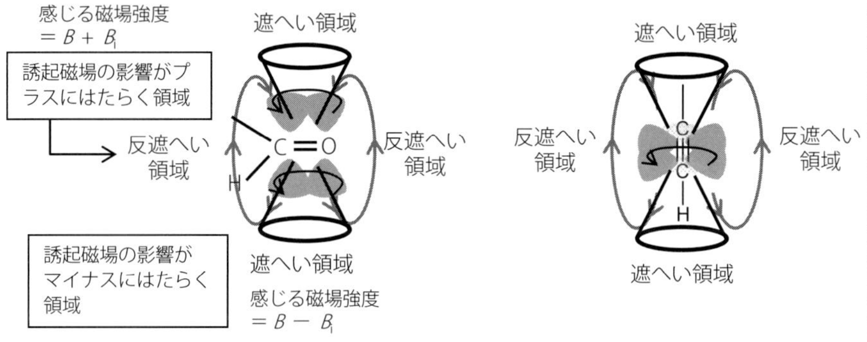

2つの要因を考えながら化学シフトをまとめよう

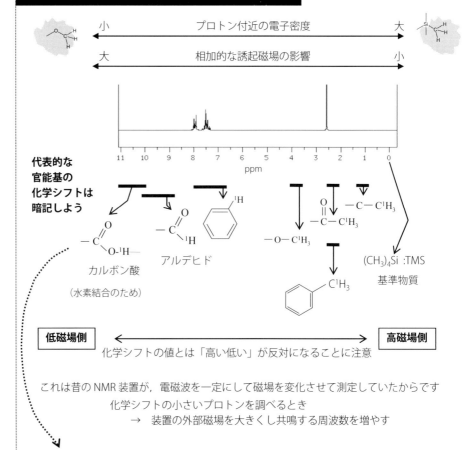

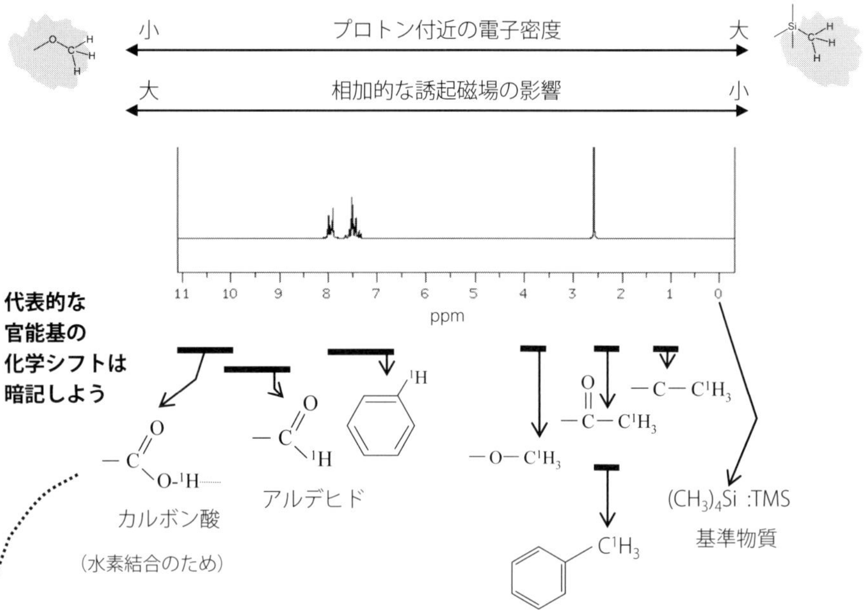

低磁場側 ⟷ **高磁場側**

化学シフトの値とは「高い低い」が反対になることに注意

これは昔のNMR装置が，電磁波を一定にして磁場を変化させて測定していたからです

化学シフトの小さいプロトンを調べるとき

→ 装置の外部磁場を大きくし共鳴する周波数を増やす

水素結合と化学シフトについて理解しよう

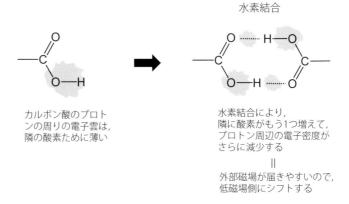

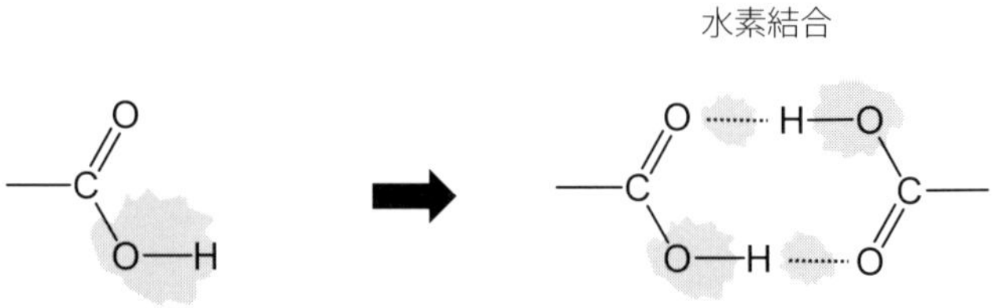

カルボン酸のプロトンの周りの電子雲は，隣の酸素ために薄い

水素結合により，隣に酸素がもう1つ増えて，プロトン周辺の電子密度がさらに減少する

||

外部磁場が届きやすいので，低磁場側にシフトする

memo

1.3.3 スピン−スピン結合は隣の等価なプロトン数を教えてくれる

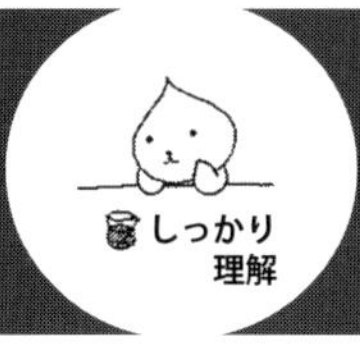

核磁気共鳴スペクトルのシグナル分裂の数が，隣の等価なプロトンの数を教えてくれます．構造解析においてとても重要な情報です．

まず，等価なプロトンと隣のプロトンについて理解しておこう

等価なプロトン：構造的に区別できないプロトンのこと

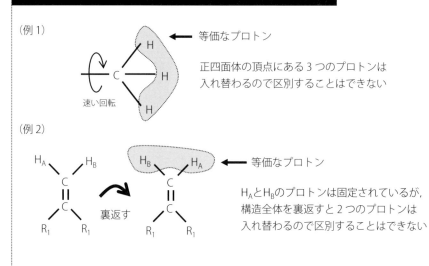

（例 1）

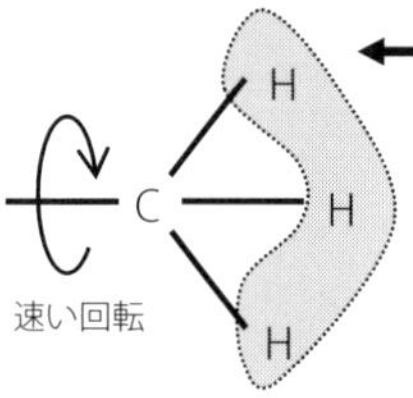

等価なプロトン

正四面体の頂点にある 3 つのプロトンは入れ替わるので区別することはできない

（例 2）

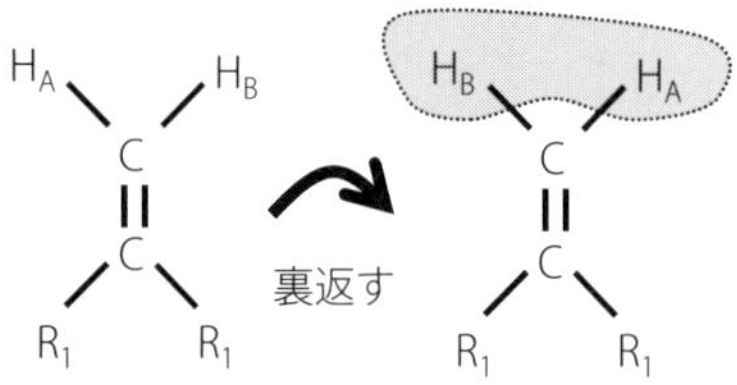

等価なプロトン

H_AとH_Bのプロトンは固定されているが，構造全体を裏返すと 2 つのプロトンは入れ替わるので区別することはできない

隣のプロトン：化学結合でつながった等価でない一番近いプロトンのこと

隣のプロトンの影響をビシナルカップリング，遠いプロトンの影響をロングレンジカップリングとよぶよ．

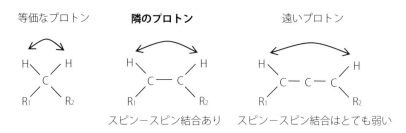

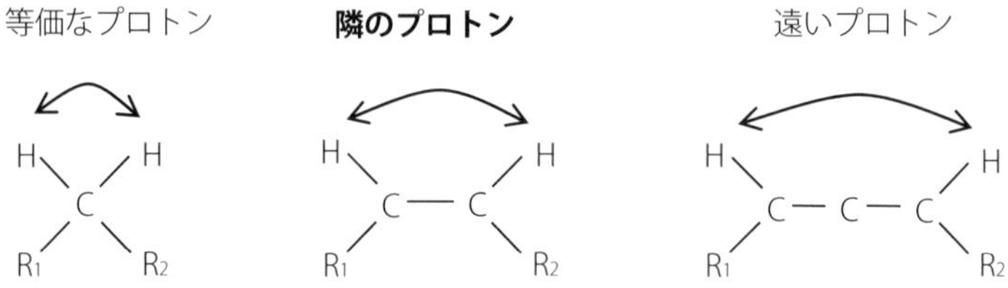

スピン−スピン結合あり　　スピン−スピン結合はとても弱い

具体的な構造で考えてみよう（例）エタノール

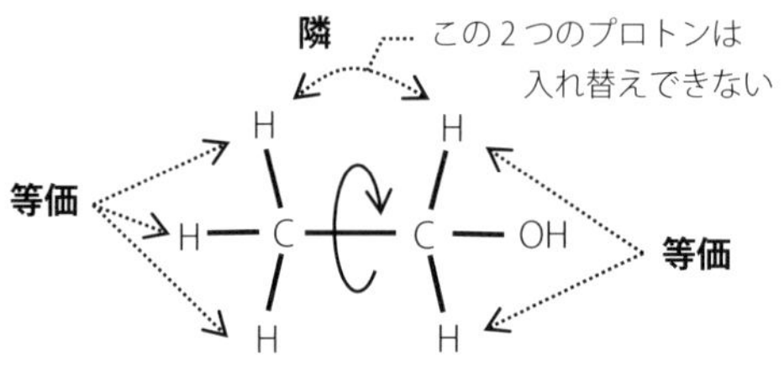

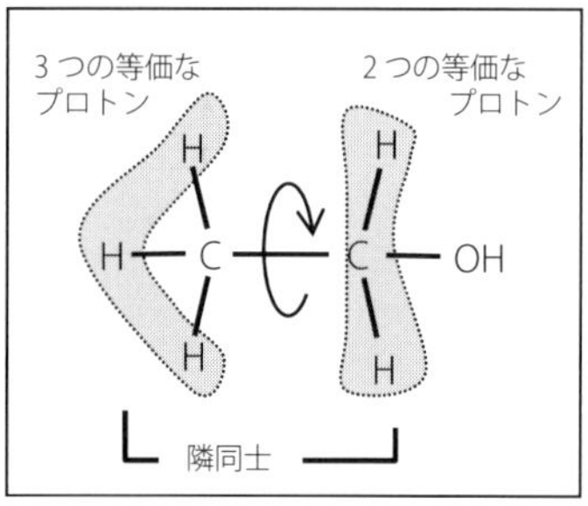

スピンースピン結合

スピンースピン結合により 隣の等価なプロトンの数 + 1 でシグナルは分裂する

エタノールの例
で考えてみる

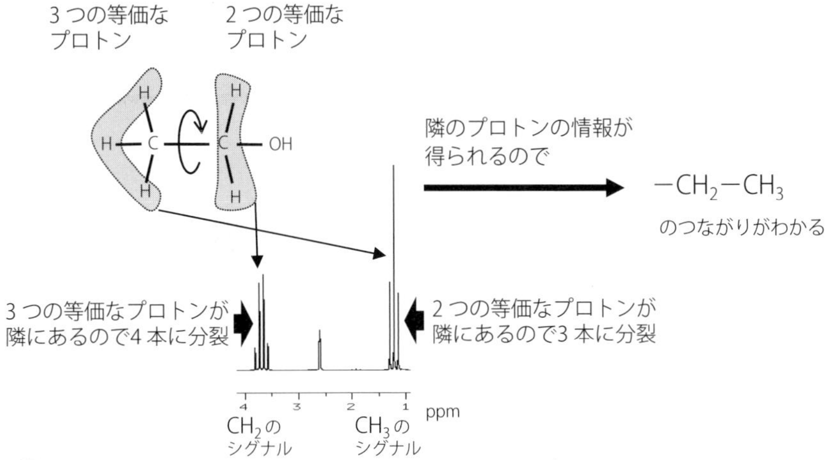

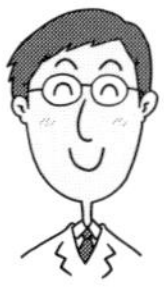

スピンースピン結合は隣のプロトン情報を与えてくれるので，
構造解析においてとても重要な現象だね．

隣のプロトンの核磁気モーメントの組み合わせで分裂数が決まる

← 分裂を生じる理由

隣の等価なプロトンの核磁気モーメントが，シグナルを生じるプロトンに影響を与える

→　だからスピンースピン結合という（核磁気モーメント→核スピン）

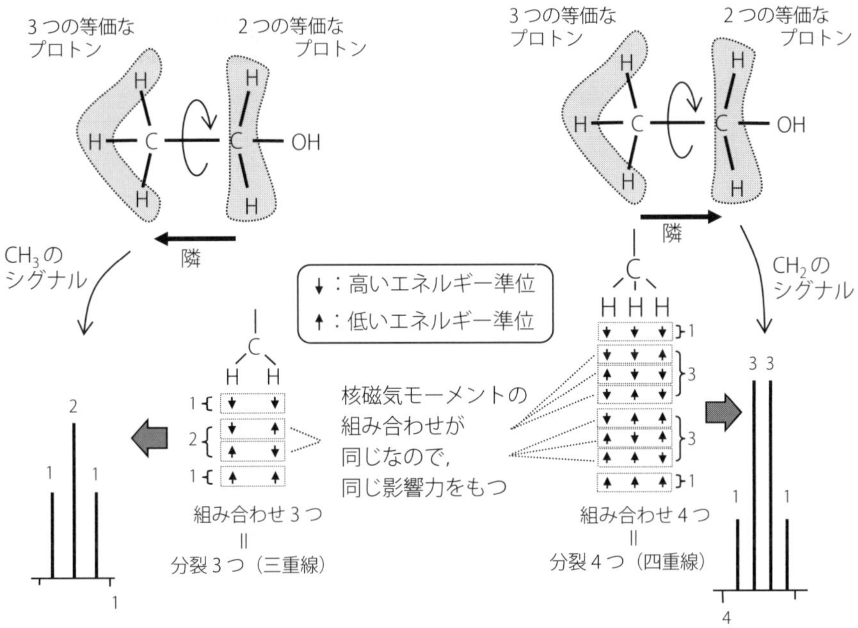

それぞれのプロトンが↑と↓のどちらかの核磁気モーメントをもつので，2 つのプロトンがあると 3 種類の，3 つのプロトンがあると 4 種類の組み合わせができる

等価であるのか隣であるのか，しっかりと見極めよう

すべてが等価なプロトンで構成されている化合物の NMR スペクトルを見てみよう

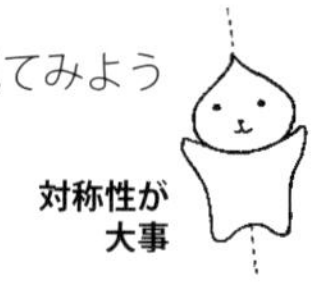

（例 1）

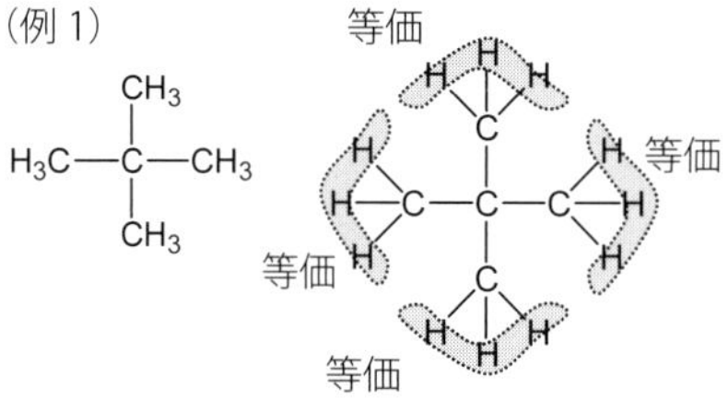

等価な CH_3どうしも互いに等価
隣の関係となるプロトンはない

（例 2）

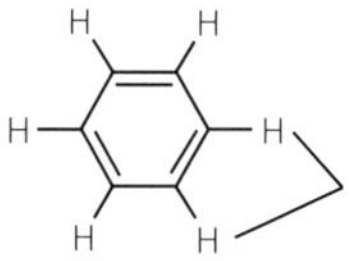

隣の関係にプロトンがあるが，
等価なプロトンであるので
隣のプロトンではない

スピン－スピン結合なし

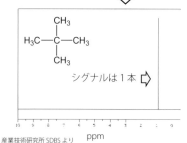

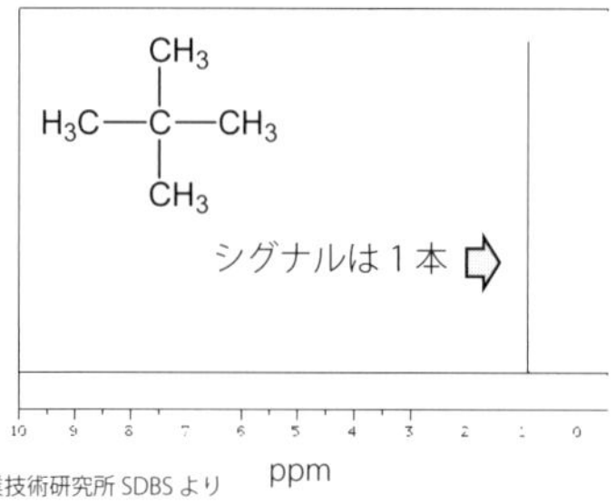

産業技術研究所 SDBS より

スピン－スピン結合なし

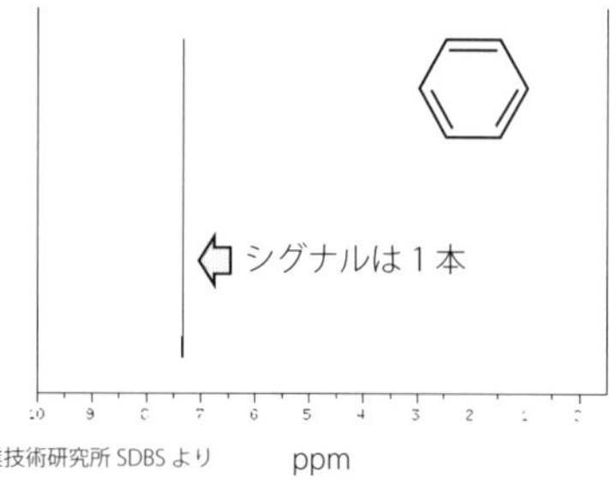

産業技術研究所 SDBS より

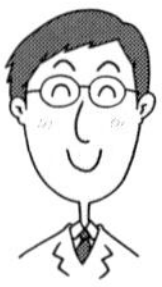

等価なプロトンどうしは隣の関係にあっても，互いに区別できないのでシグナルを分裂させないね．

OHなどの解離するプロトンとのスピン－スピン結合について考えてみよう

解離するプロトンの場合，特殊な条件のときにのみスピン－スピン結合が起こる

① OH のプロトンと CH_2 のプロトンとは隣どうしだけど，
OH のシグナルは分裂しない．何故だろう？

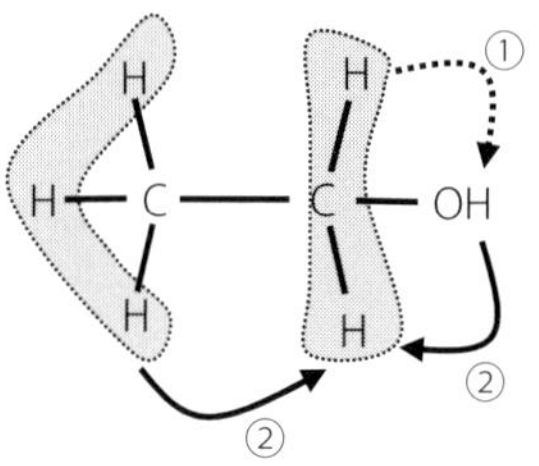

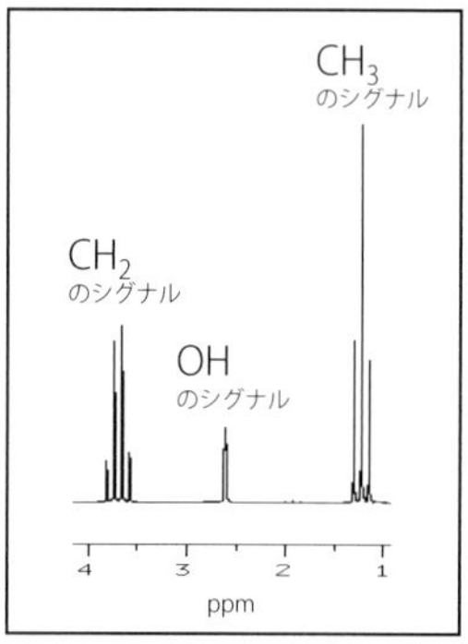

② CH_2 のプロトンは CH_3 と OH のプロトンが両隣なのに
CH_2 のシグナルはたくさん分裂しない．何故だろう？

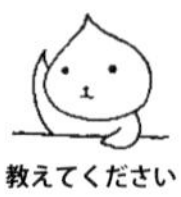

OH プロトン自身のシグナルはあるのに
スピン－スピン結合しない？　どうしてですか？

（答）　OH のプロトンが
溶媒のプロトンなどと入れ替わると，
スピン－スピン結合が起こらないのです

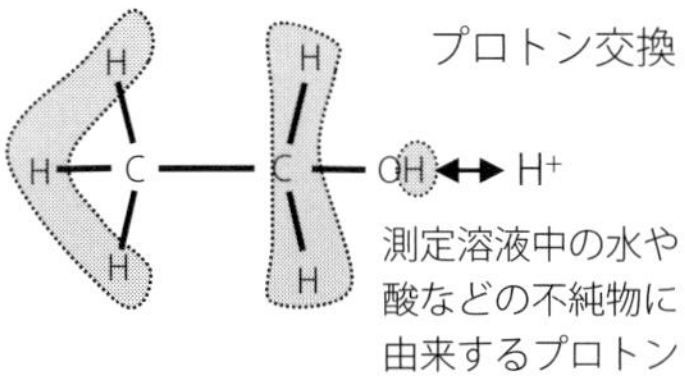

溶媒中のプロトンと OH のプロトンが交換される	→	OH のプロトンの核磁気モーメントの方向が定まらない	→	エネルギーが平均化されてスピン－スピン結合が起こらない

プロトン交換しない特殊な条件ではスピン－スピン結合が見える

プロトン交換を抑える方法
① 測定溶液の不純物を完全に除去する
② DMSO（ジメチルスルホキシド）中で測定する　←交換速度の低下

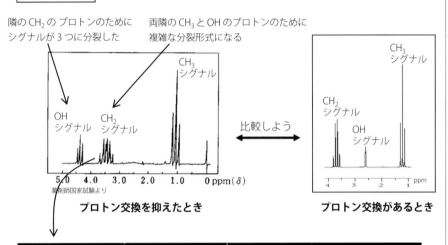

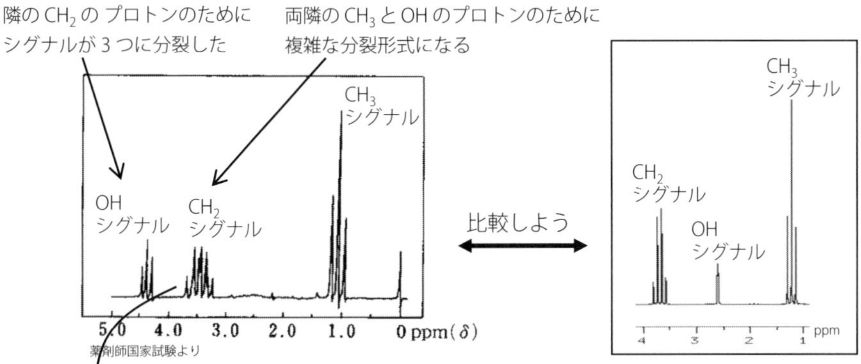

プロトン交換を抑えたとき　　**プロトン交換があるとき**

複雑な分裂パターンを解釈する方法　→　トーナメント表をつくろう

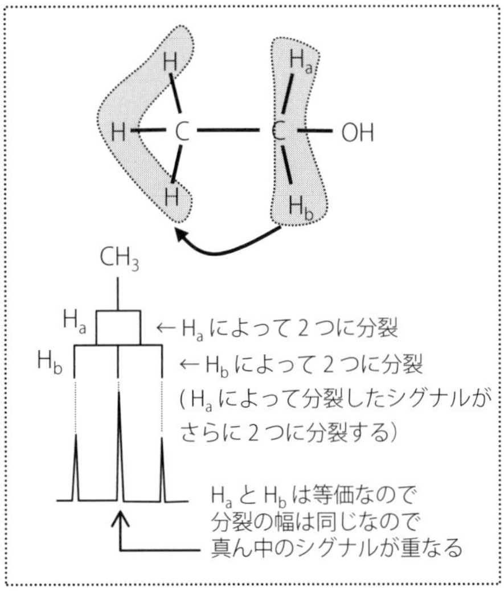

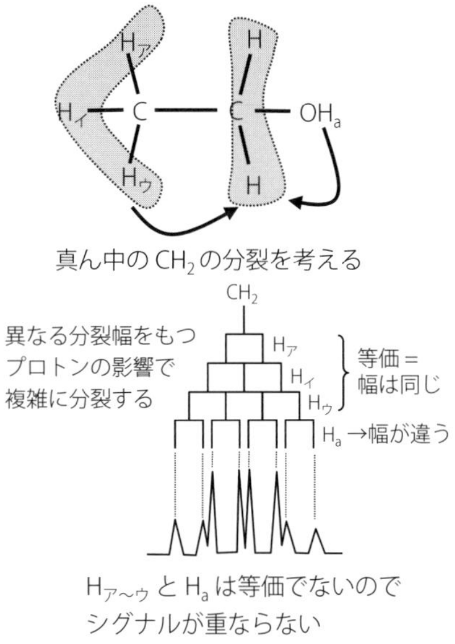

1.3.4 スピン－スピン結合の幅（*J*値）は構造解析の重要な情報である

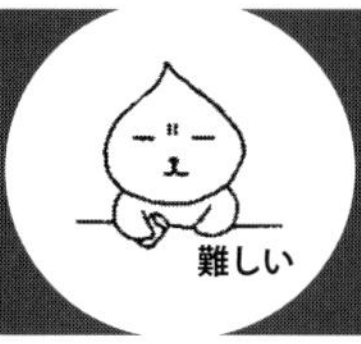

シグナルが分裂した幅をスピン－スピン結合定数といいますが，測定分子の構造を考えるときの重要な情報を与えてくれます．

スピン－スピン結合定数

*J*値

スピン－スピン結合定数

スピン－スピン結合で分裂したシグナルの幅のこと

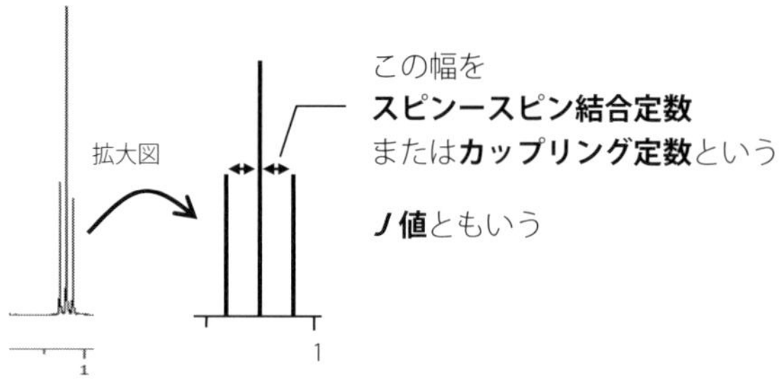

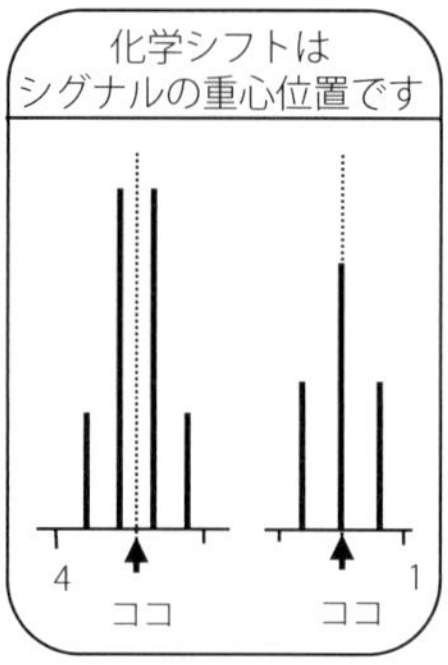

スピン－スピン結合定数の3つの特徴について理解しよう

① *J*値は 外部磁場の大きさに影響されない → Hz で表す

② シグナル内での分裂幅は等しい

③ スピン－スピン結合している分裂幅は互いに等しい

特徴①　*J*値は外部磁場の大きさに影響されないのでどんな装置でも一定値となる

隣の核磁気モーメントが分裂の原因であるので，分裂の幅は外部磁場の強さに影響されない

NH_2-CH_2-CH_2-COOH の ^{1}H－NMR スペクトル

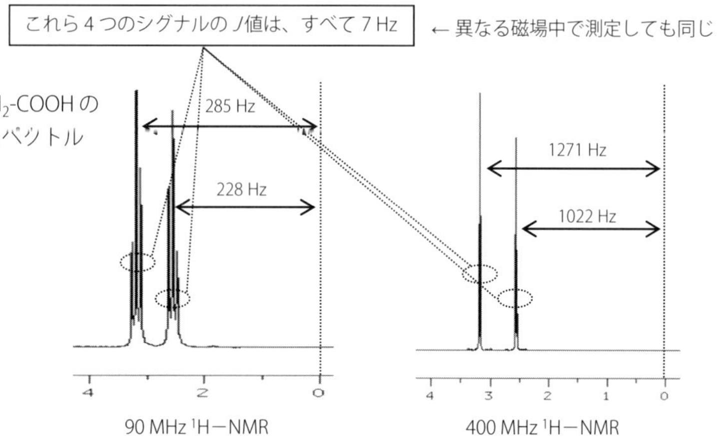

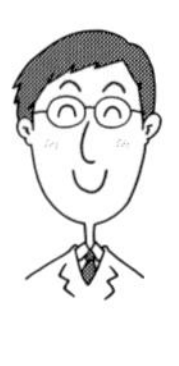

スピン－スピン結合定数は外部磁場の強さとは関係ないので，90 MHz で測定したほうが分裂の幅が広く示されるね．400 MHz では分解能がよい（シグナルが鋭い）ので拡大すれば，分裂の様子をはっきりと知ることができるんだ．

特徴②，③　互いのスピン－スピン結合定数はシグナル内で同じだけでなく，スピン－スピン結合している相手どうしでも同じである

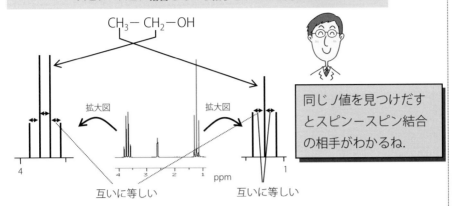

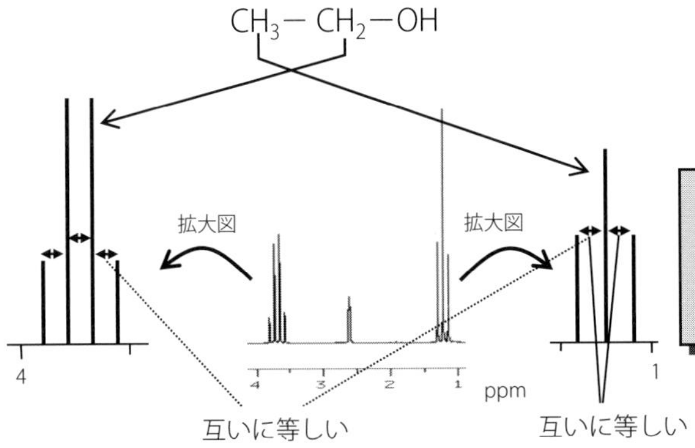

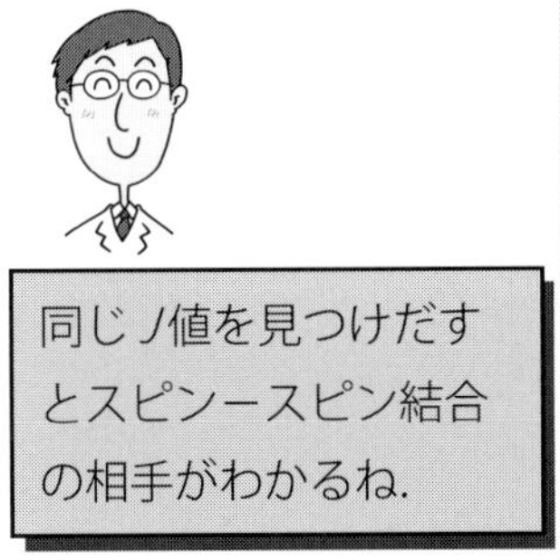

スピン－スピン結合定数を用いた高度な構造解析法

①　空間的な距離がわかる（近いほど J 値は大きくなる）

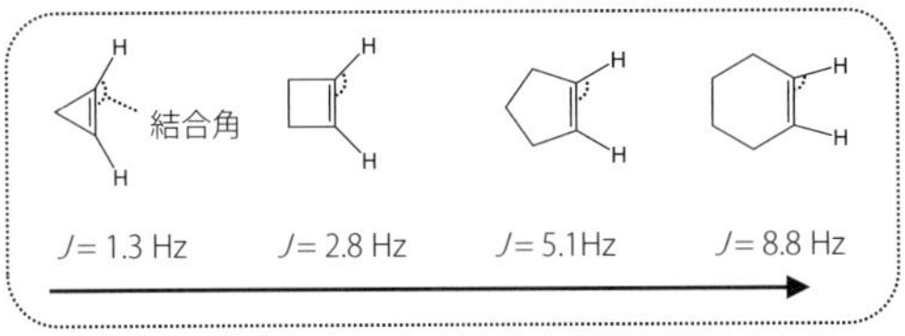

結合角が減少すると空間的な距離が近くなり
スピン－スピン結合定数が大きくなる

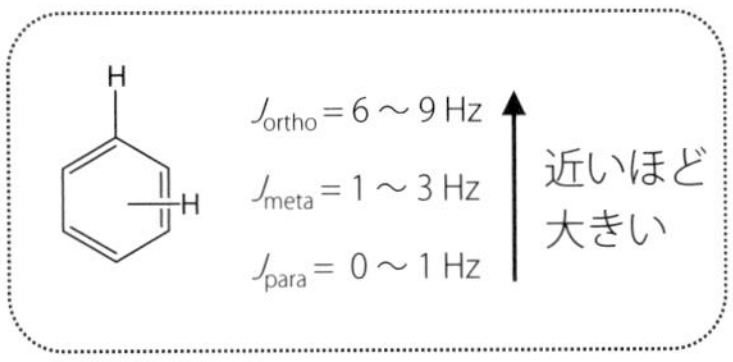

オルト，メタ，パラの関係がわかる

隣でない遠くのプロトンともスピン－スピン結合がある ＝ ロングレンジカップリング
→ 遠いほど J 値は弱い

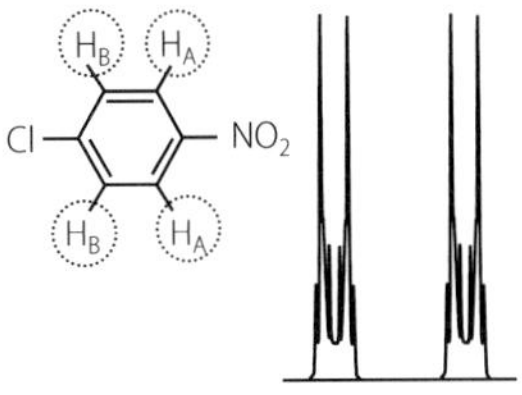

複雑な分裂パターンになる

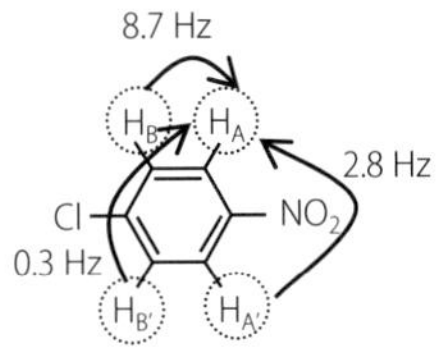

H_A と $H_{A'}$，H_B と $H_{B'}$ の
それぞれのプロトンは
構造的に等価ですが
磁気的には非等価です

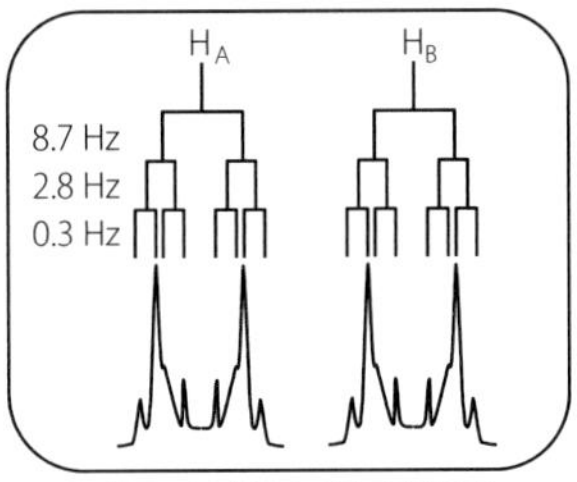

トーナメント表で考える

スピン－スピン結合のよび方について

ビシナルカップリング　隣のプロトンによる影響
はっきりとした分裂が観察できる

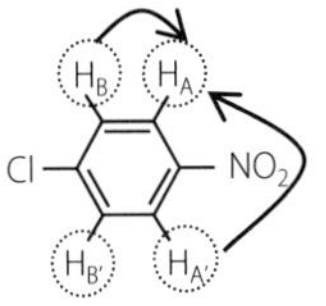

ロングレンジカップリング
遠いプロトンによる影響
J 値の小さな分裂が観察できる
（測定機器によっては重なってしまう）

H—C—H のようなメチレンプロトン間でのカップリングを，ジェミナルカップリングとよぶよ。

ビシナルカップリング

ロングレンジ
カップリング

より深く　ベンゼン環上のプロトンのスピン−スピン結合について深く考える

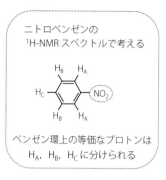

ニトロベンゼンの
^{1}H-NMR スペクトルで考える

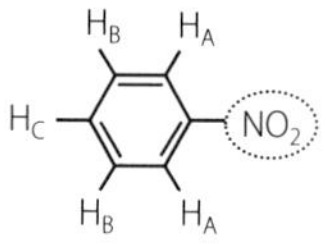

ベンゼン環上の等価なプロトンは
H_A, H_B, H_C に分けられる

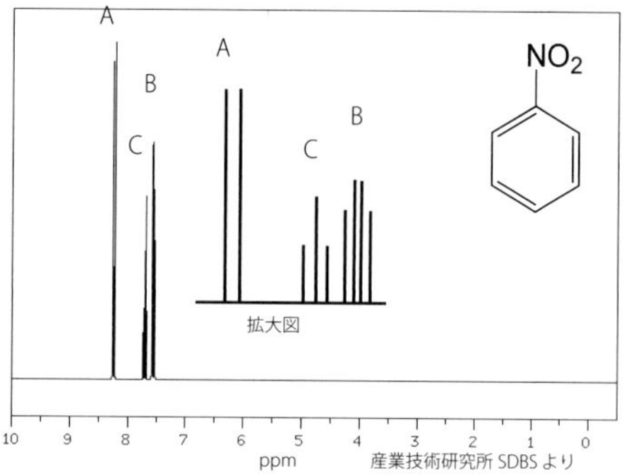

産業技術研究所 SDBS より

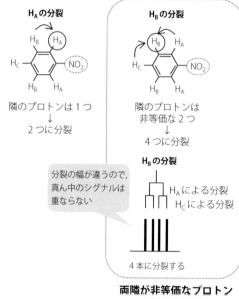

H_A の分裂

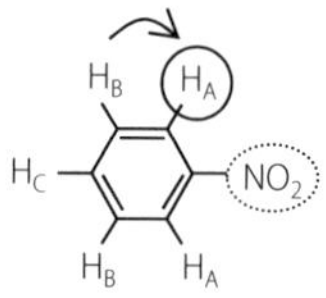

隣のプロトンは 1 つ
↓
2 つに分裂

H_B の分裂

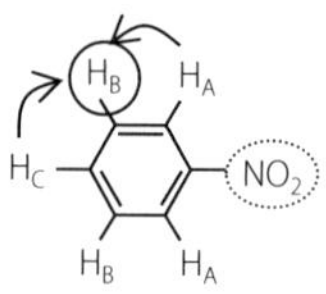

隣のプロトンは
非等価な 2 つ
↓
4 つに分裂

H_B の分裂

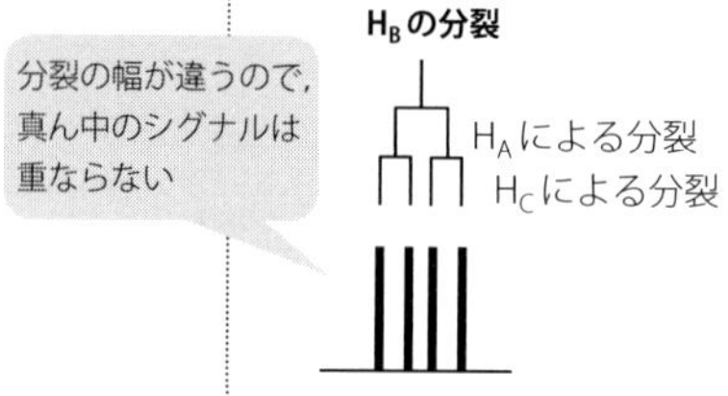

4 本に分裂する

両隣が非等価なプロトンの場合の分裂

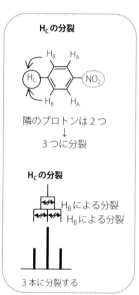

H_C の分裂

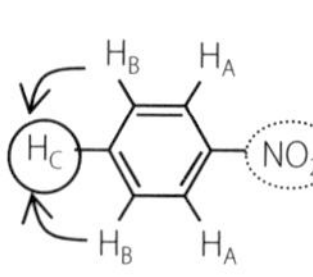

隣のプロトンは 2 つ
↓
3 つに分裂

H_C の分裂

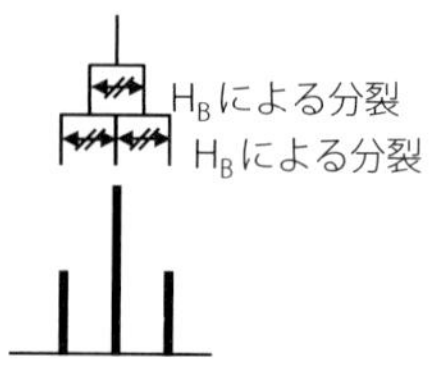

3 本に分裂する

両隣が等価なプロトンの場合の分裂

②　シスかトランスかがわかる

2 つのプロトンの角度で J 値が決まる

Karplus の曲線

Karplusの曲線

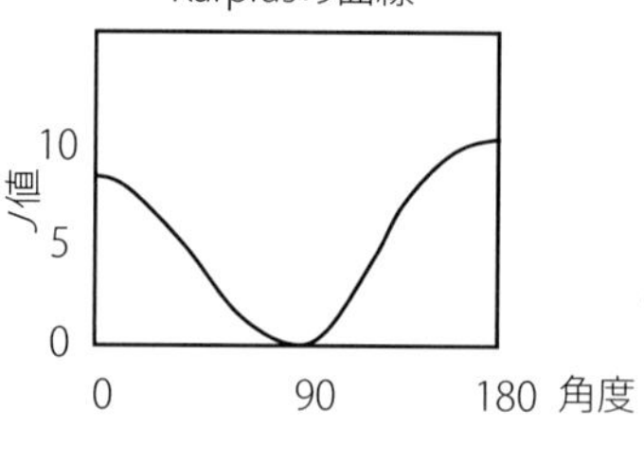

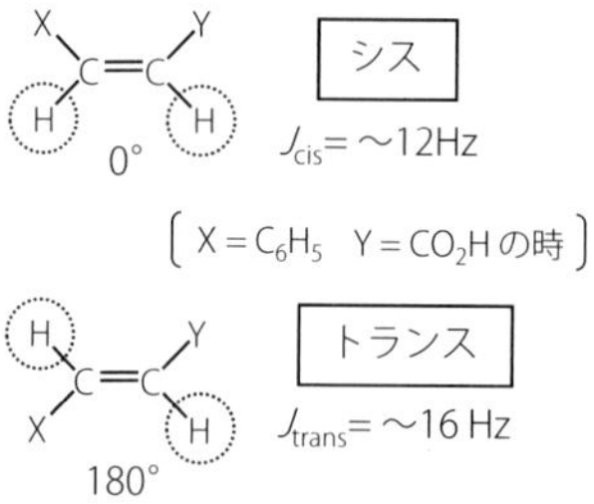

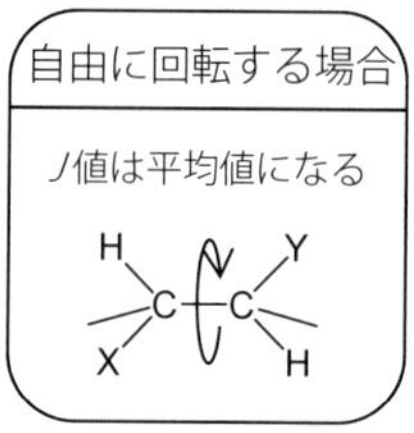

0° のときと 180° のときとで，
J 値が違うことに注目しよう

Karplusの曲線は理論的に求められたものであるので，
実測値とは少し異なる
また置換基が違うとシスとトランスの J 値は異なる

memo

1.3.5 シグナルの面積の読み方と重水処理の意味を知ろう

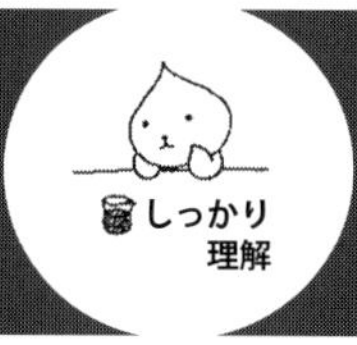

同じ性質のプロトンはまとまってシグナルに現れます．その個数はシグナルの面積に比例します．重水処理により OH，NH のプロトンの存在も知ることができます．

シグナル面積の読み方を知ろう

シグナル面積はプロトンの数に比例するので構造解析の重要情報である
（シグナルの高さには意味がない）

積分曲線

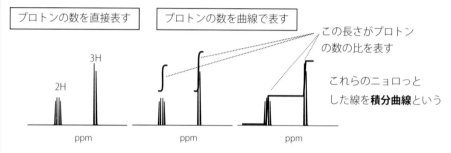

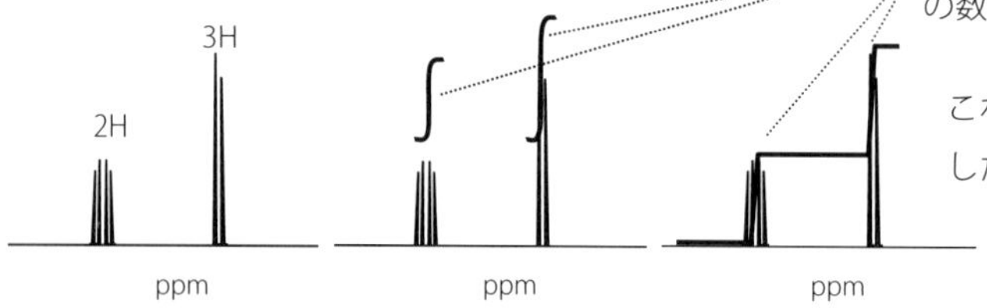

これらのニョロっとした線を**積分曲線**という

積分曲線はプロトンの比を表す

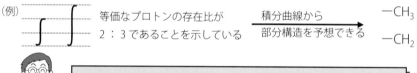

（例）

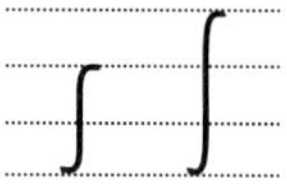

等価なプロトンの存在比が 2：3 であることを示している → 積分曲線から部分構造を予想できる　—CH_3　—CH_2

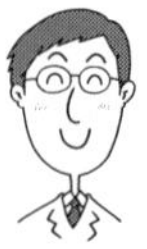

プロトン数がわかると，どんな部分構造か予想できるね．

プロトンが重なって積分されていることもあるので注意しよう

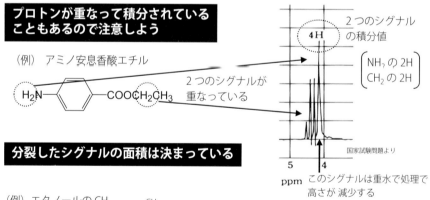

（例） アミノ安息香酸エチル

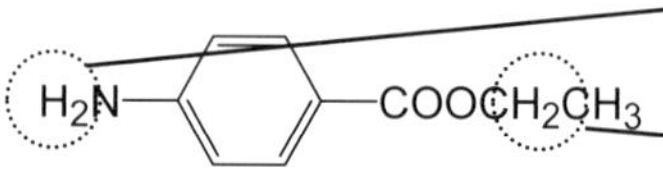

2 つのシグナルが重なっている

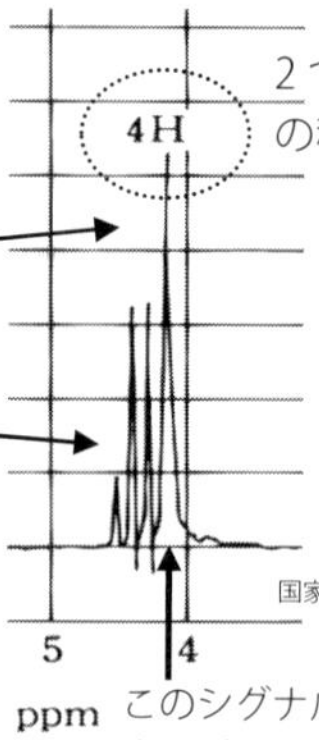

2 つのシグナルの積分値

（NH_2 の 2H / CH_2 の 2H）

国家試験問題より

このシグナルは重水で処理で高さが 減少する

分裂したシグナルの面積は決まっている

スピン－スピン結合の組み合せからも，分裂したシグナルの面積の関係を理解できるね．

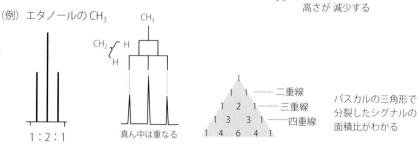

（例）エタノールの CH_3

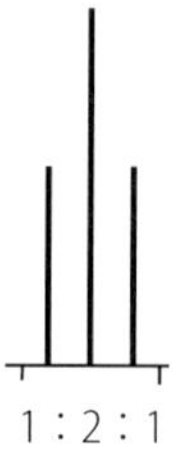

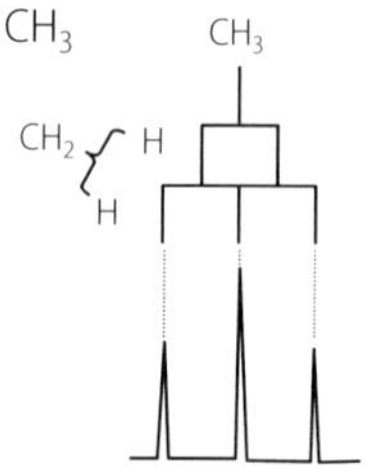

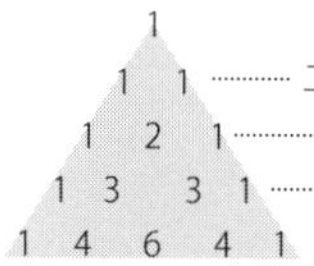

パスカルの三角形で分裂したシグナルの面積比がわかる

重水の添加で－OH, －NH, －SHのプロトンのシグナルが消失する

重水処理：　交換可能なプロトンと重水素イオンとを入れ替える

重水処理

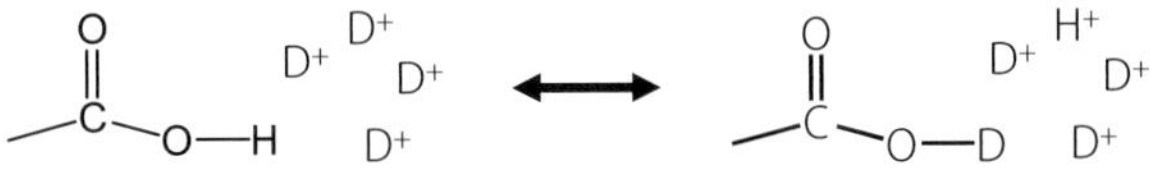

重水（D_2O）を加えると
溶液中の重水素イオン（D^+）
が増える

交換可能なプロトンが重水素イオンと入れ替わる
（－OH，－NH，－SH のプロトンが交換可能）

問い：　重水素イオンで置換されると，どうしてシグナルが消失するのか考えよう．

実際の ¹H-NMR スペクトルで見てみよう

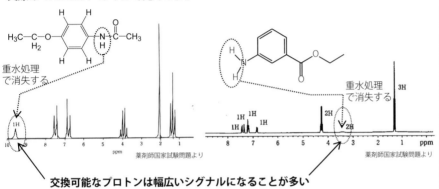

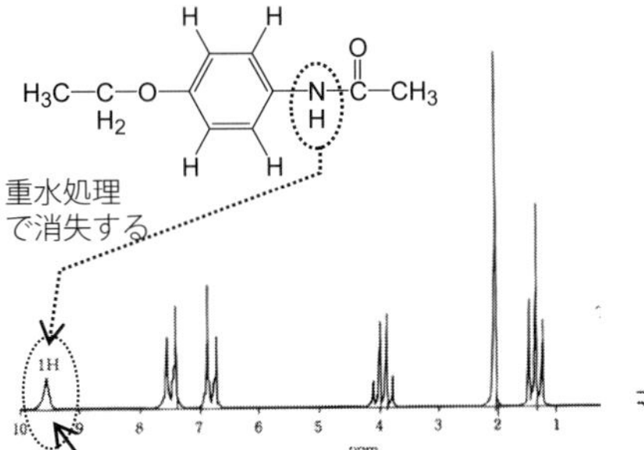

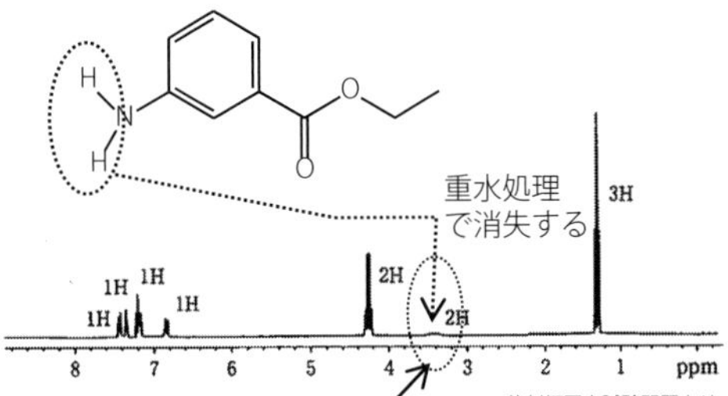

交換可能なプロトンは幅広いシグナルになることが多い

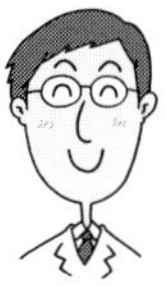

> 重水素原子の核スピン量子数は 1 なのでシグナルの検出が難しいね．そのために重水処理すると交換可能なプロトンが見えなくなるんだね．

余談：パソコンで NMR スペクトル？

コンピューターソフトで予想した
¹H-NMR スペクトル
（ChemDraw，CambridgeSoft）

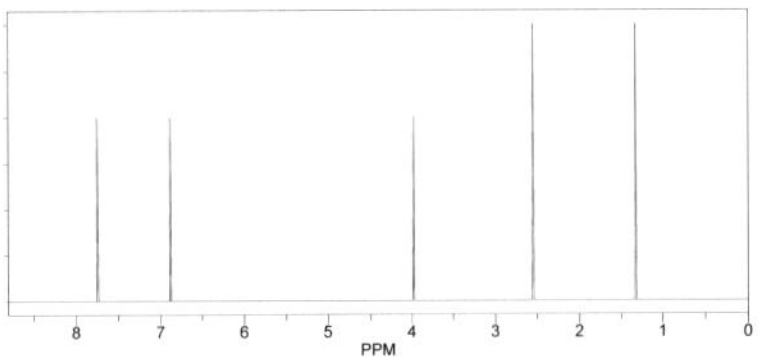

実験で得られた NMR スペクトル

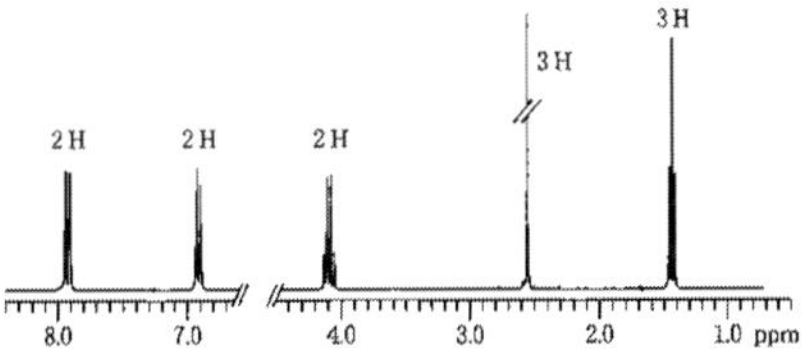

実際のNMRスペクトルの化学シフト値とよく一致しているね．

1.4 例題から ¹H-NMR スペクトルの読み方を学ぼう

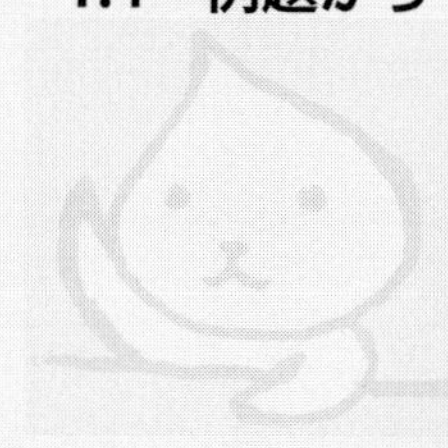

基本的な問題でスペクトル解析を迅速に行うテクニックを身につけ，発展的問題で有機化学的な知識を活用しないと問題が解けないことを学びましょう．これまでに学んだ核磁気共鳴スペクトルを解読する基礎知識を使える力に変換するために，問題を解きながら鍛えていきましょう．各々の問題の下には解法手順が示してあります．この手順を参考に自分自身で問題を解いてみましょう．その後に解説を読むと理解が深まり，効果的に学習できます．

1.4.1 化学シフト，シグナル面積，スピン－スピン結合の組み合わせで考える

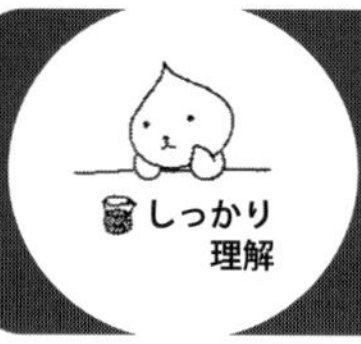

化学シフト，シグナル面積，スピン－スピン結合の 3 つの情報を組み合わせて，化合物のどの構造に由来するシグナルであるかを探す知的なジグソーパズルです．

基本問題

（93 回）　次のプロトン NMR スペクトル **ア** ～ **ウ** は，化合物 **a** ～ **c** のいずれかのものである．正しく組み合わせよ．ただし，0ppmのシグナルはTMSのものである．

a　$CH_3COCH_2CH_3$　　**b**　$CH_3COOCH_2CH_3$　　**c**　$CH_3CH_2COOCH_3$

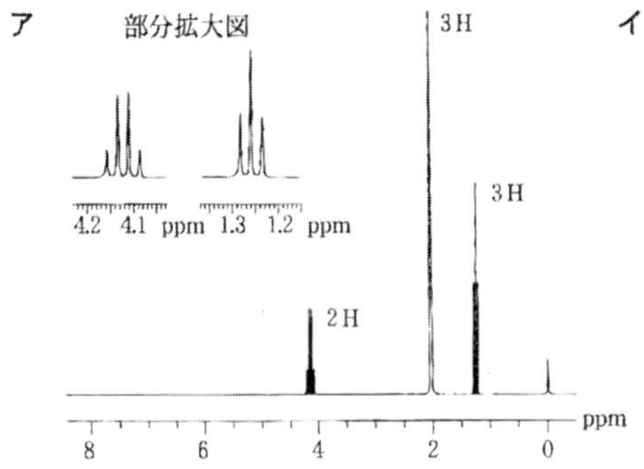

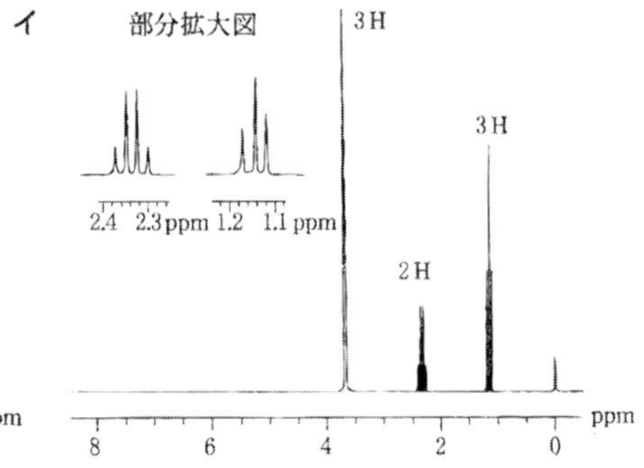

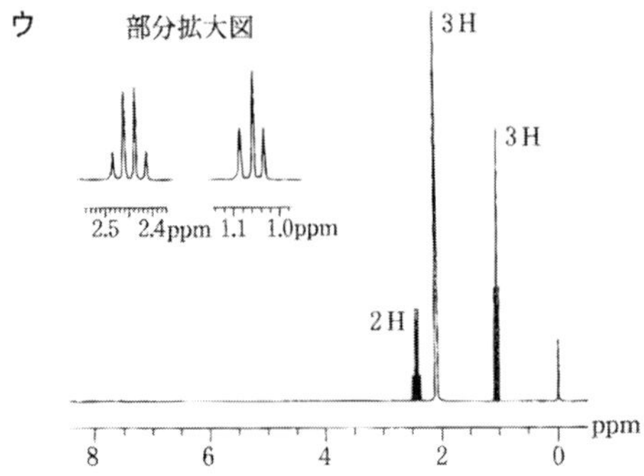

解法手順

① スペクトルの横に，それぞれのシグナルの化学シフト，シグナル面積，スピン－スピン結合で分裂した数をまとめてみよう．
② それらの情報と一致する構造をもつ分子が測定化合物である．

解析のポイント：情報は緻密に間違えずに積み上げていく

〔解説〕

〔スペクトル〕　　　　〔情報収集〕　　　　　　　　〔情報解析〕

スペクトル **ア** で考える

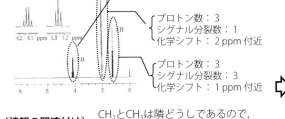

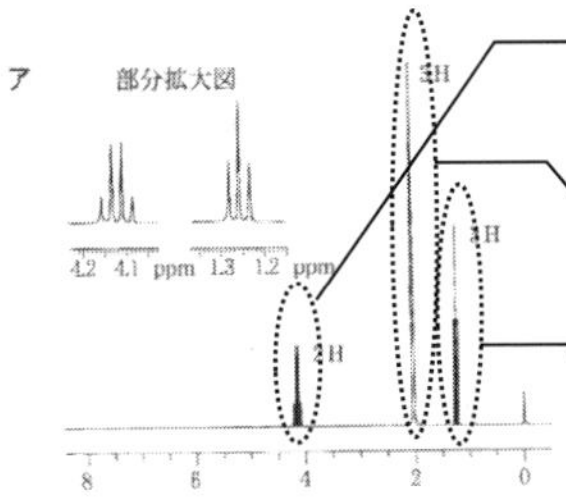

プロトン数：2
シグナル分裂数：4
化学シフト：4 ppm 付近

⇨ ─O─CH₂─□

化学シフトが　　　分裂数から
4 ppm 付近　　　隣に等価な
なので隣に　　　プロトンが
O がある　　　3 つあるとわかる

プロトン数：3
シグナル分裂数：1
化学シフト：2 ppm 付近

プロトン数：3
シグナル分裂数：3
化学シフト：1 ppm 付近

⇨ 化学シフトが
1 ppm 付近
なので隣に　　☐─C─CH₃
C がある

分裂数から
隣に等価な
プロトンが　　☐CH₂
2 つあるとわかる

〔情報の関連付け〕　CH₂とCH₃は隣どうしであるので，
─O─CH₂─CH₃ の構造が予想できる

解析のポイント：分裂していないシグナルに注目する

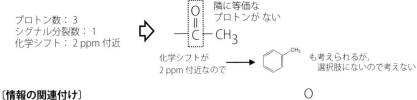

プロトン数：3
シグナル分裂数：1
化学シフト：2 ppm 付近

⇨ $\overset{O}{\underset{\|}{C}}$─CH₃

隣に等価な
プロトンが ない

化学シフトが
2 ppm 付近なので → ⬡CH₃ も考えられるが，
選択肢にないので考えない

〔情報の関連付け〕

これまでの情報を関連付ける　─O─CH₂─CH₃ ＋ ─C(=O)─CH₃

選択肢

a CH₃COCH₂CH₃
b CH₃COOCH₂CH₃
c CH₃CH₂COOCH₃

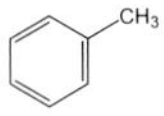

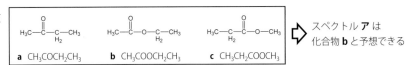

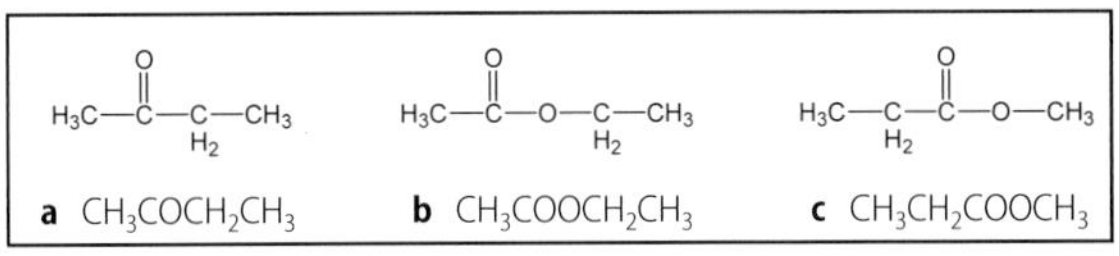

⇨ スペクトル **ア** は
化合物 **b** と予想できる

解析のポイント：
次の構造と化学シフトは暗記する

～2 ppm： ─C(=O)─CH₃　　　～4 ppm： ─O─CH₃

同様にスペクトル **イ** と **ウ** も考える

c
H₃C─C─C(=O)─O─CH₃
　　　H₂

a
H₃C─C(=O)─C─CH₃
　　　　　H₂

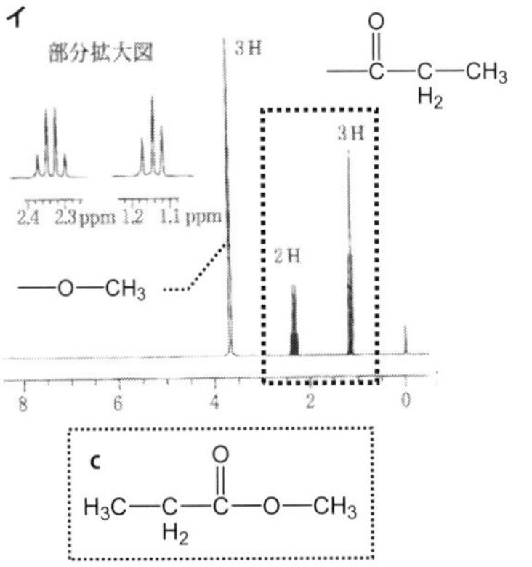

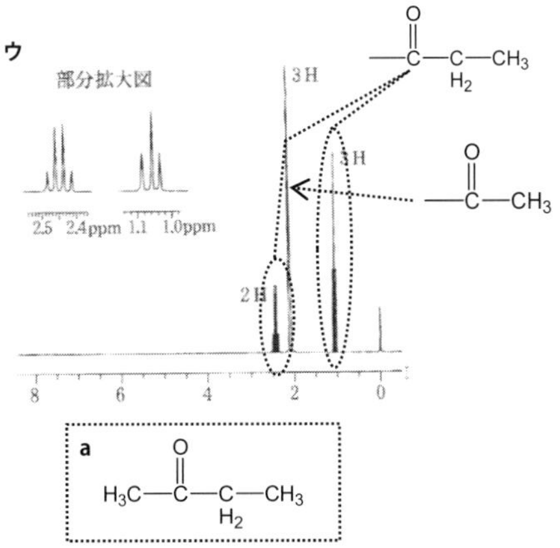

〔解答〕

ア → b
イ → c
ウ → a

1.4.2 迅速にスペクトルを解読するためにパターンを探そう

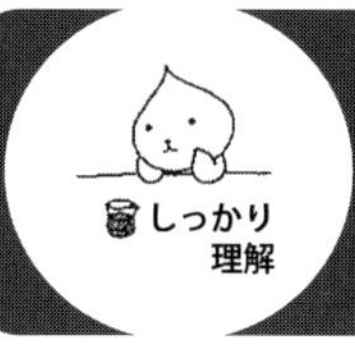

スペクトル解析はジグソーパズルのようなものです．色々な工夫をしてパズルを迅速に組み立てるようにスペクトル解析も工夫して迅速に行いましょう．

基本問題

（82 回）　次のプロトン NMR スペクトルは，$C_{10}H_{13}NO_2$ で表される化合物 **1 ～ 4** のいずれのものであるか．ただし，9.55 ppm 付近のシグナルは重水で処理すると消失する．

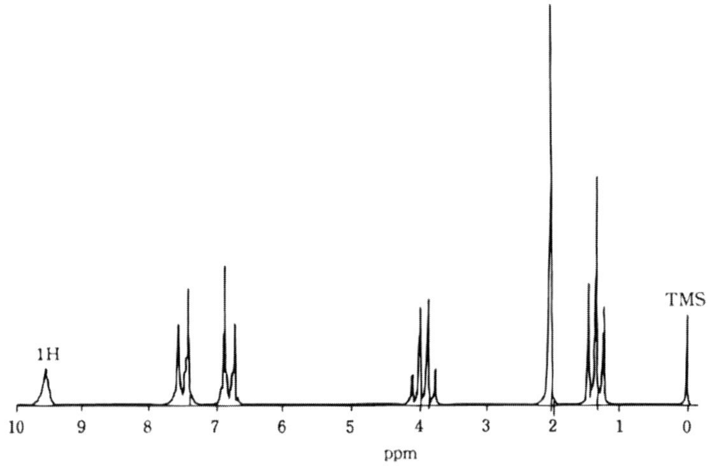

1

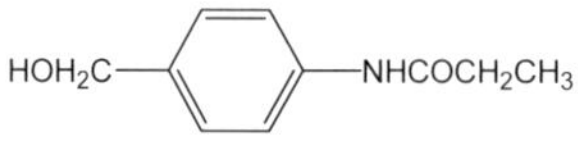

2

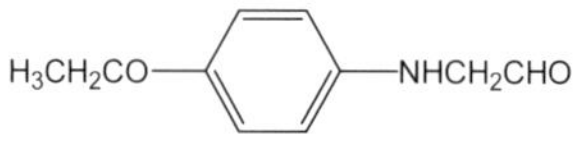

3

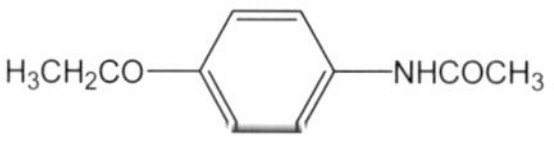

4

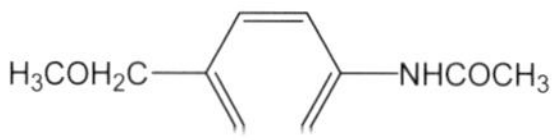

解法手順

① 「木を見て森を見ず」ではダメ．スペクトル全体を見て特徴的なパターンを見つけだそう．
② 2 つのパターンを見つけだして，迅速に解答を導き出そう．

解析のポイント：迅速なスペクトル解析にはパターン認識が必要である

解説

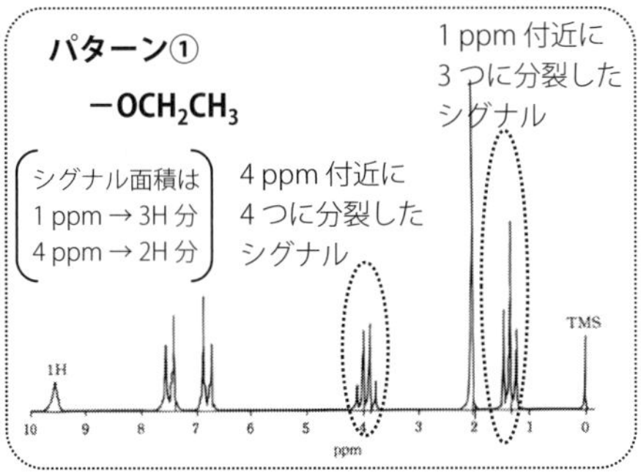

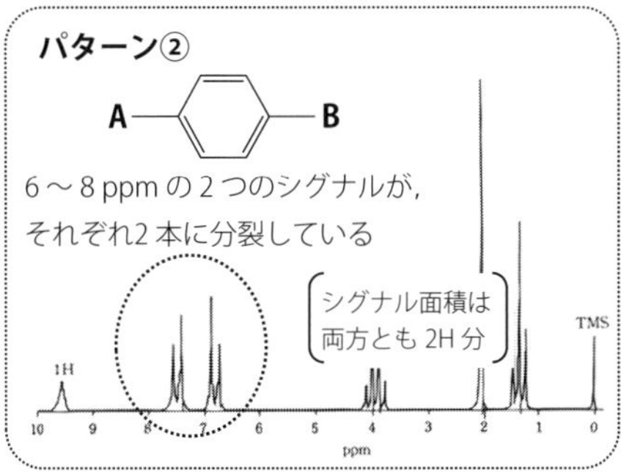

パターン①：3 本と 4 本の分裂シグナルが
1 ppm と 4 ppm に現れたら，
$-O-CH_2-CH_3$ のシグナルパターンだ

パターン②：6～8 ppm に現れる
2 本－2 本のカニ足シグナルは、
パラ位置換のシグナルパターンだ

① 1～4 ppm に現れるシグナルに注目する．ethoxy 基（$-OCH_2CH_3$）のシグナルに気付く．（パターン①）

② 6～8 ppm に現れるシグナルに注目する．置換基がパラ位に付いている芳香族のシグナルに気付く．（パターン②）

③ 2 ppm 付近の分裂しないシグナルに注目する．$-COCH_3$ または $ph-CH_3$ の構造と予想する．

④ これらを満たす化合物は **3** のみである．

解答

3

より深く

パターン②が現れるためにはパラ位に性質の異なる別々の置換基が付くことが必要である

性質の**異なる**置換基がパラ位についているとき

→ H_A と H_B は等価ではない

↓ 等価でないプロトンはスピン－スピン結合する
隣のプロトンが 1 つなので 2 つに分裂する

2 つに分裂した 2 本のシグナルが現れる

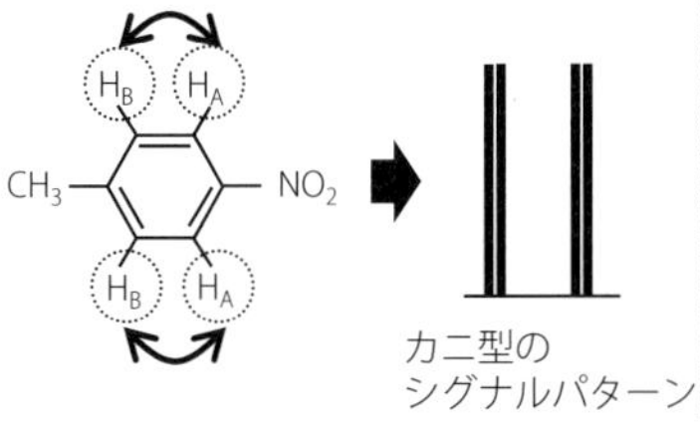

性質が**同じ**置換基がパラ位についているとき

→ H_A と H_B は等価である

↓

分裂しないシグナルが 1 本 現れる

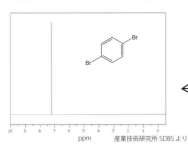

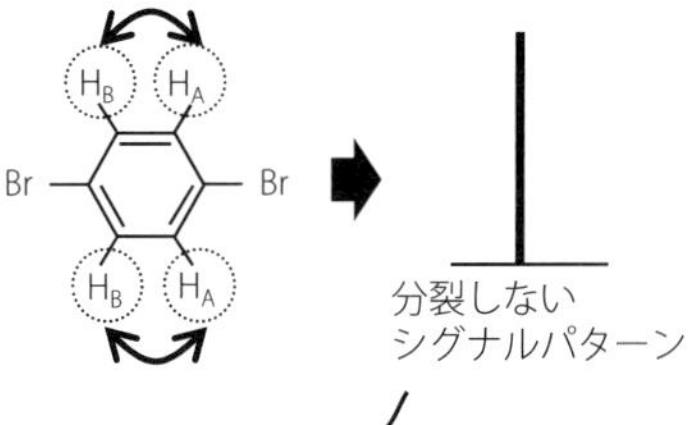

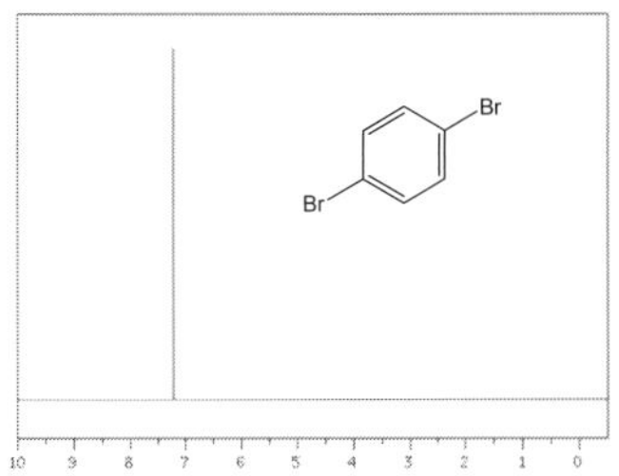

産業技術研究所 SDBS より

実際の ^{1}H-NMR スペクトルを見てみよう

問い：　次の化合物の ^{1}H-NMR スペクトルを模式的に描け．

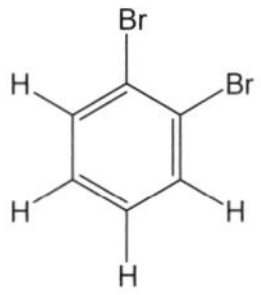

1.4.3 有機化学の知識をスペクトル解析に最大限利用しよう

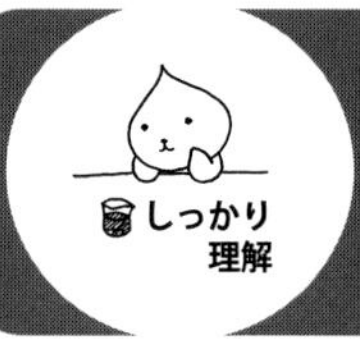

スペクトル解析ではプロトンの周りの電子状態を想像する力が必要です．これまで学習した有機化学の知識を最大限に活用しましょう．

発展問題①

(91 回)　次のプロトン NMR スペクトルは，化合物 **1**～ **5** のいずれものか．

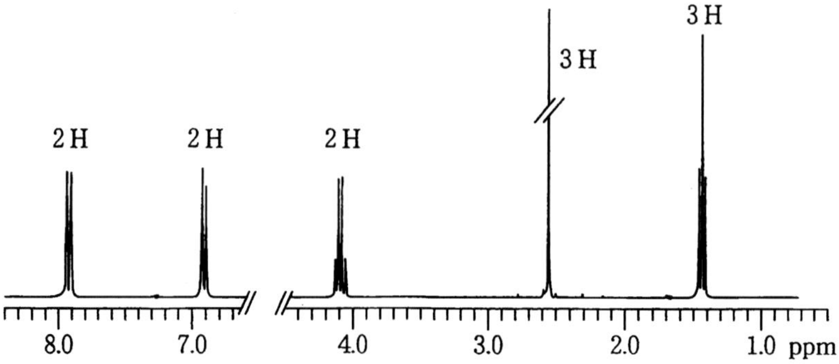

1

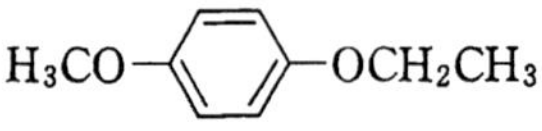

2

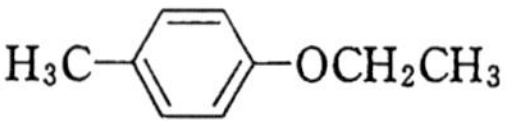

3

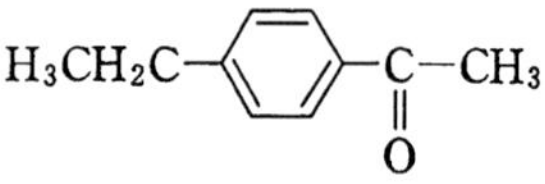

4

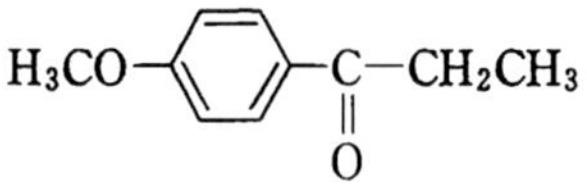

5

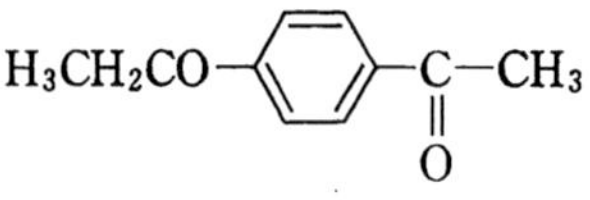

解法手順

① 分裂していないシグナルに注目して構造を予想する．
② 迅速な解析のためのシグナルパターン（パターン①とパターン②）を認識する．
③ 2 つの化合物に絞られるはずなので，パターン②について有機化学の知識で理解を深め，どちらか決める．

解析のポイント：分裂していないシグナルとシグナルパターンの認識で候補を絞る

分裂していないシグナルに注目せよ　2.5 ppm 付近に 分裂のない 3H 分のシグナル

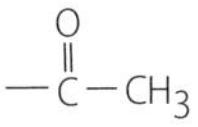

または
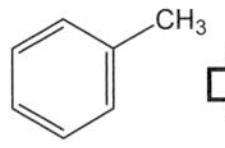

⇨ 化合物　**2，3，5**

パターン①：3 本と 4 本の分裂シグナルが 1 ppm と 4 ppm に現れたら，$-O-CH_2-CH_3$ のシグナルパターンだ　⇨　$-OCH_2CH_3$ をもつ構造を探すと　→　化合物　**1，2，5**

パターン②：6〜8 ppm に現れる 2 本－2 本のカニ足シグナルは、パラ位置換のシグナルパターンだ　⇨　すべての化合物で置換基は違うが…　？

〔**情報の関連付け**〕　ここまで，化合物 **2** と **5** が候補として残る

解析のポイント：電子供与基か電子吸引基かで置換基の性質を区別する

有機の知識

電子供与基　→　オルト－パラ配向性　（オルト位とパラ位で電子が濃い）

電子吸引基　→　メタ配向性　（メタ位で電子が濃い）

化合物 **2**

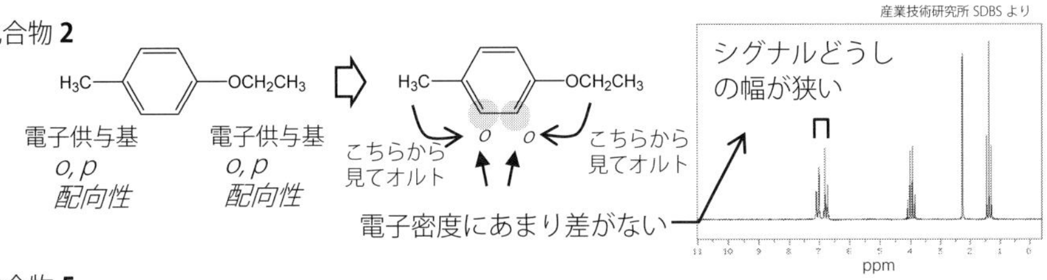

化合物 **5**

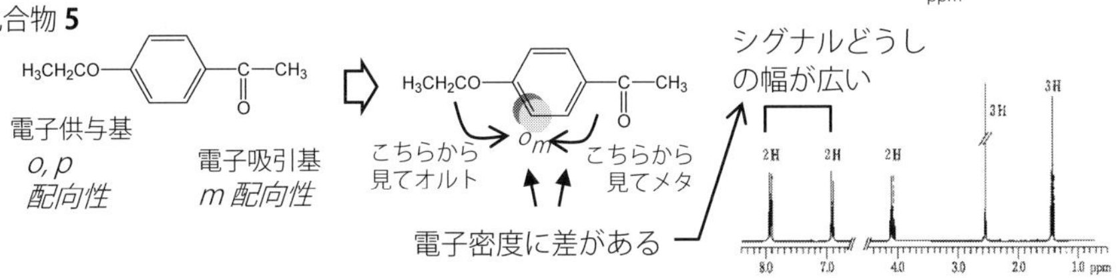

配向性が与える影響についてさらに考えてみる

電子が濃いと高磁場側という考え方で
シグナルが出る順番を考えてみよう

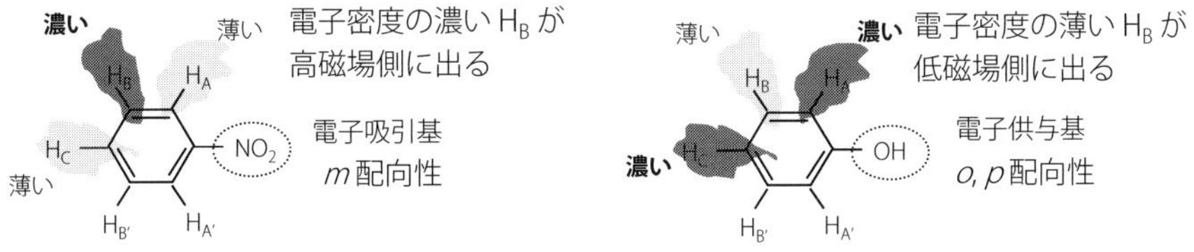

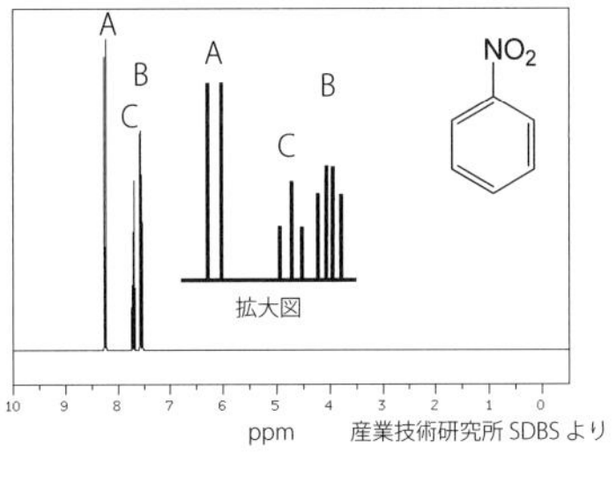

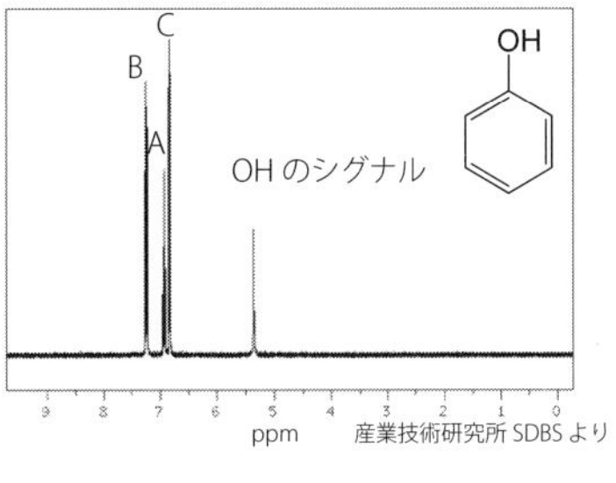

解説

発展問題①

電子供与基

オルト－パラ配向性

電子吸引基

メタ配向性

解答

5

より深く

シグナルの分裂様式については p.32で解説してます

発展問題②

(90回)　次のプロトン NMR スペクトル **ア・イ** は，化合物 **a** ～ **d** のいずれかのものである．正しく組み合わせよ．ただし，図 **ア** の 3.4 ppm 付近，図 **イ** の6.3 ppm 付近および 7.9 ppm 付近のシグナルは重水処理すると消失する．

ア

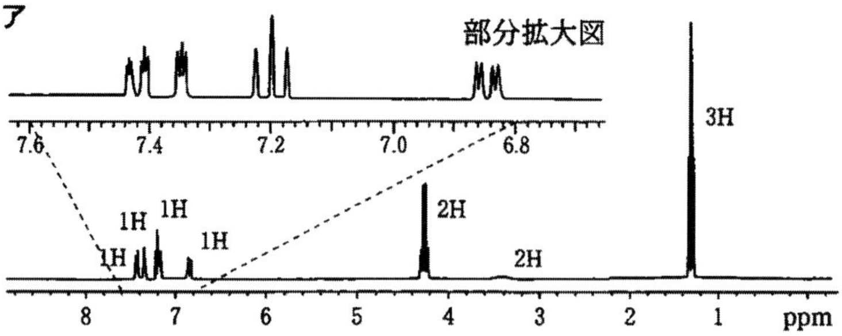

イ

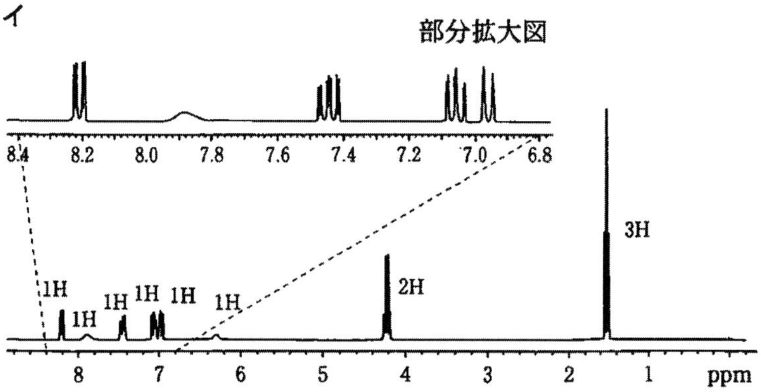

a　2－ethoxybenzamide

b　4－ethoxybenzamide

c　ethyl 3－aminobenzoate

d　ethyl 4－aminobenzoate

解法手順

① 化合物 **a** ～ **d** の構造式を描く．
② 迅速な解析のためのシグナルパターン（パターン②）を認識する．
③ 重水で消失するシグナルに注目する．
④ 等価なプロトンという考え方を有機化学の知識で理解を深め解答する．

解析のポイント：化合物の構造式がわからないとスペクトル解析はできない

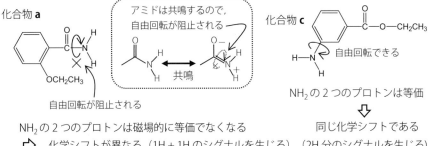

a

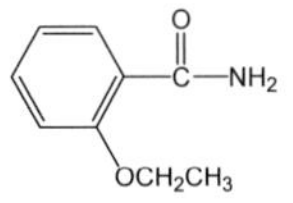

2−ethoxybenzamide

b

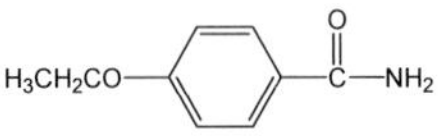

4−ethoxybenzamide

c

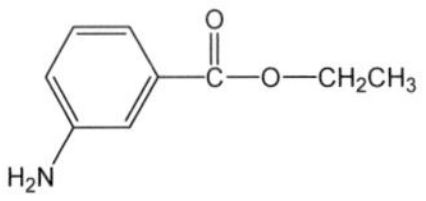

ethyl 3−aminobenzoate

d

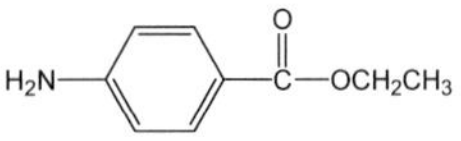

ethyl 4−aminobenzoate

解析のポイント：シグナルパターン②で迅速に解析する

> **パターン②：6〜8 ppm に現れる 2 本−2 本のカニ足シグナルは，パラ位置換のシグナルパターンだ**

スペクトル **ア・イ** ともにパターン②ではない
→化合物 **a** と **c** が候補になる

解析のポイント：等価なプロトンとは何かしっかり考えよう

幅広いシグナルが **ア** では 2H、**イ** では 1H＋1H になっていることに注目する

→　幅広いシグナルは重水処理で消失するので，化合物中の NH のプロトンのシグナルである

→　化合物 **a** ではアミドであり，化合物 **c** ではアミンである．アミドとアミンの違い･･･

有機の知識　アミドでは共鳴により C−N 結合の自由回転が阻止される

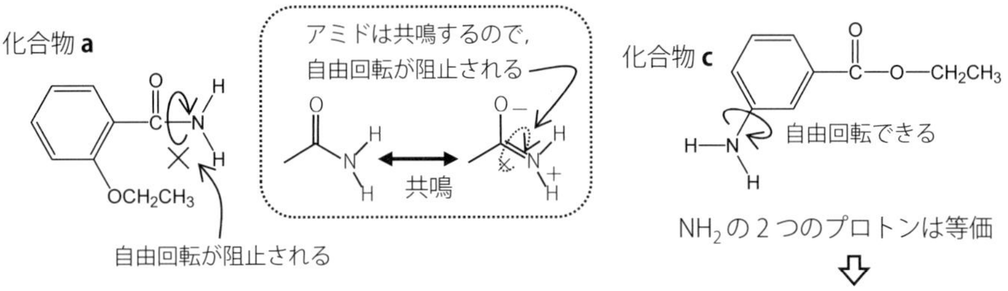

NH_2 の 2 つのプロトンは等価
⇩
同じ化学シフトである
（2H 分のシグナルを生じる）

NH_2 の 2 つのプロトンは磁場的に等価でなくなる
⇨　化学シフトが異なる（1H＋1H のシグナルを生じる）

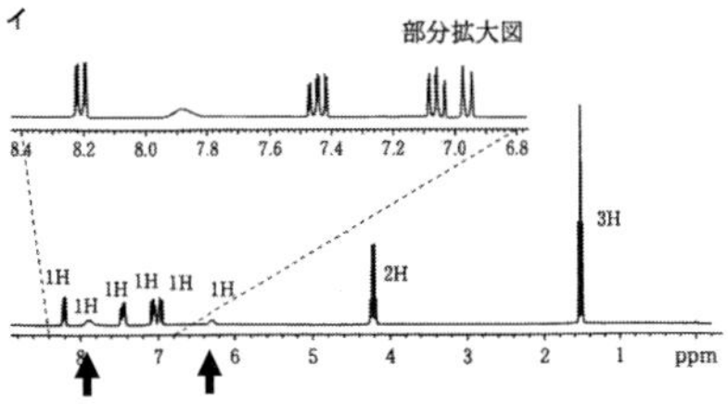

アミドのシグナル　化合物 **a**

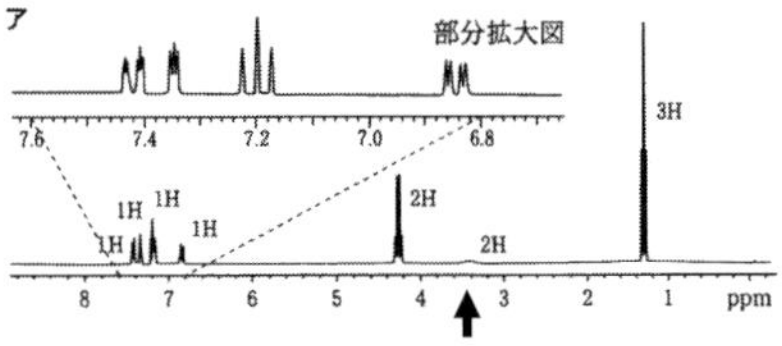

化合物 **c**　アミンのシグナル

立体的な障害で等価にならないこともある

鏡像体で等価なプロトンにならない例

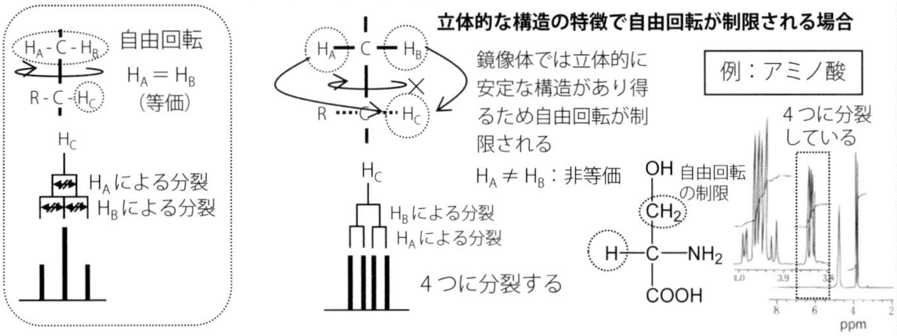

解説

発展問題②

解答

ア→c
イ→a

より深く

1.5 発展的な核磁気共鳴スペクトル測定法について学ぼう

核磁気共鳴スペクトルを利用して効率的に構造解析を行うために，スペクトルを二次元で測定したり（平面的なスペクトルができる），¹H 以外の核種（¹³C）を測定したりします．一般的に行われている方法ばかりですが，ここでは大まかなイメージを掴むだけとします．¹H-NMR で学習した基礎的な原理をもとに，炭素原子を対象にする ¹³C-NMR スペクトル測定法を考えることはとても有効です．

1.5.1 ¹H-NMR スペクトルを二次元で解析すると構造のつながりが見えてくる

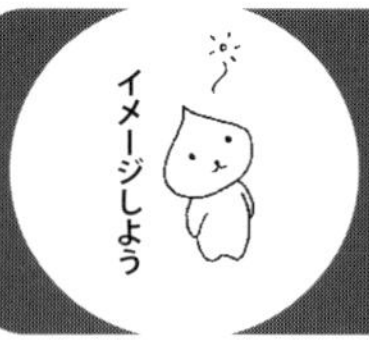

構造解析を効率的に行うために，スペクトルを二次元で測定するなど様々な方法が開発されています．

¹H-¹H COSY
相関分光法

¹H-¹H COSY で構造のつながりが見えてくる **相関分光法**，Correlated Spectroscopy

NMR スペクトルを二次元的で表すと，分子骨格のつながりを簡単に決定できる
→ スピン結合している ¹H と ¹H との相関が得られ，分子内の水素の化学結合の様式がわかる

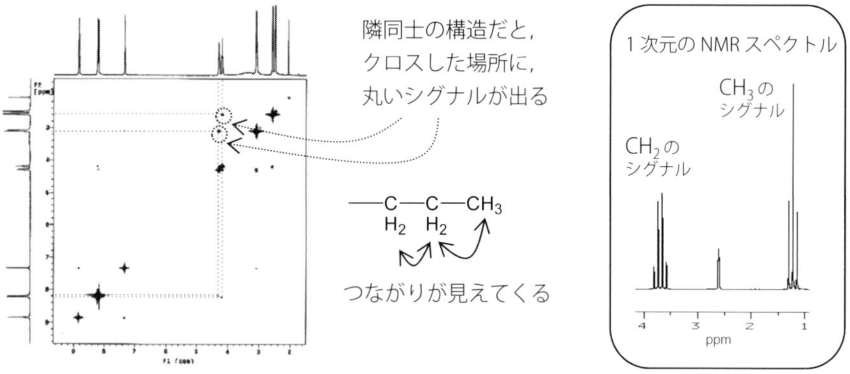

つながりをシグナルのクロスで簡単に解析 ← スピン－スピン結合で解析

NOESY

核オーバーハウザー効果

NOESY で空間的な距離を知ることができる 二次元 NOE および化学交換分光法

NOE 効果を二次元で測定することで，空間的に近い距離の水素原子のおおよその距離がわかる

> **NOE（核オーバーハウザー効果）**：
> ひとつの共鳴シグナルを飽和させたときに，
> ほかの共鳴シグナルの強度が変化する現象であり，
> 空間距離が近いときに起こる
> （**化学的に結合している必要はない**のです）

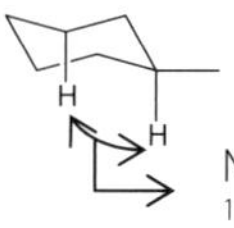

NOESY はあるが，
¹H-¹H COSY はない

その他の測定法

名前だけ
紹介しておくね

- HOHAHA（Hartmann-Hahn 効果分光法）
- TOCSY（全相関分光法）
- INADEQUATE（天然存在比での二量子遷移分光法）
- HMQC（異核種間多量子コヒーレンス分光法）
- HMBC（異核種間遠隔相関分光法）

^{13}C-NMR スペクトルの特徴と測定法について知っておこう　1.5.2

^{13}C-NMR スペクトルは有機化合物の基本骨格を考えるうえで有益な情報を与えてくれます．^{1}H-NMR と比較して特徴を捉えましょう．

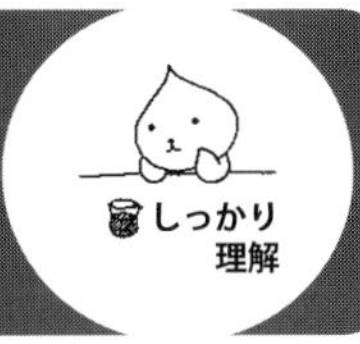

^{13}C-NMR スペクトル測定法は構造解析にとても役立つ

有機化合物の基本骨格は炭素でつくられている
→ 炭素の NMR スペクトルを測定すると基本骨格を予想できる

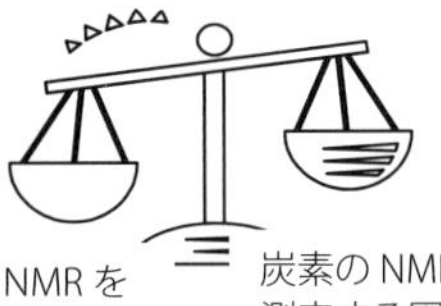

^{13}C-NMR スペクトルを測定する困難を装置の改良で解決　→　炭素の NMR を測定する便利さ　炭素の NMR を測定する困難さ

問い：　^{13}C-NMR スペクトル測定が困難な理由を説明しなさい．

^{13}C-NMR スペクトルと ^{1}H-NMR スペクトルとを比較しよう

^{13}C-NMR スペクトル（エタノール）

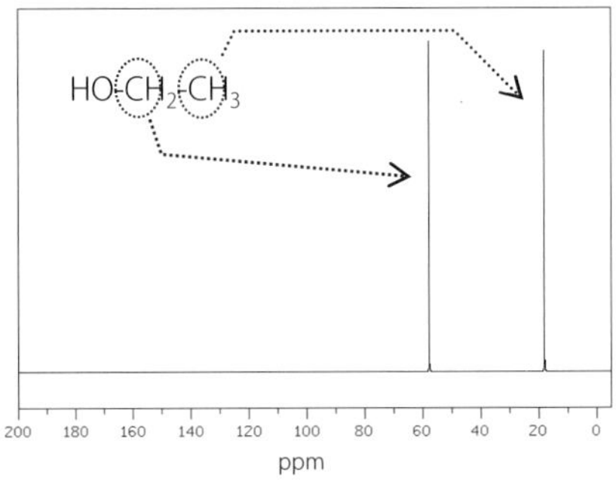

^{1}H-NMR スペクトルとの違い

① 横軸の化学シフトの値が 200 までである
（^{1}H-NMR では 10 くらいだった）

② シグナルの分裂がない
（スピン−スピン結合はないのか？）

^{13}C-NMR スペクトルの化学シフトは約 200 ppm の幅がある

シグナルどうしが重なることが少ないのでひとつひとつの炭素を区別して見ることができる

おもな化学シフトのまとめ

混成軌道の種類で
大まかに現れる場所が決まる

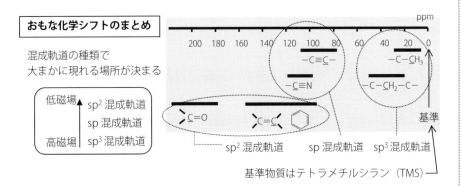

低磁場 ↑ sp^2 混成軌道
sp 混成軌道
高磁場 | sp^3 混成軌道

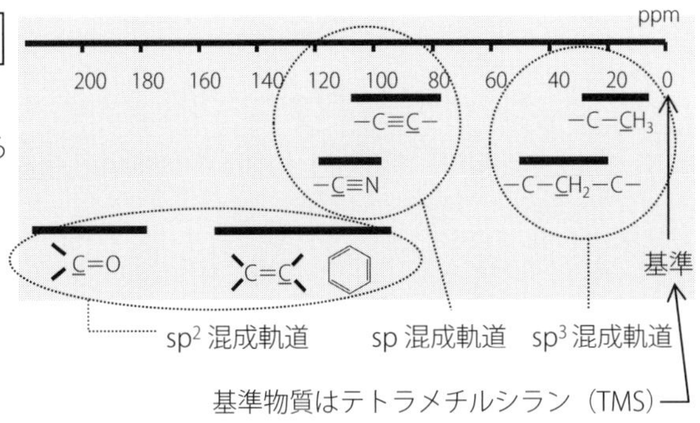

基本的には ^{1}H-NMR スペクトルと同じように考えてもよい
しかし ^{1}H-NMR と違って，環電流効果は化学シフトに影響しない

^{13}C-NMR スペクトルはデカップリングで見やすく，感度もアップする

^{13}C-NMR でのスピン－スピン結合

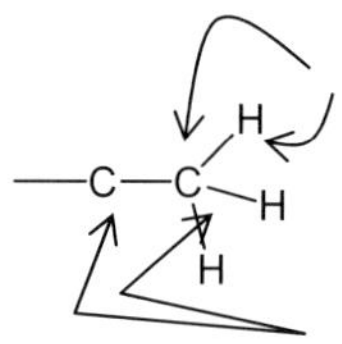

^{1}H と ^{13}C がスピン－スピン結合する

→ 両者の距離が近いために**スピン－スピン結合定数が大きい**

両方が ^{13}C である確率は非常に小さいので
炭素間のスピン－スピン結合は見えない（^{12}C ではできない）

デカップリング

デカップリング：プロトンとのスピン－スピン結合を制御して測定する

^{13}C-NMR では J 値が大きいので炭素間のシグナルが重なりやすい

← デカップリングしていない ^{13}C-NMR スペクトル

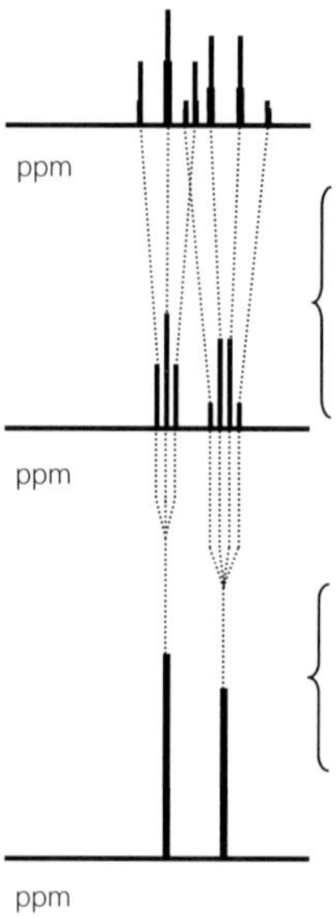

オフレゾナンス
デカップリング法

オフレゾナンスデカップリング法

→ 炭素に直接ついている ^{1}H の分裂だけを残す

特徴
- デカップリングする周波数を調整して
  J 値を小さくできる　→ シグナルが重ならない
- 炭素に何個のプロトンがついているのかの情報が残る

プロトンノイズ
デカップリング法

プロトンノイズデカップリング法

→ すべてのスピン－スピン結合をなくす

特徴
- 核オーバーハウザー効果（NOE）でシグナル強度が上昇
  ^{1}H の飽和が ^{13}C のボルツマン分布に
  影響をあたえシグナルを強度を増強する

デカップリングの原理を知ろう

① ^{1}H と ^{13}C とでは共鳴周波数が違うので，プロトンだけを共鳴させることができる
② プロトンに共鳴する電磁波を照射すると核磁気モーメントの方向を非常に早く変化させることができる
③ そのためプロトンの核磁気モーメントが平均化され，スピン－スピン結合がなくなる

ESR
電子スピン共鳴

【発展的内容】　**ESR（電子スピン共鳴）**とはどんな方法か

→　ラジカルや活性酸素などの測定に利用される
→　電子も自転しているので共鳴によりスペクトルを測定することが可能

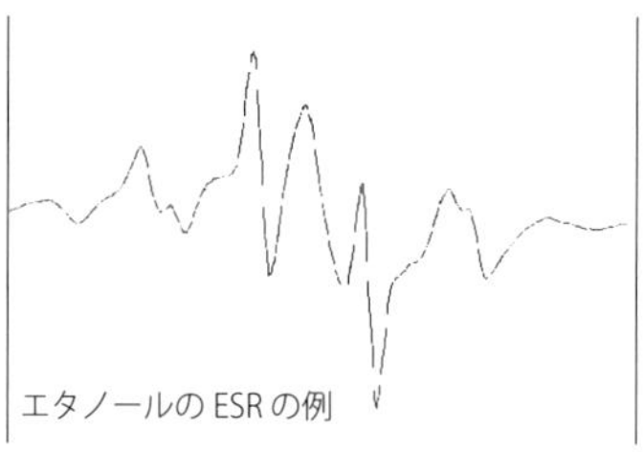

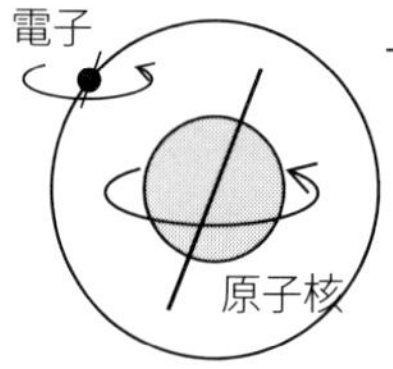

電子のスピン量子数は $\frac{1}{2}$ なので測定可能

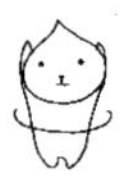

^{13}C-NMR スペクトルの練習問題を解いて理解を深めよう　1.5.3

次の ^{13}C-NMR スペクトル（プロトンノイズデカップリング）1～4は，次の化合物 ア～エのいずれかを測定したものである．正しく組み合わせよ．

1

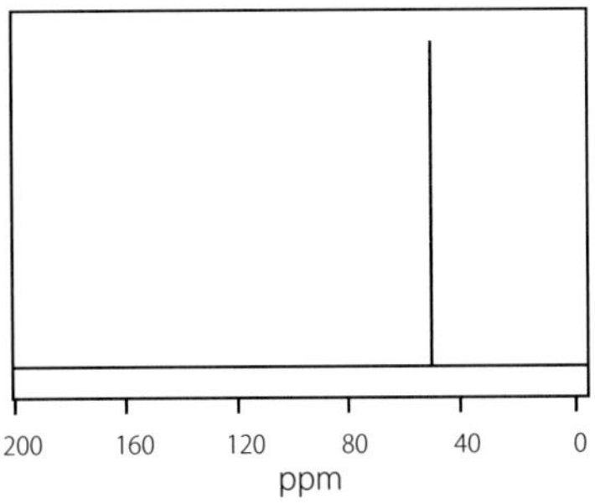

2

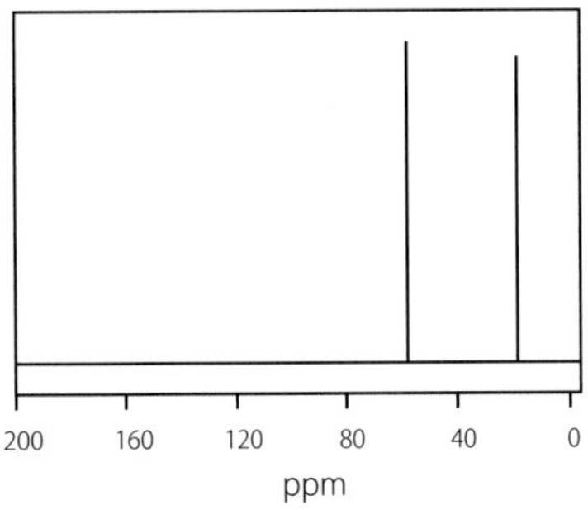

3

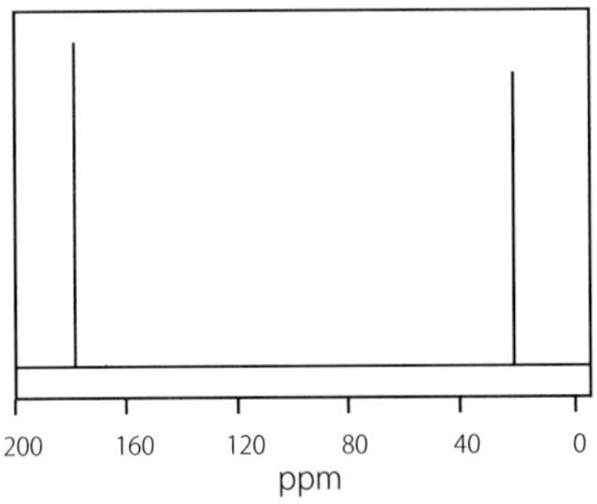

4

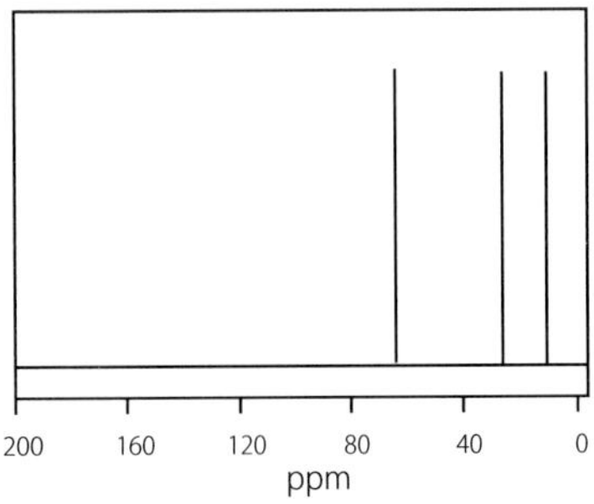

ア　CH_3OH　　**イ　CH_3COOH**

ウ　CH_3CH_2OH　　**エ　$CH_3CH_2CH_2OH$**

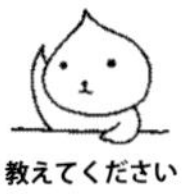

どのような視点で解析すればいいのでしょうか？

（答）炭素の数と混成軌道で考えよう

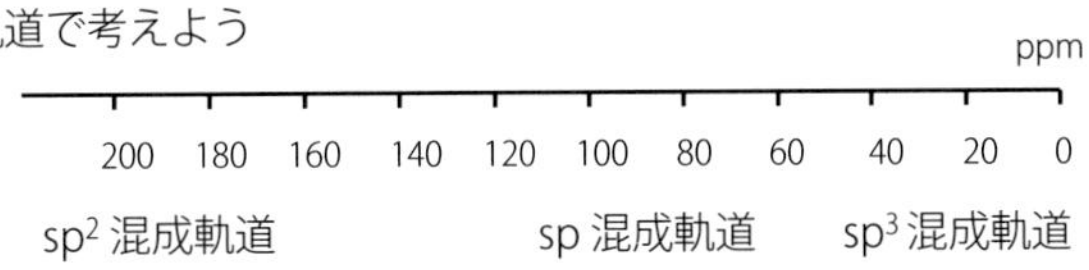

ア　CH_3OH　炭素数 1（sp^3 混成）**→ 1**

イ　CH_3COOH　炭素数 2（sp^3 混成，sp^2 混成）**→ 3**

ウ　CH_3CH_2OH　炭素数 2（sp^3 混成，sp^3 混成）**→ 2**

エ　$CH_3CH_2CH_2OH$　炭素数 3（sp^3 混成，sp^3 混成，sp^3 混成）**→ 4**

Chap. 1　練習問題（1）

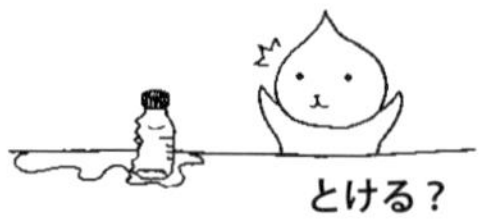

問1　核磁気共鳴スペクトル測定法に関する次の文章の正誤を答えよ.

1. 核磁気共鳴スペクトルの測定には、一般にラジオ波領域の電磁波が用いられる.
2. 本測定法で使用する電磁波は，紫外線よりもエネルギーが大きい.
3. 原子核の歳差運動の回転速度は，外部磁場に影響されない.
4. 同じ強さの磁場中であれば，^{1}H と ^{13}C の原子核の歳差運動の速さは同じである.
5. 測定装置のシグナル分解能は，磁場の強さに影響される.
6. ^{1}H－NMR が核磁気共鳴法でよく使用されるのは，その原子量が最小であるためである.
7. 核磁気共鳴は原子核スピンの励起を伴う現象であり，周辺電子の状態は化学シフト値に影響しない.
8. 外部磁場の強さが 2 倍になると，化学シフト値も 2 倍になる.
9. プロトンの周りの電子密度が濃いと，^{1}H－NMR スペクトルで高磁場側に現れる.
10. エタノールのメチレンプロトンはメチルプロトンより，電子による外部磁場の遮へいの度合いが小さいので，シグナルはメチルプロトンより高磁場に現れる.
11. ベンゼンの水素は π 電子による遮へい効果を受ける.
12. 測定溶媒中に重水を添加することにより，アルケンに結合している水素のシグナルを消失または移動させることができる.
13. 重水添加により OH などのプロトンのシグナルが消失するのは，置換された重水素のスピン量子数が 0 であるためである.
14. 化学シフトは ppm で表し，スピン－スピン結合は Hz で表す.
15. プロトン間のスピン－スピン結合定数は，外部磁場の強さの影響を受ける.
16. エナンチオマーの関係にある化合物において，それぞれの NMR スペクトルは一致する.
17. ^{1}H の磁気緩和時間からの情報は，臨床で使われる MRI（磁気共鳴イメージング）に利用されている.
18. ^{19}F を利用して有機化合物中にあるフッ素の核磁気共鳴スペクトルを測定できる.

Chap. 1　練習問題（2）

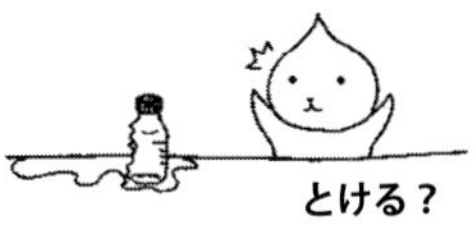

問 2　**下の図は分子式 $C_5H_{12}O$ で表される化合物の ¹H-NMR スペクトルである．この化合物の構造式は 1〜4 のどれか．**

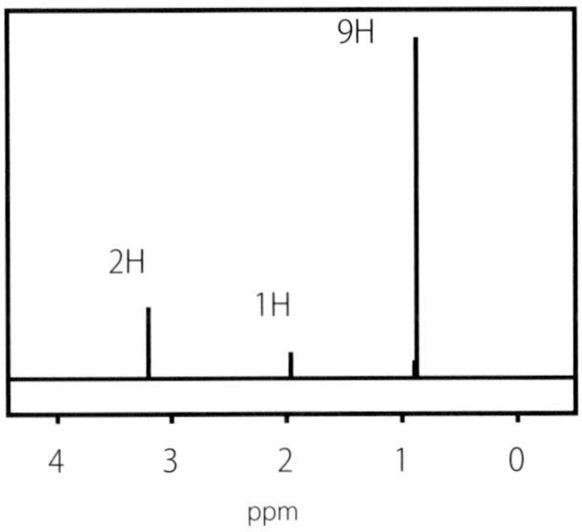

1

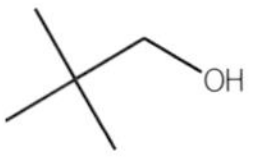

2

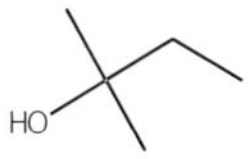

3

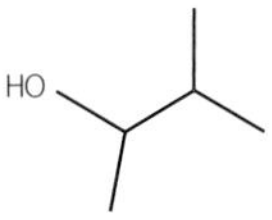

4

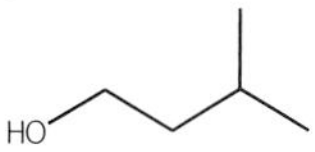

問 3　**（92 回）次のプロトン NMR スペクトル a・b は，化合物 ア〜エ のいずれかのものである．正しく組み合わせよ．**

a

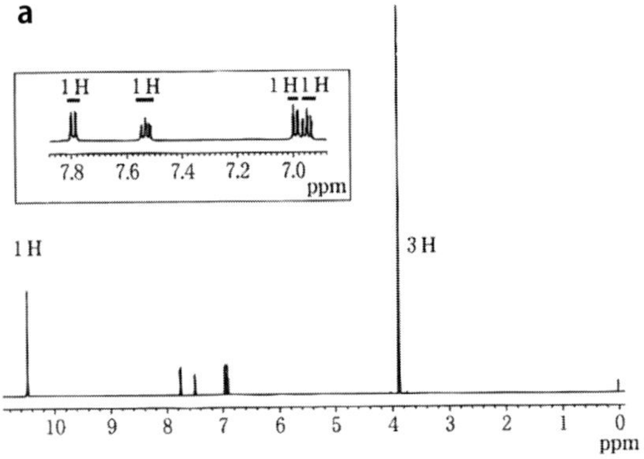

b

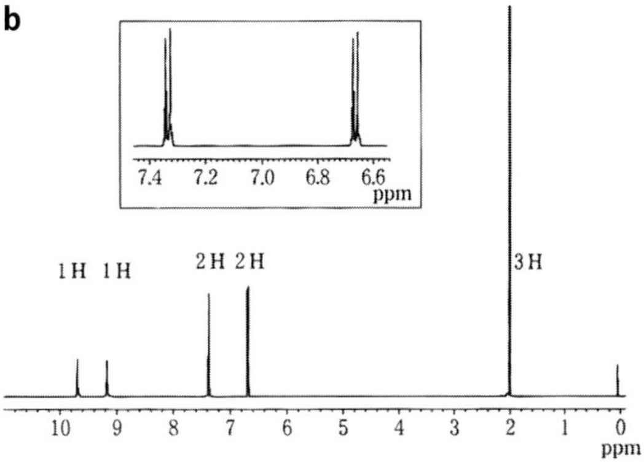

ア

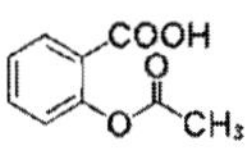

アスピリン

イ

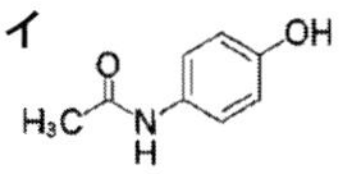

アセトアミノフェン

ウ

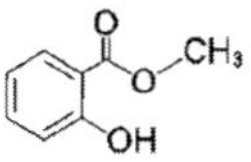

サリチル酸メチル

エ

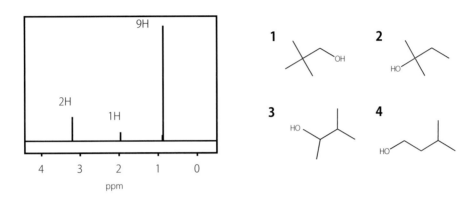

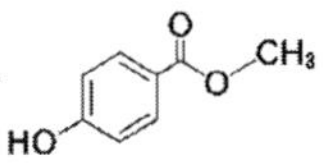

パラオキシ安息香酸メチル

Chap. 1　練習問題（3）

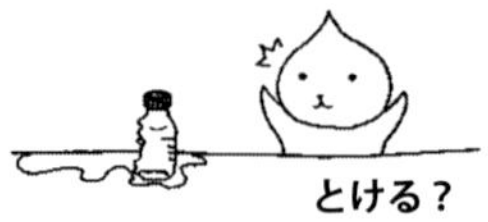

問 4（87 回）トルエンをニトロ化したところ，ア～ウ の 3 種の化合物が得られた．次のプロトン NMR スペクトル a～c と化合物 ア～ウ を正しく組み合わせよ．

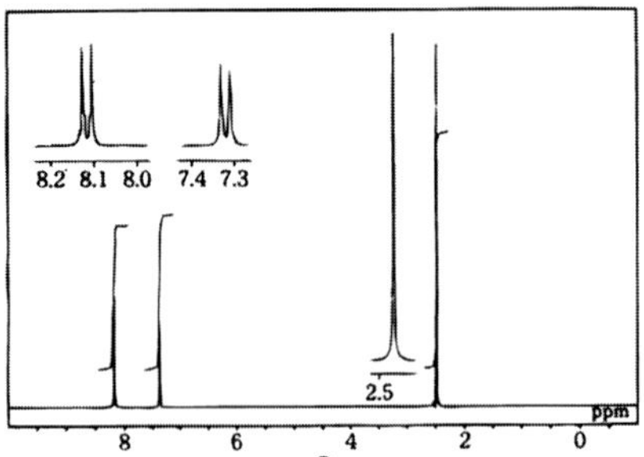

a

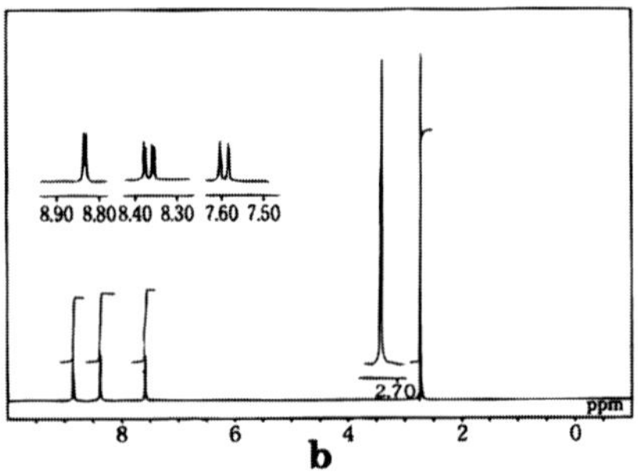

b

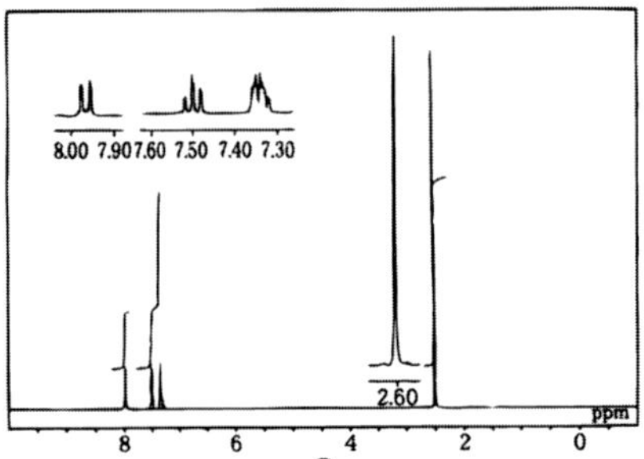

c

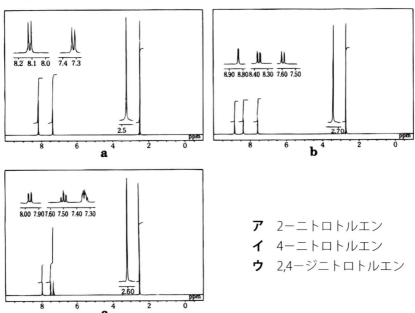

ア　2－ニトロトルエン
イ　4－ニトロトルエン
ウ　2,4－ジニトロトルエン

問 5（85 回）次のプロトン NMR スペクトルは，次の医薬品 1～5 のいずれのものであるか．ただし，2.5 ppm 付近では試料の 2H 分のシグナルが溶媒のシグナルと重なっている．また，3.25 ppm 付近の 4H 分のシグナルは重水（D_2O）添加により消失した．

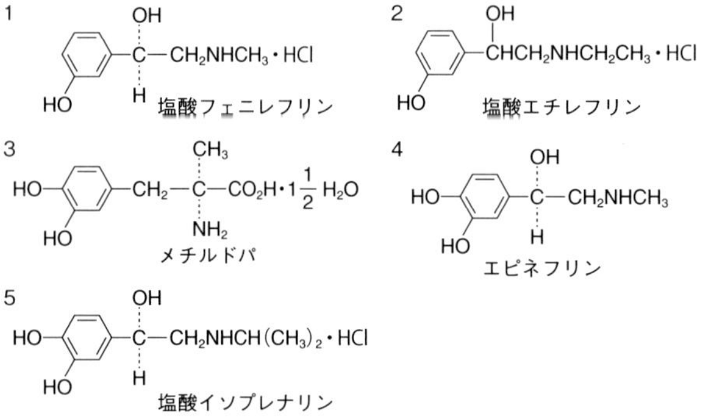

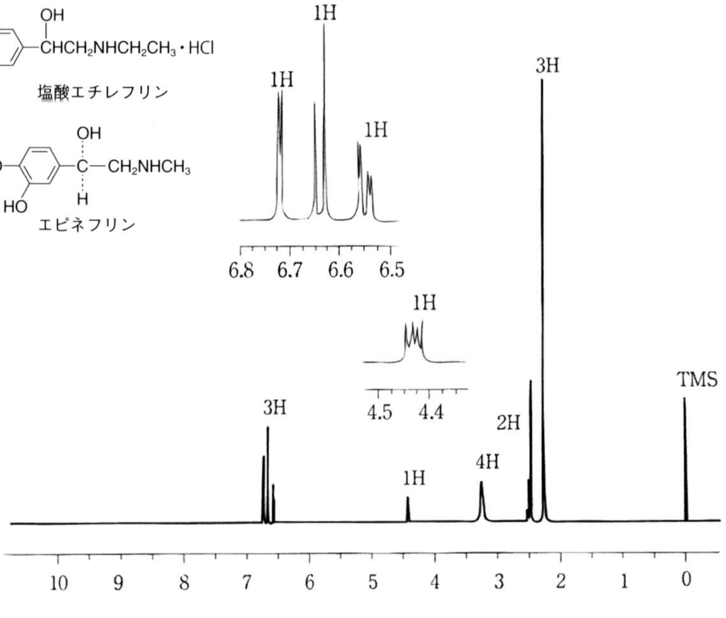

Chap. 1　練習問題（4）

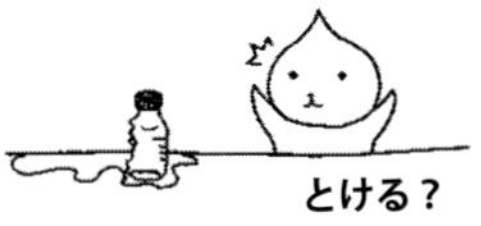

問6（84回）　次のプロトンNMRスペクトルA～Cは，次のアルコール ア～ウのいずれかを測定したものである．正しく組み合わせよ．ただし，十分に乾燥した重ジメチルスルホキシド溶液中で測定した．

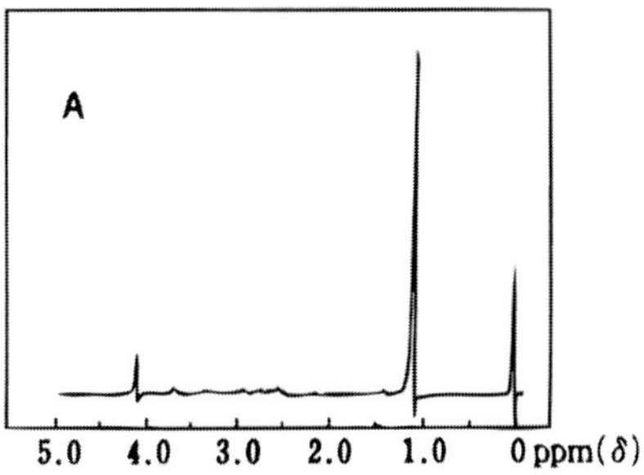

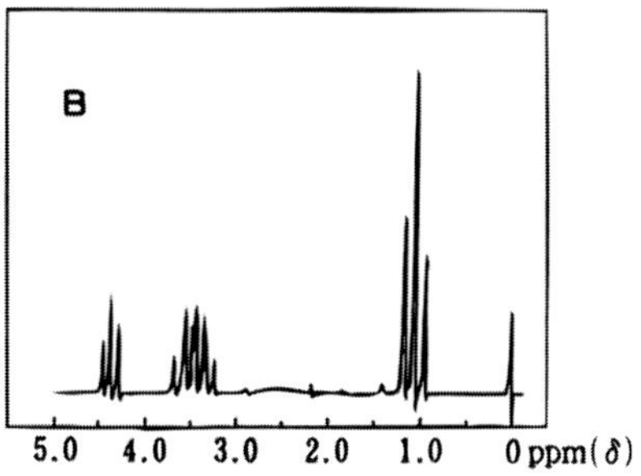

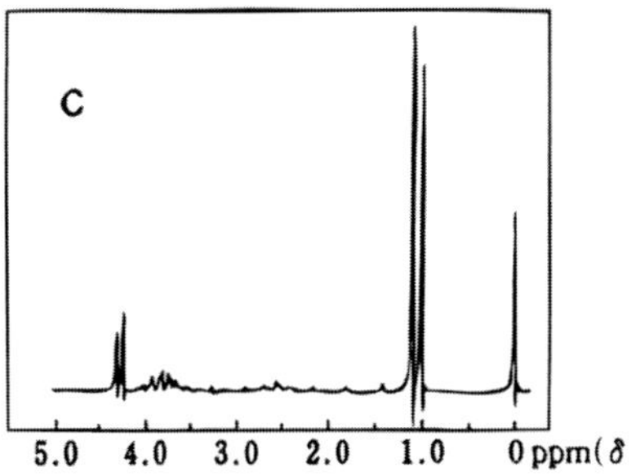

ア　CH_3CH_2OH

イ　$(CH_3)_2CHOH$

ウ　$(CH_3)_3COH$

Chap. 1　練習問題（5）

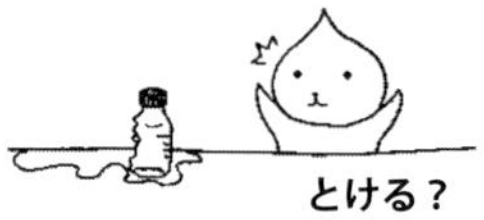

とける？

問 7（96 回）ケトン a に対して転位を伴う酸化反応を行ったところ，下のエステル b と c が得られた．図 A〜C はこの反応の原料および生成物の ¹H-NMR スペクトル (500 MHz、$CDCl_3$) である．化合物とスペクトルとを正しく組み合わせよ．

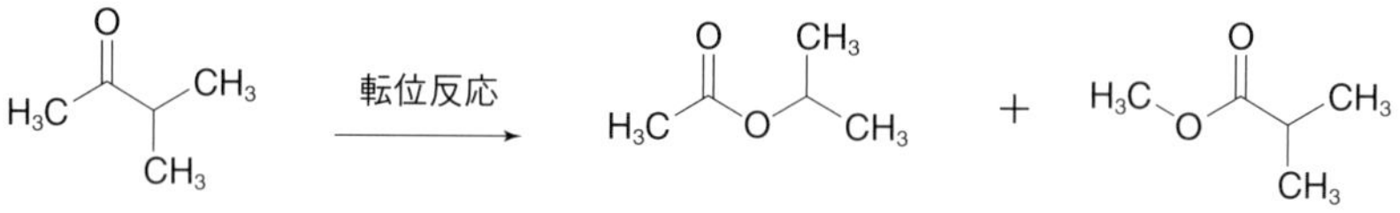

a　　　　b　　　　c

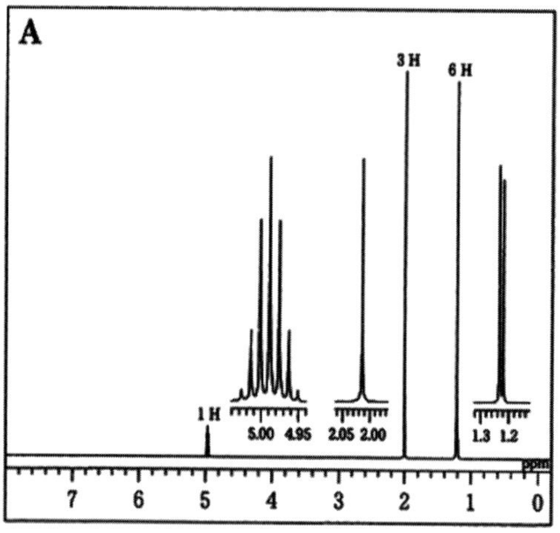

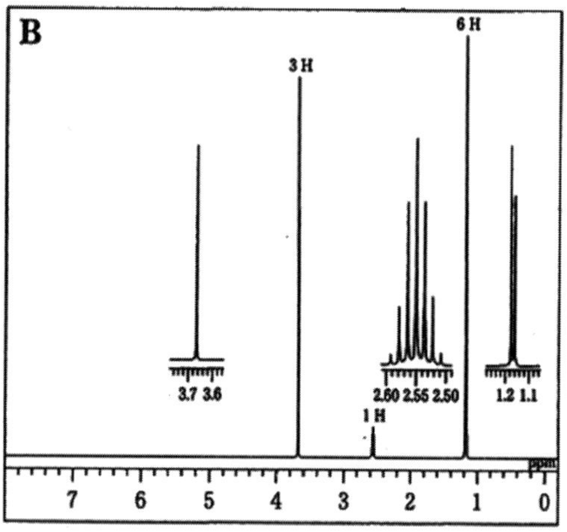

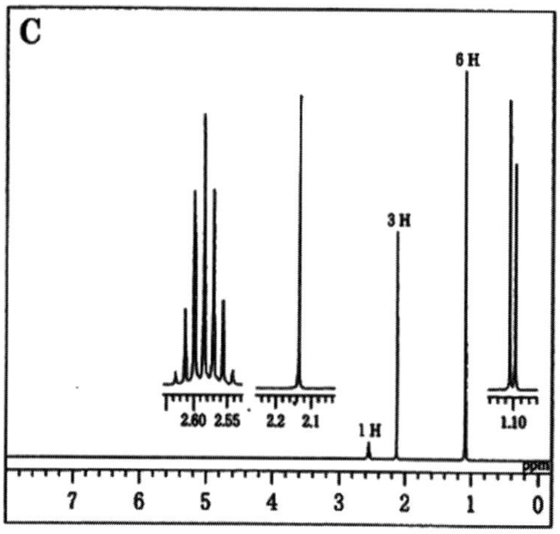

Chap. 1　練習問題（6）

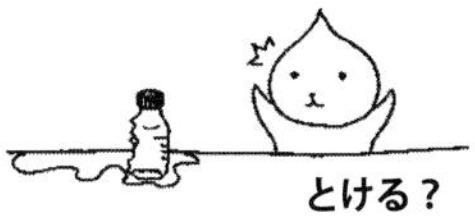

問 8（98 回）図は，分子式 $C_{10}H_{12}O_3$ の化合物（A）の ¹H-NMR スペクトル（500 MHz, $CDCl_3$）と部分拡大図である．この図から推定される A の構造はどれか．なお，6.00 ppm 付近に現れる 1H 分の幅広いシグナルは重水を添加した後に消失した．また，7.26 ppm のシグナルは $CDCl_3$ に含まれる微量の $CHCl_3$ に起因するものである．

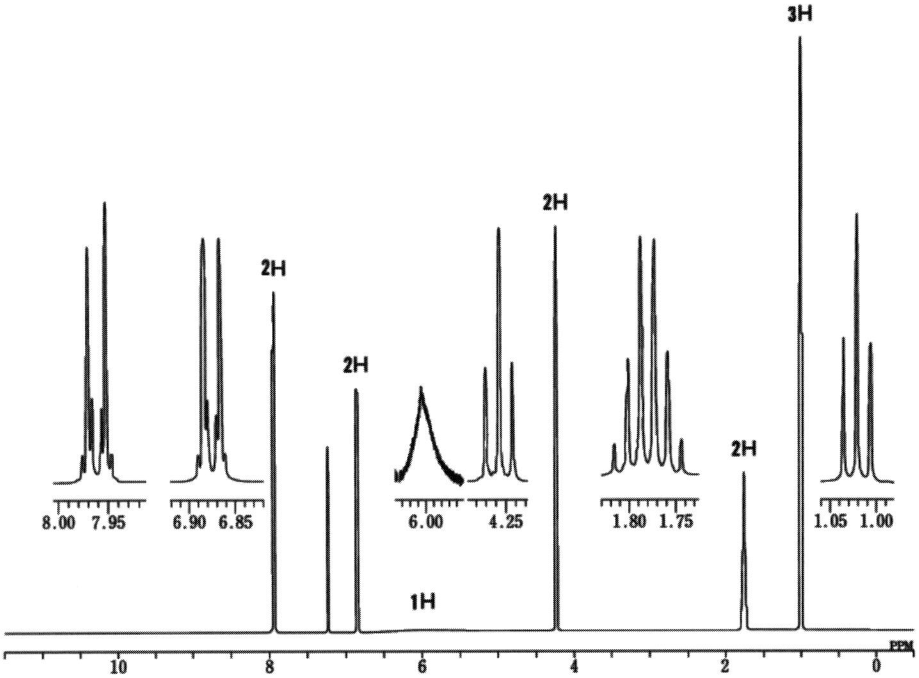

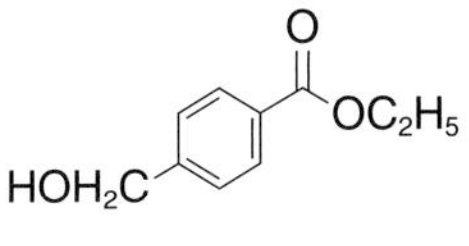

1

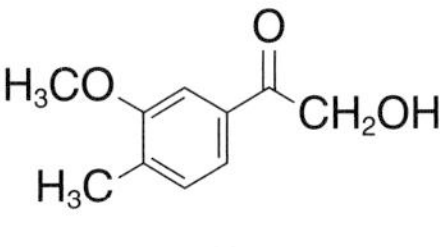

2

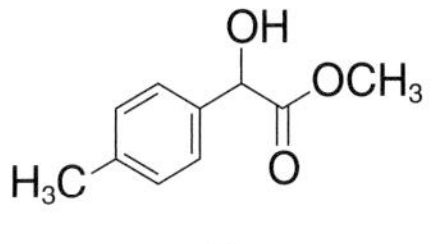

3

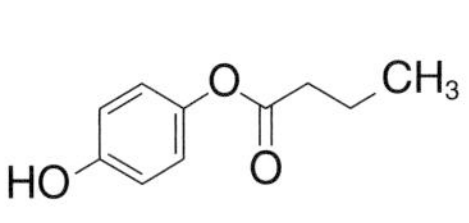

4

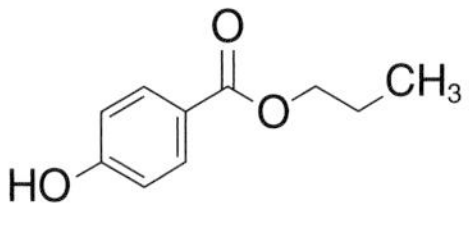

5

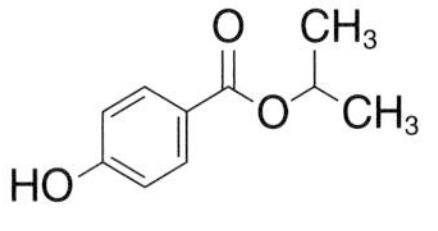

6

Chap. 1　練習問題（７）

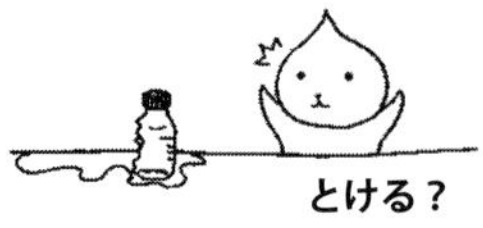

問９（94回）次の図は分子式 $C_{12}H_{16}O_2$ のエステルの ^{1}H-NMR スペクトル(500 MHz,　$CDCl_3$)である．このスペクトルに該当する化合物は１～６のうちどれか．なお．7.3 ppm付近のシグナルは測定溶媒に基づくものである．

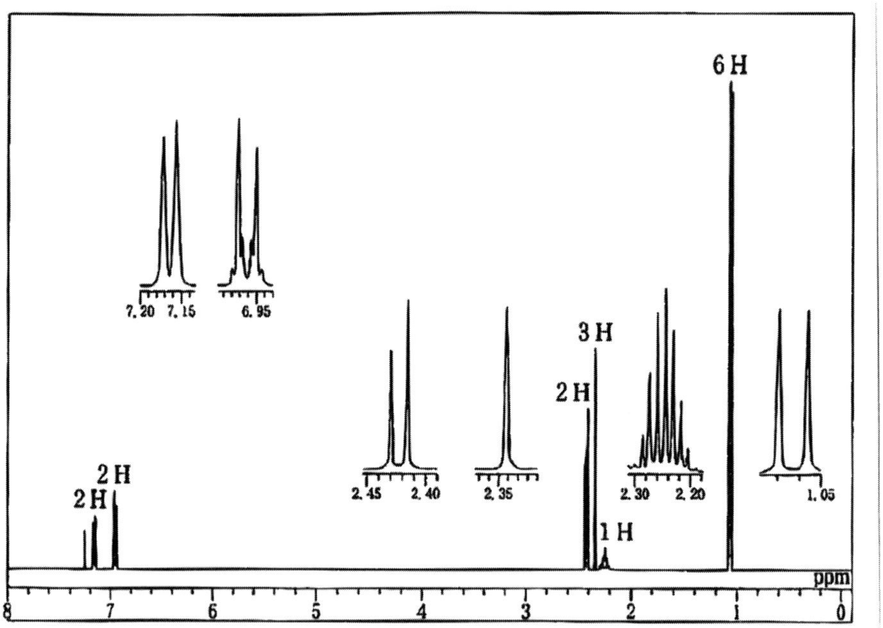

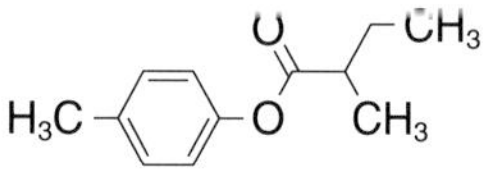

1

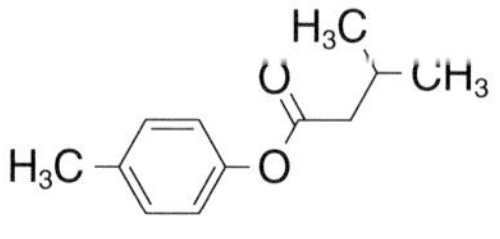

2

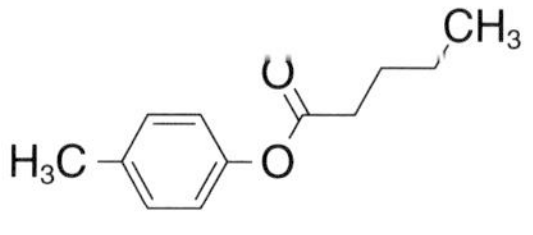

3

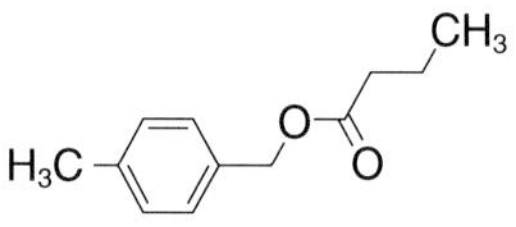

4

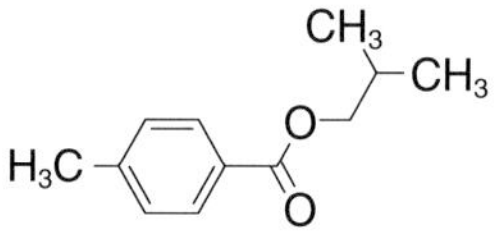

5

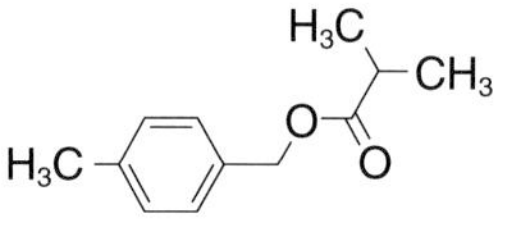

6

Chap. 1　練習問題（8）

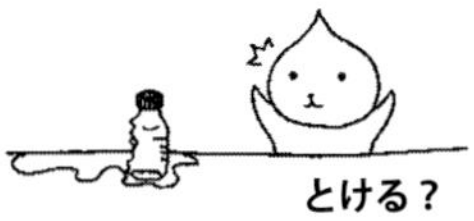

問10（88回）次のプロトン NMR スペクトル a～c は，化合物 ア～エ のいずれかのものである．正しく組み合わせよ．

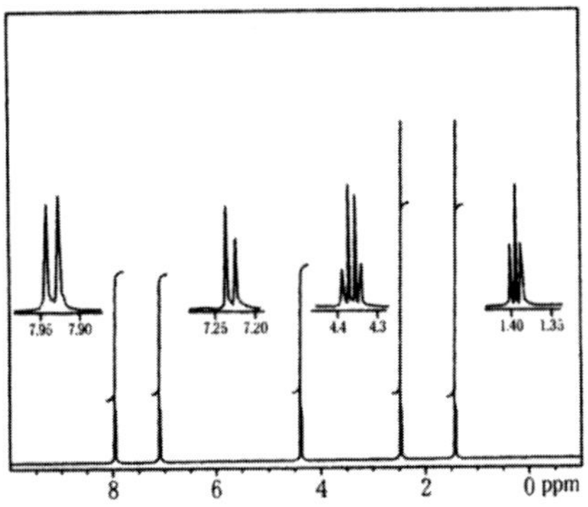

a

ア　安息香酸プロピル

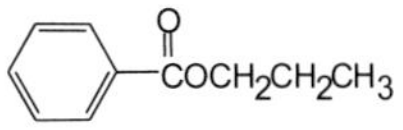

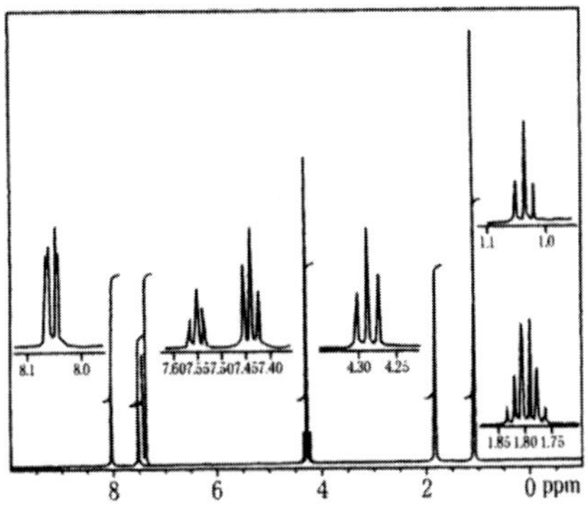

b

イ　プロピオン酸ベンジル

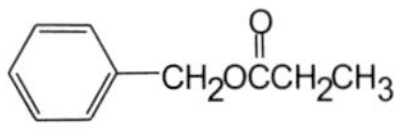

ウ　フェニル酢酸エチル

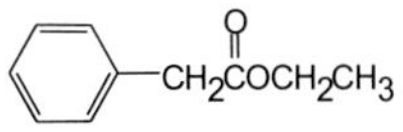

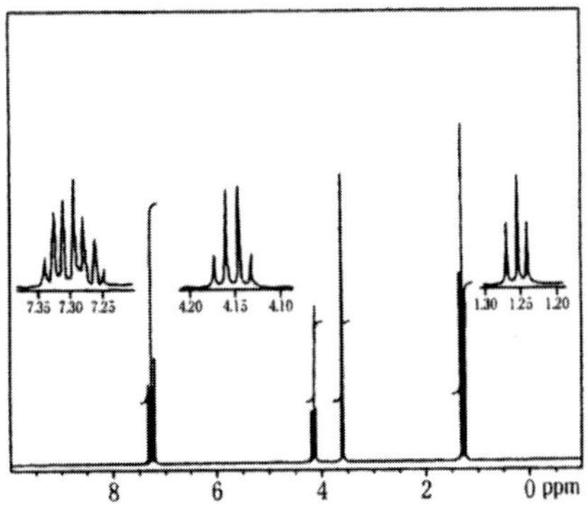

c

エ　4-メチル安息香酸エチル

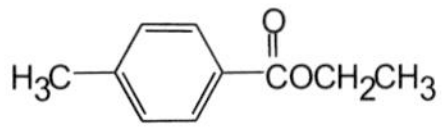

Chap. 1　練習問題（9）

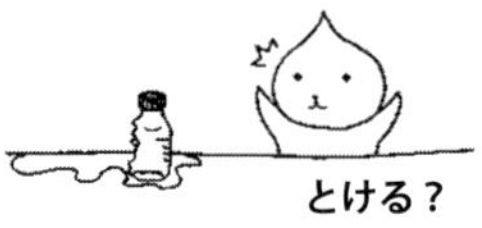

問11（103回）図は、ある化合物の ^{1}H-NMR スペクトル（300 MHz，$CDCl_3$，基準物質はテトラメチルシラン（TMS））である．この化合物の構造式はどれか．なお，イのシグナルは一重線であり，エのシグナルはヒドロキシ基のプロトンに由来する．

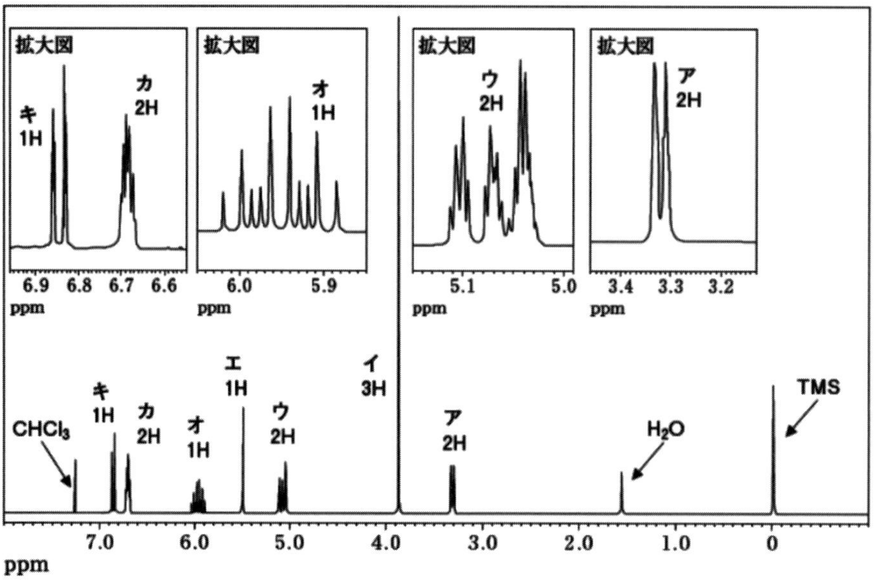

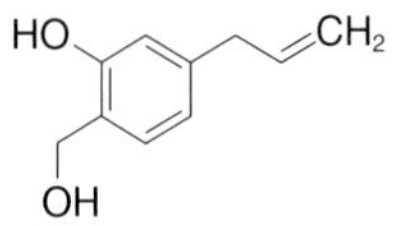

1

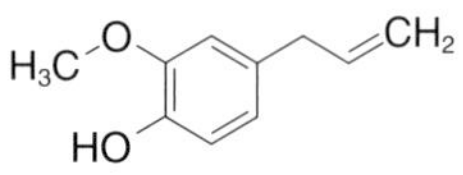

2

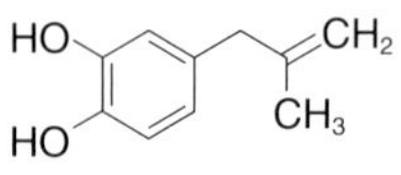

3

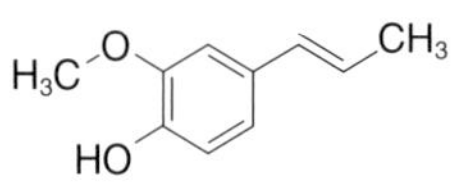

4

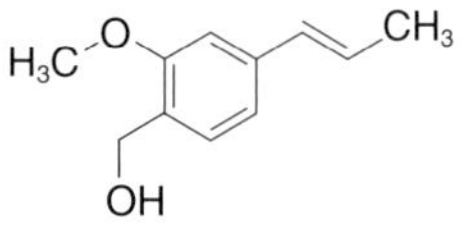

5

Chap. 1　練習問題（10）

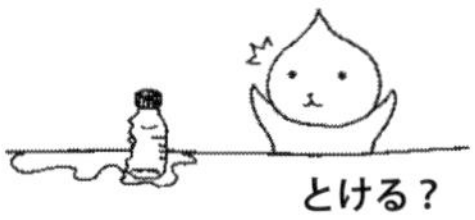

問12（102回）図はある化合物の¹H-NMR スペクトル（400 MHz，$CDCl_3$, 基準物質はテトラメチルシラン（TMS））である．この化合物の構造式として正しいのはどれか．なお、イのシグナルは一重線，エのシグナルはヒドロキシ基のプロトンに由来する．

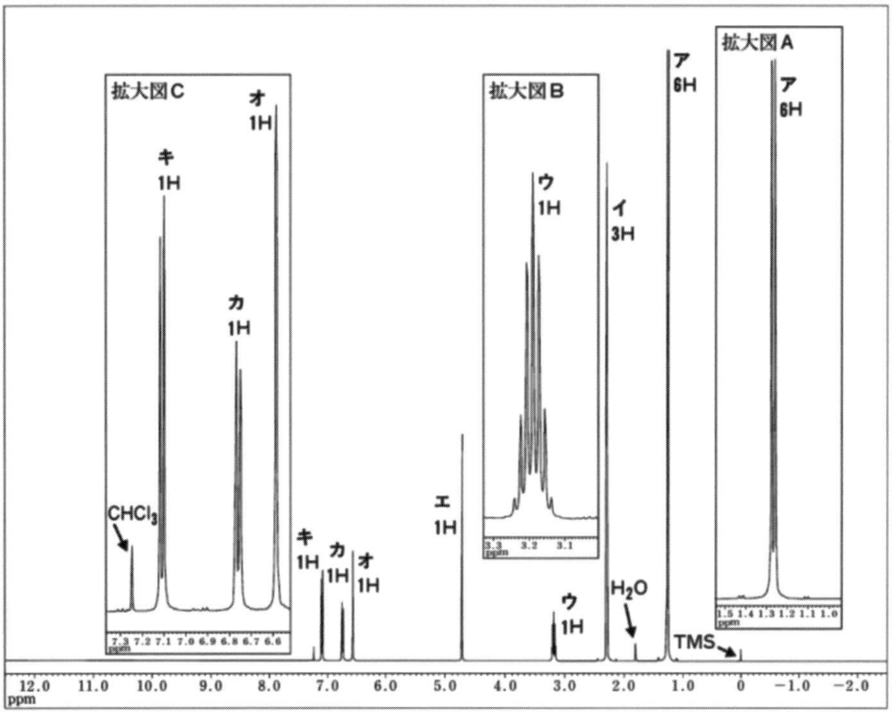

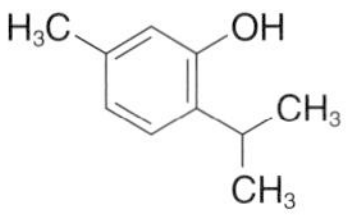

1

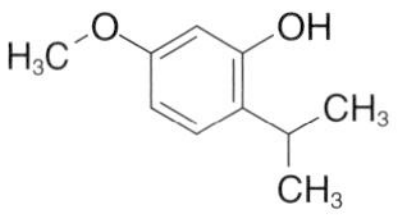

2

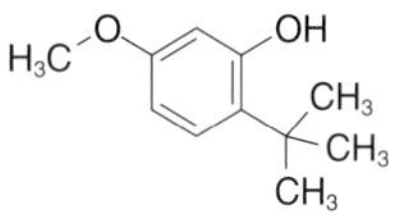

3

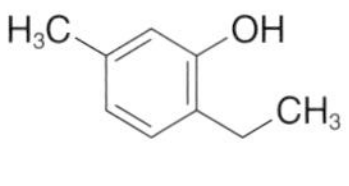

4

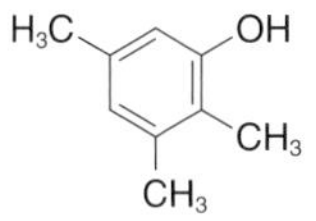

5

Chap. 1　練習問題（11）

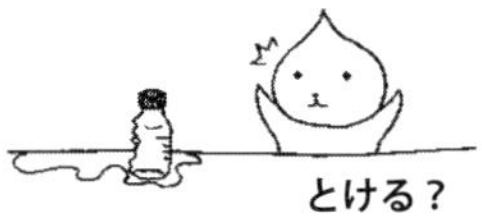

問13（99回）日本薬局方エテンザミドは，化合物 A を経て合成される．図は A の ^{1}H-NMR スペクトル（400 MHz，$CDCl_3$，基準物質はテトラメチルシラン）である．A の構造は 1～5 のうちどれか．なお，アとカのシグナルは重水（D_2O）を添加するとほぼ消失した。

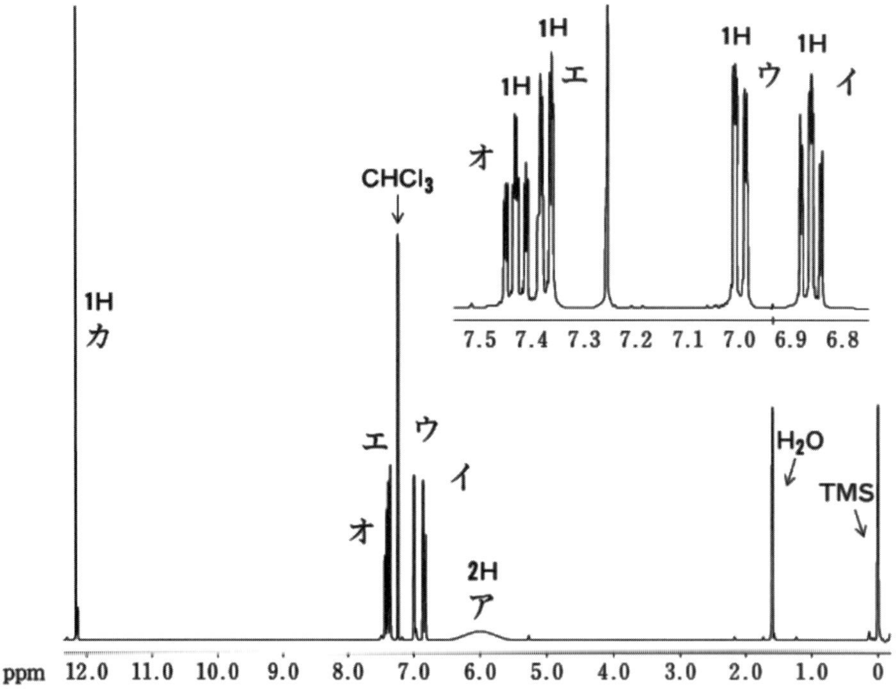

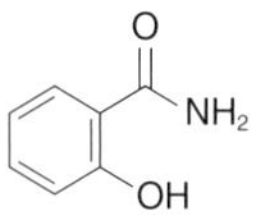

1

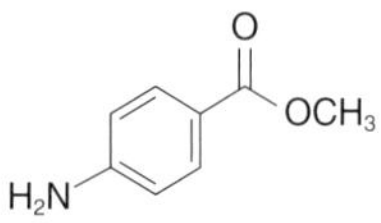

2

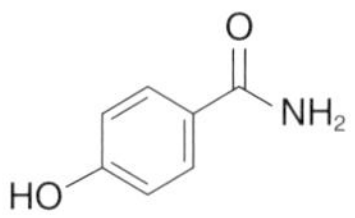

3

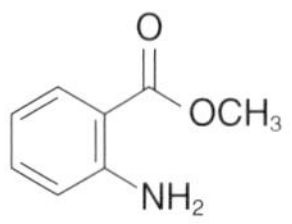

4

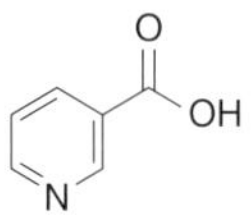

5

Chap. 1　練習問題（12）

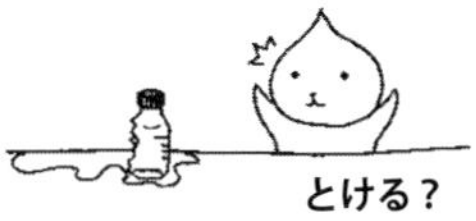

問14（86回）次のプロトンNMRスペクトルa～eは，アミノ酸 ア～オ のいずれかのものである．正しく組み合わせよ．ただし，δ4.8 ppm付近のシグナルは，H_2O 由来のシグナルであり，NH_2 基，COOH基の各プロトンは D_2O 交換により消失している．

a

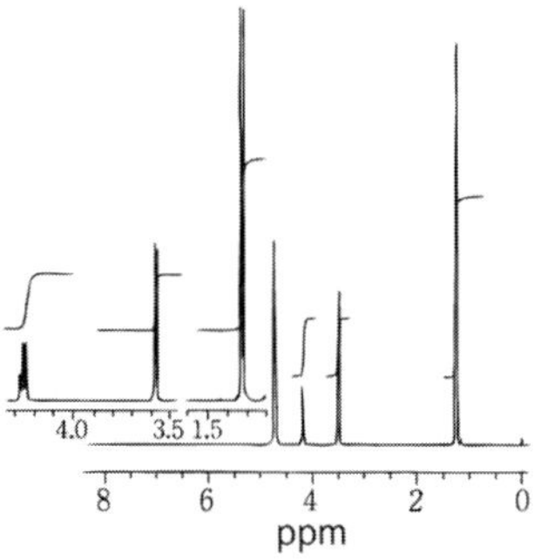

b

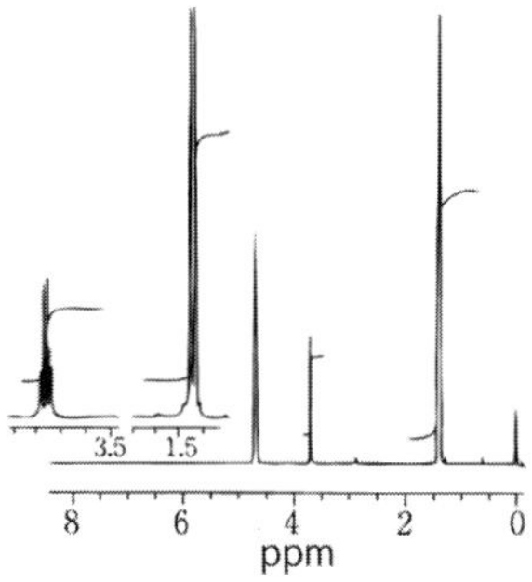

c

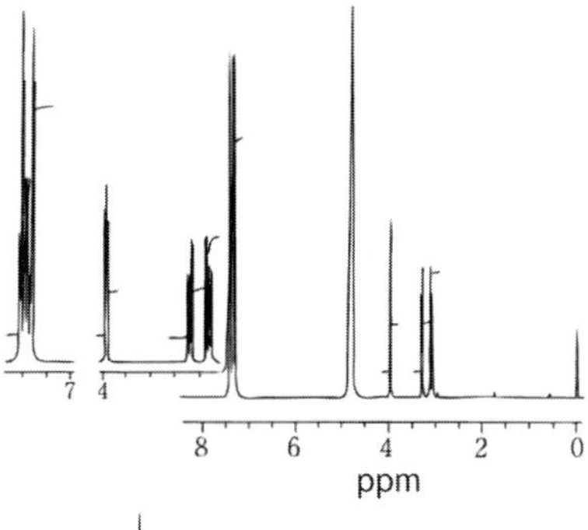

d

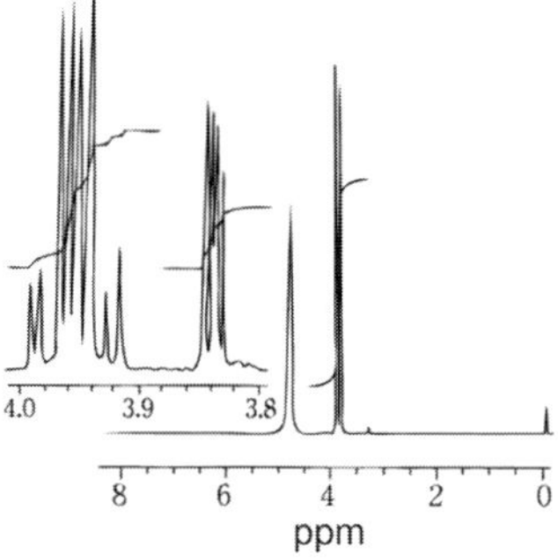

e

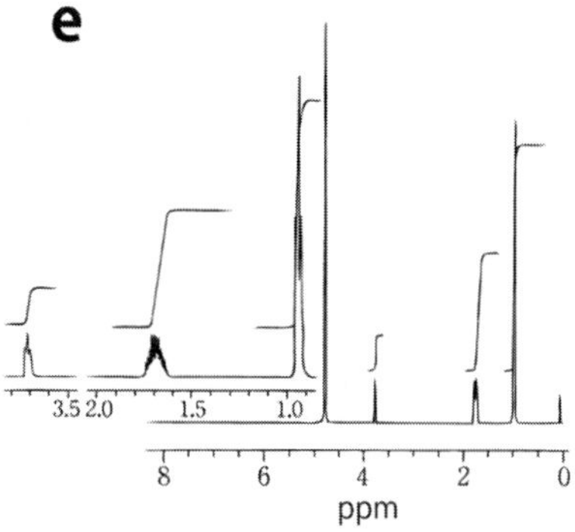

ア

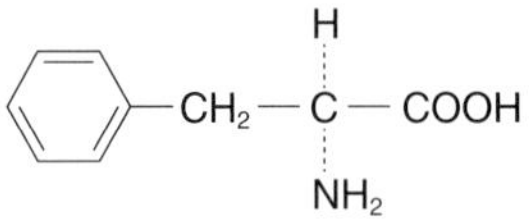

イ

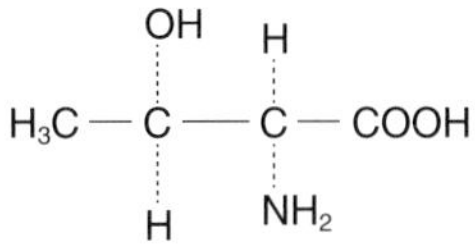

ウ

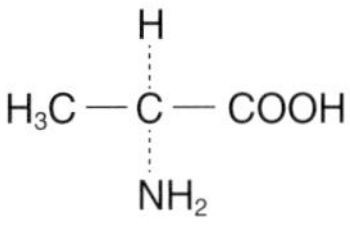

エ

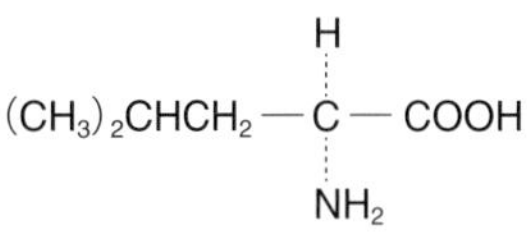

オ

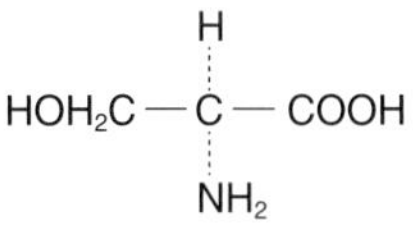

Chap. 1　練習問題（13）

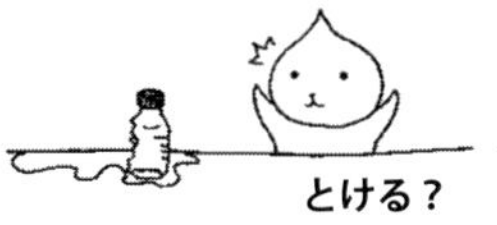

問15　下の図は 4-メチル安息香酸エチルの ^{1}H-NMR スペクトルである．構造式中の H_A〜H_L のプロトンを，シグナル ア〜 オ に帰属せよ．

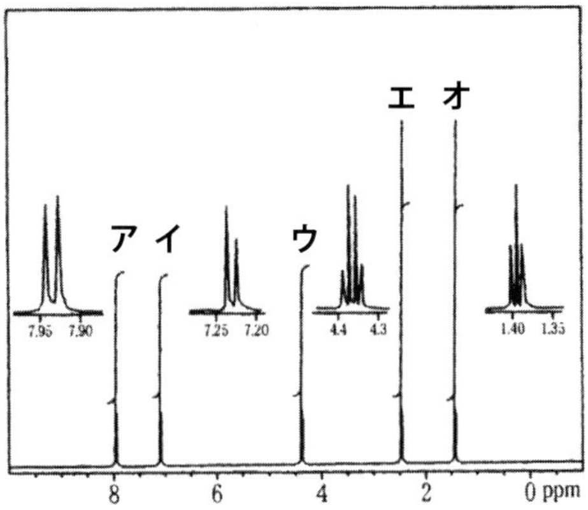

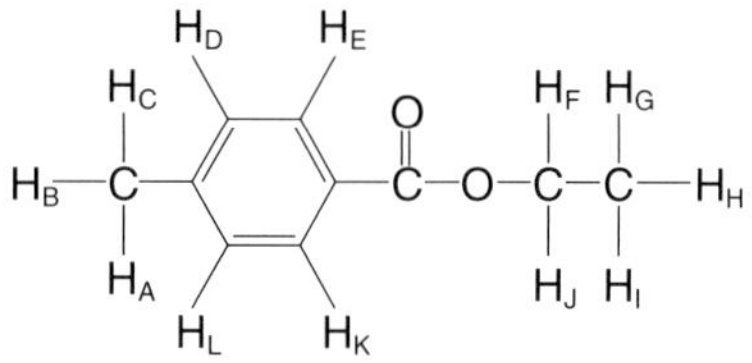

問16（97 回）図は日本薬局方医薬品イブプロフェン（ラセミ体）の ^{1}H-NMR スペクトル（500 MHz, $CDCl_3$）と部分拡大図である．シグナル g は $CDCl_3$ に含まれる残留 $CHCl_3$ で，これを 7.26 ppm として化学シフトを示している．a 〜 f のそれぞれのシグナルについて，ア〜コを用いて帰属せよ．ただし，シグナル f は複数のプロトンが帰属される．

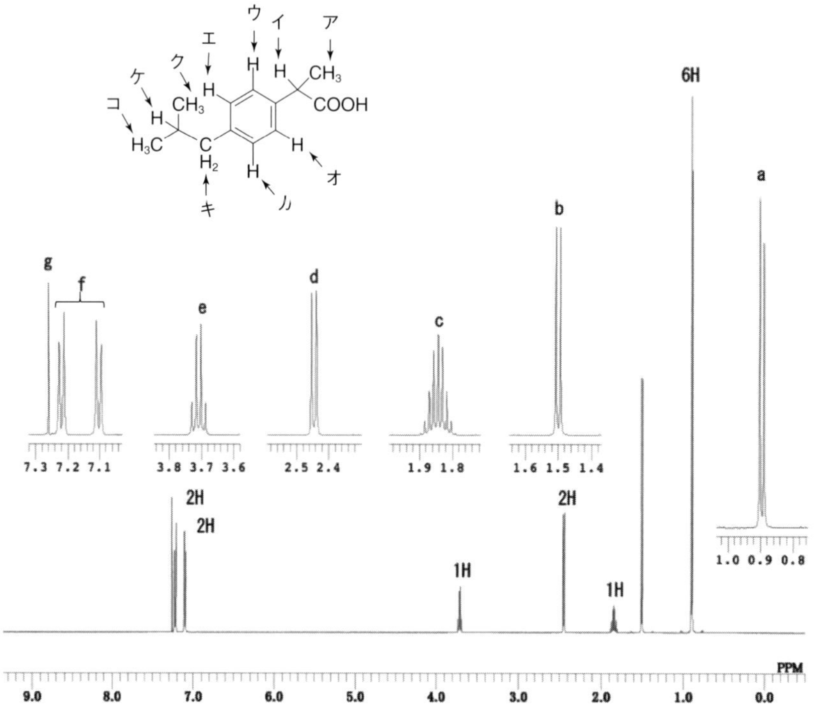

Chap. 1　練習問題（14）

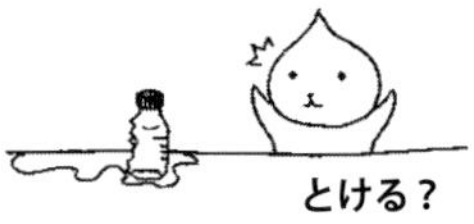

問17（100回）合成したインドメタシンの構造解析を ^{1}H-NMR（400 MHz，$CDCl_3$，基準物質はTMS）によって行った．ア～ウおよびキのシグナルは一重線であり，キは $CDCl_3$ に含まれる残留 $CHCl_3$ のシグナルである．ア～ケのそれぞれのピークについて（キは除く），a～j を用いて帰属せよ．ただし，複数のプロトンが帰属されるシグナルもあるので注意せよ．

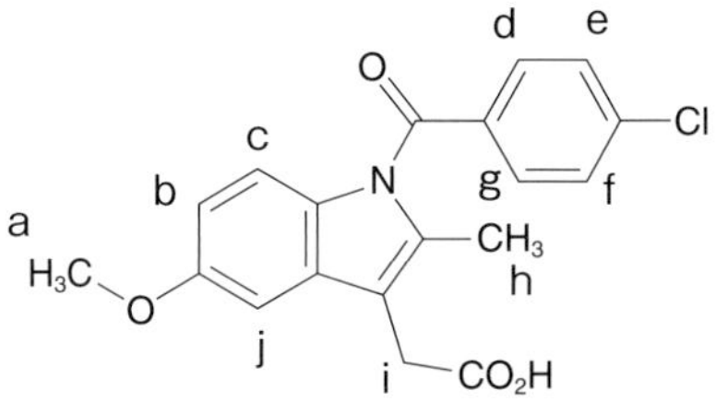

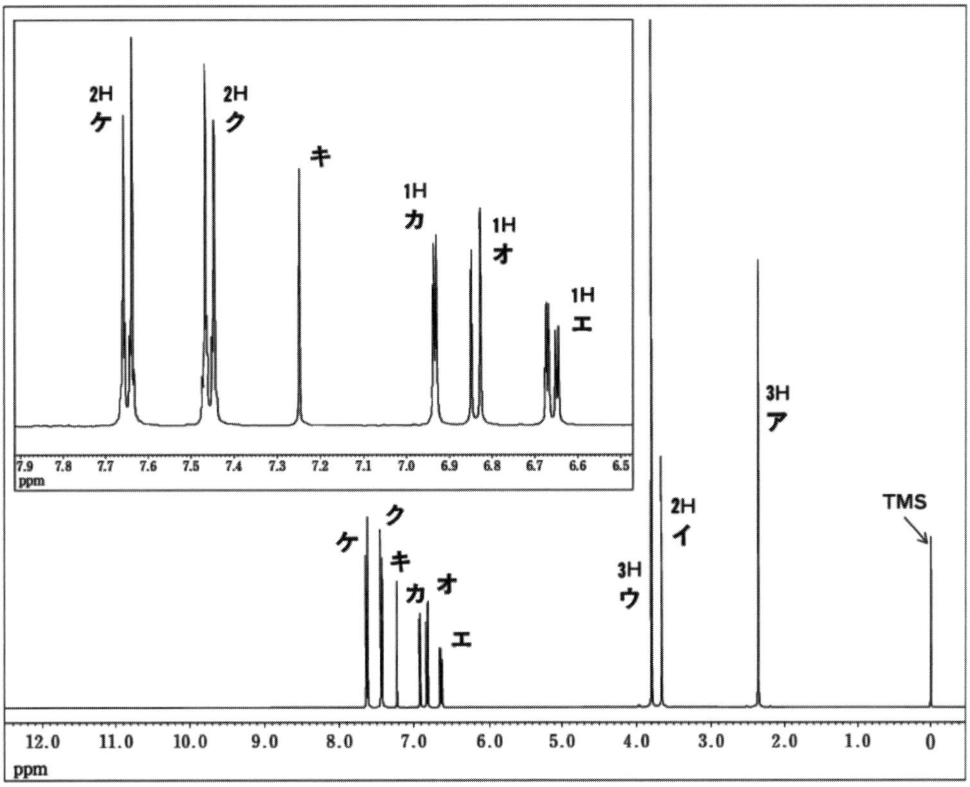

Chapter.2

質量分析法

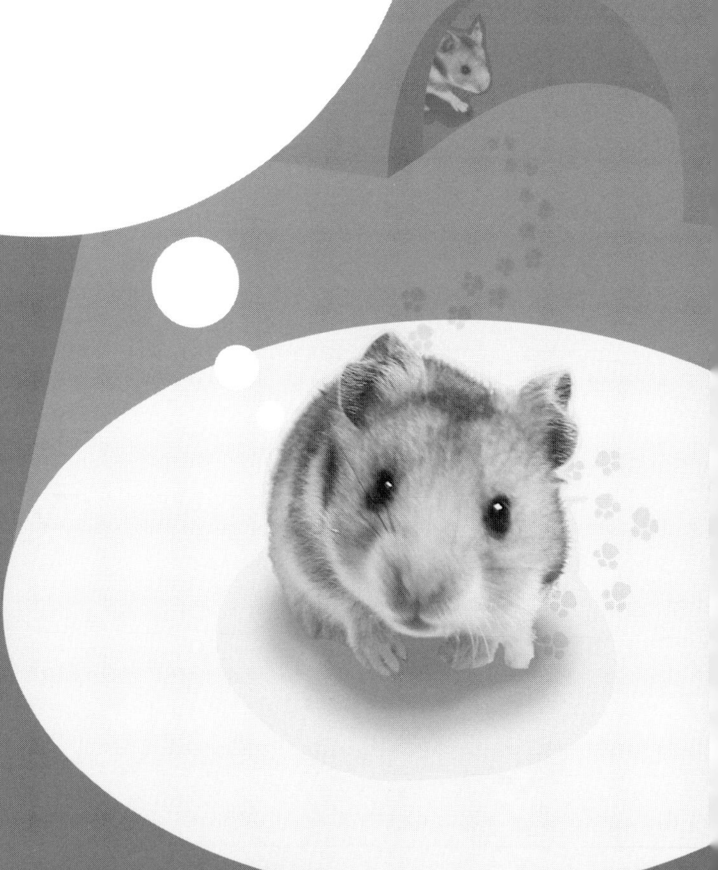

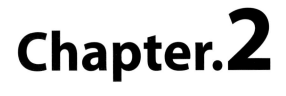

Chap. 2　質量分析法

2.1　質量分析法のできることと基本原理について理解しよう

到達目標
- 原子の相対質量と同位体の天然存在比について説明できるようになろう.
- 正確な質量の測定で組成式が明らかになるしくみを説明できるようになろう.
- 微量の化合物の質量を測定する方法を説明できるようになろう.

【できること】

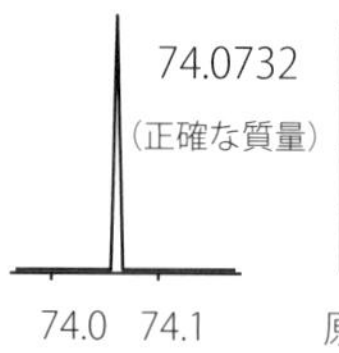

質量数が 74 になる C, H, O の組み合わせ

C	4	2	3
H	10	2	6
O	1	3	2
正確な質量	74.07316	74.00038	74.03677

原子の相対質量は整数値でないので組み合わせが決まる

⇨ **組成式が決まる**

産業技術研究所 SDBS より

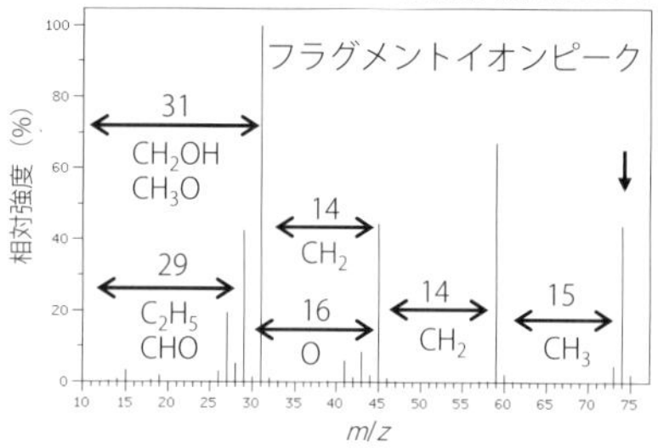

⇨ **部分構造が決まる**

【基本原理】

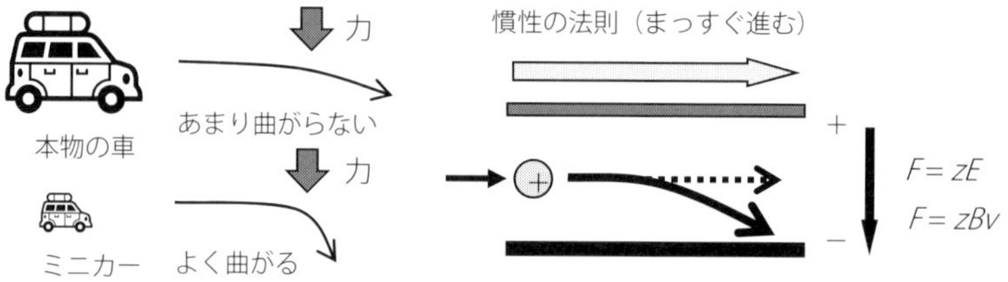

2.2　質量分析計のしくみについて知ろう

到達目標
- 質量分析計のしくみを 4 つの構成部品で説明できるようになろう.
- イオン化法の特徴や限界について説明できるようになろう.
- 質量分離部位のしくみについて説明できるようになろう.

【質量分析計の構成】

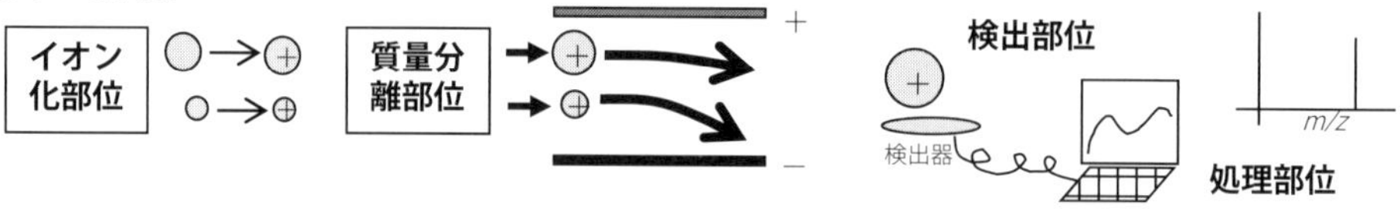

【イオン化の特徴】

イオン化の方法	イオンの形態	断片化	限界の分子量	試料の形態
電子イオン化法	M^+	する	1000 以下	気体
化学イオン化法	$[M+H]^+$	しにくい	1000 以下	気体
高速原子衝撃法	$[M+H]^+$	しにくい	3000 以下	液体，固体
エレクトロスプレーイオン化法	$[M+nH]^{n+}$	しにくい	数万以下	液体
マトリックス支援レーザー脱離イオン化法	$[M+H]^+$	しにくい	数百万以下	液体，固体

（↓ 生体高分子）

ー学習のポイントー

2.3　質量スペクトルの解析法を学ぼう

到達目標

・質量スペクトルの基準ピークと分子イオンピークについて説明できるようになろう.
・フラグメントイオンピークを生じるしくみについて説明できるようになろう.
・分子のどこで断片化されるかをパターンとして理解し，説明できるようになろう.

【質量スペクトルのきまり】

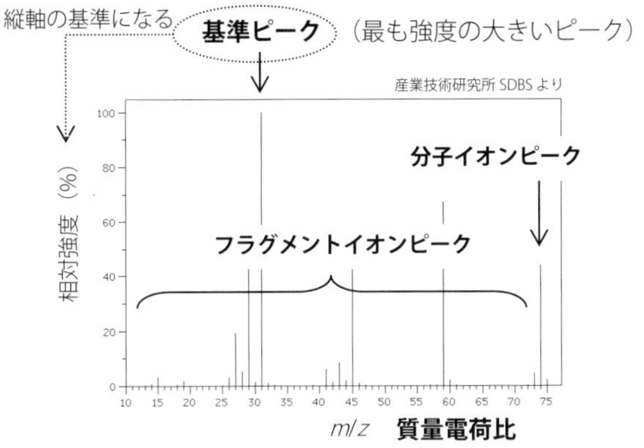

【断片化のルール】

ルール①：切断された 2 つの断片のうち，1 つしか見られない

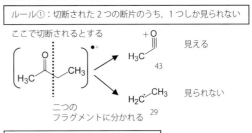

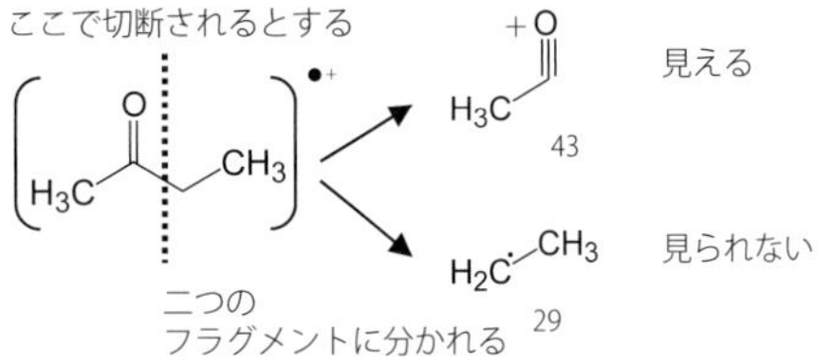

ルール②：切断は一カ所だけで起こる

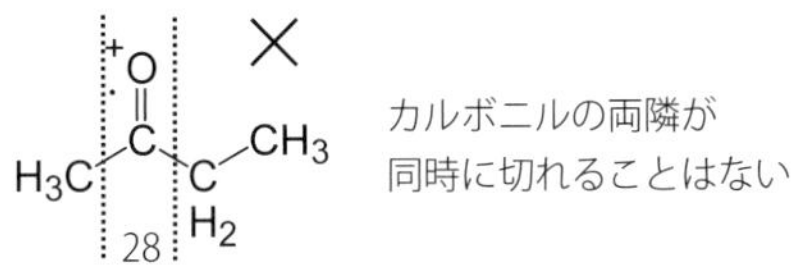

【マクラファティー転位とオニウム反応】

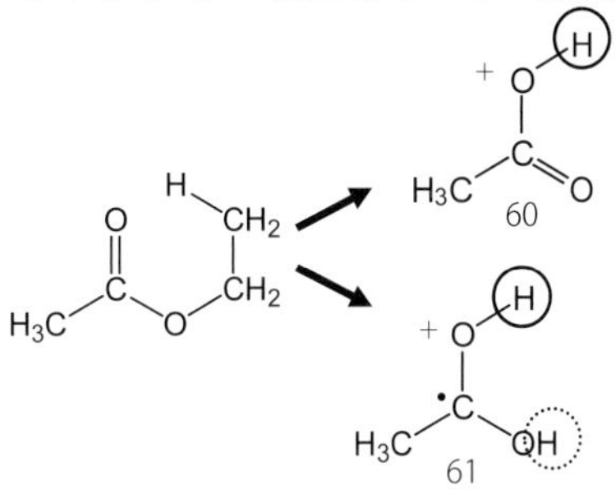

2.4　発展的な質量分析法について知ろう

到達目標

・質量分析法が生命科学の研究に役立つことを説明できるようになろう.

【タンパク質の同定】

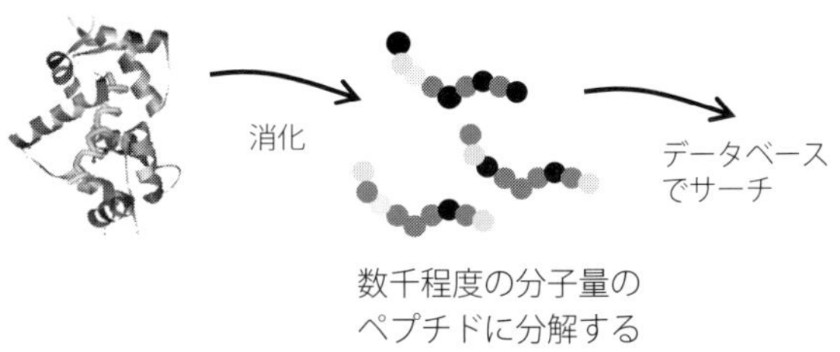

【アミノ酸配列の決定】

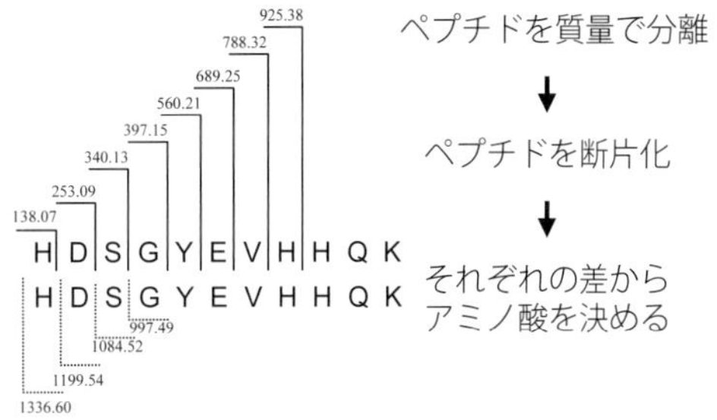

< Learning Point >

2.1 質量分析法のできることと基本原理について理解しよう

質量分析法は微量の化合物の質量を測定する方法です．正確な質量の測定により化合物の組成式が明らかになり，イオン化により断片化した構造からどのような部分構造をもつかを明らかにできます．質量分析法は最も高感度に構造解析ができます．

イオン化した物質が電場や磁場中を通過するときに曲がるという性質を利用して，微量の化合物の質量を測定できます．質量分析法では質量の大きなイオンは曲がりにくいという慣性の法則を利用して，一定に曲げるための電場や磁場の力を測定することにより，イオンの質量を決定します．

2.1.1 質量分析法を学ぶための基礎的な知識を再確認しよう

しっかり理解

質量と重量の違いや原子の相対質量など，ここで再確認しておきましょう．

質量と重量は違う 質量とは物質がもつ普遍的な重さ

地球上で 60 kg の人は，月面上では 10 kg，宇宙空間では 0 kg？

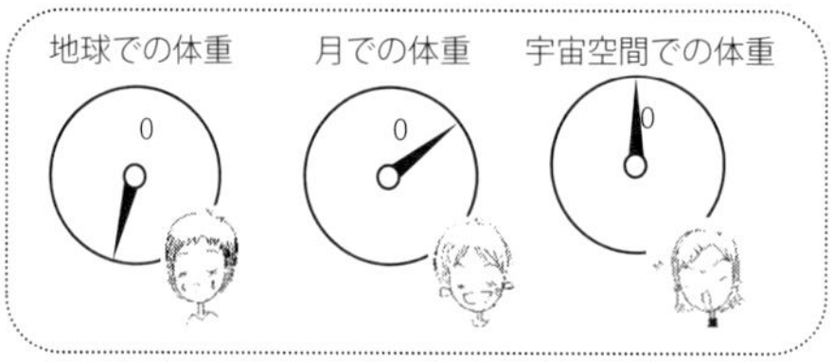

重量：測定場所で変わる
→ 重力の違いで重量は変化する

質量：どこでも一定
→ 物質がもつ普遍的な重さ

原子の質量が物質の質量を決める 原子の質量の総和が物質の質量を決める

原子の構造 原子核と電子から構成される

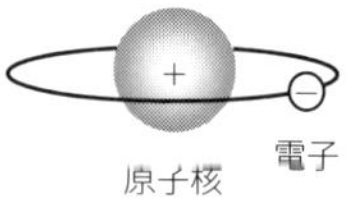

⇩

電子の質量は原子核の $\frac{1}{1840}$ しかないので

原子の重さは原子核の重さとほぼ等しい

⇩

原子核は陽子と中性子からできている

質量数　陽子の数 ＋ 中性子の数 = **質量数** と定義する

例：炭素原子

質量数 → $^{12}_{6}C$ ← 原子番号

質量数 12
陽子数 6
中性子数 6

質量数 12 の炭素の質量を 12 とする ^{12}C の絶対質量は約 19.9×10^{-24} g であり，扱いにくいため

相対質量　これを基準にほかの原子の質量を決める ⇨ **相対質量**という

（例）質量数 1 の水素の相対質量 ＝ 1.0078

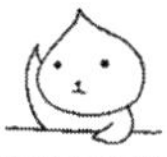

教えてください

あれ？　水素原子の相対質量はちょうど 1 にならないの？

（答）陽子と中性子が集まって安定な原子核をつくるために質量の一部が結合エネルギーに使用される．これを質量欠損という．そのため，陽子が 1 つしかない水素原子では質量欠損が少なく 1 より大きくなる．

自然界には同位体が存在する

水素には 3 種類の同位体が存在します

同位体

同位体：質量数は違うが化学的な性質が同じ原子（中性子の数が違う）

（例）
水素原子

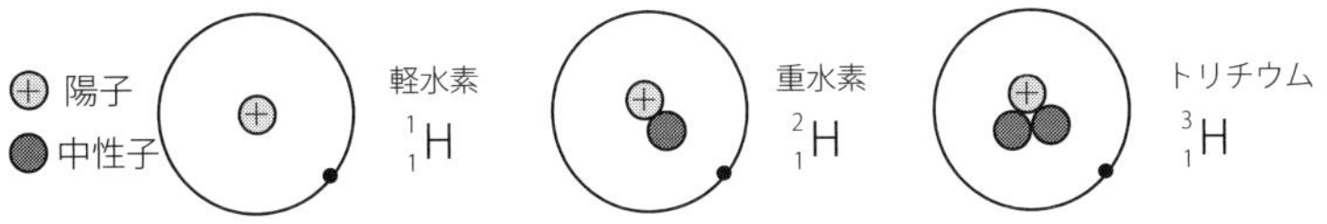

天然存在率	99.985%	0.015%	極微量

自然界にどれくらいの割合であるかを示す

天然存在率

ハロゲン原子の同位体の天然存在率は特殊である

臭素原子 → 2 つの同位体

	^{79}Br	^{81}Br
天然存在率	50.69%	49.31%

ほぼ 1：1 で存在

塩素原子 → 2 つの同位体

	^{35}Cl	^{37}Cl
天然存在率	75.77%	24.23%

ほぼ 3：1 で存在

フッ素原子

^{19}F

100%

リン ^{31}P も 100%

後で詳しく紹介するけど，質量分析法は同位体を分離できる方法なので特徴的なピークになるんだ

問い： 塩素分子 Cl_2 には， 70， 72， 74 の相対質量をもつ 3 種類の分子がある．天然存在率はそれぞれいくらか求めよ．

天然存在率が原子量を決めている

炭素原子の原子量が 12.011 である理由を知ろう

原子量

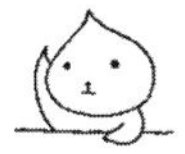

炭素原子を 12 として相対質量を決めたのに何故、炭素の原子量は 12.011 なのだろう？

（答）
原子量とは同位体の混合物の相対質量のことだからです

100 個の炭素があると自然界では ^{12}C が 99 個， ^{13}C が 1 個ある　正確には，98.9% と 1.1%

^{12}C 相対質量 12.00000　^{13}C 相対質量 13.00335

→ 原子量とはこれらの混合物の相対質量のことなので

12.00000 × 0.989 + 13.00335 × 0.011 = 12.011 （炭素の原子量）

化合物にも同位体が含まれている

1 分子ごとに質量は異なる

（例）エタノール（C_2H_6O）の同位体を考える

下の表から考えると，
炭素の同位体のみで考えてもOK

エタノールを構成する
原子同位体の天然存在率

水素	^{1}H (99.99%)	^{2}H (0.01%)	^{3}H (0.00%)
炭素	^{12}C (98.9%)	^{13}C (1.1%)	^{14}C (0.00%)
酸素	^{16}O (99.8%)	^{17}O (0.04%)	^{18}O (0.20%)

（灰色部は放射性同位体）

（存在率）	（質量）	（組み合わせ）
98%	46	^{12}C ^{12}C ^{1}H ^{1}H ^{1}H ^{1}H ^{1}H ^{1}H ^{16}O
2%	47 質量が 1 増える同位体の組み合わせ	^{13}C ^{12}C ^{1}H ^{1}H ^{1}H ^{1}H ^{1}H ^{1}H ^{16}O ^{12}C ^{12}C ^{2}H ^{1}H ^{1}H ^{1}H ^{1}H ^{1}H ^{16}O ^{12}C ^{12}C ^{1}H ^{1}H ^{1}H ^{1}H ^{1}H ^{1}H ^{17}O
～0%	48 質量が 2 増える同位体の組み合わせ	^{13}C ^{13}C ^{1}H ^{1}H ^{1}H ^{1}H ^{1}H ^{1}H ^{16}O ^{13}C ^{12}C ^{2}H ^{1}H ^{1}H ^{1}H ^{1}H ^{1}H ^{16}O ^{13}C ^{12}C ^{1}H ^{1}H ^{1}H ^{1}H ^{1}H ^{1}H ^{17}O ^{12}C ^{12}C ^{2}H ^{2}H ^{1}H ^{1}H ^{1}H ^{1}H ^{16}O ^{12}C ^{12}C ^{2}H ^{1}H ^{1}H ^{1}H ^{1}H ^{1}H ^{17}O ^{12}C ^{12}C ^{1}H ^{1}H ^{1}H ^{1}H ^{1}H ^{1}H ^{18}O

分子にも質量が異なるものがあるので，同位体を分離できる質量分析法では +1 や +2 の質量のピークがみえるね

2.1.2 質量分析法のできることを理解しよう

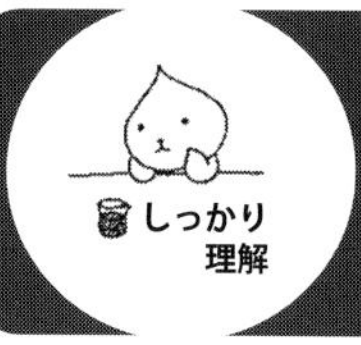

質量分析法を行うと質量スペクトルというグラフを手に入れることができます．このグラフで構造解析ができるしくみについて理解しておきましょう．

質量スペクトル

質量分析法で得られる棒グラフのようなものです

質量スペクトルは **MS スペクトル**ともいう

↓これが質量スペクトル↓

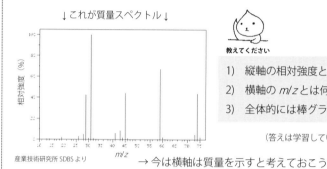

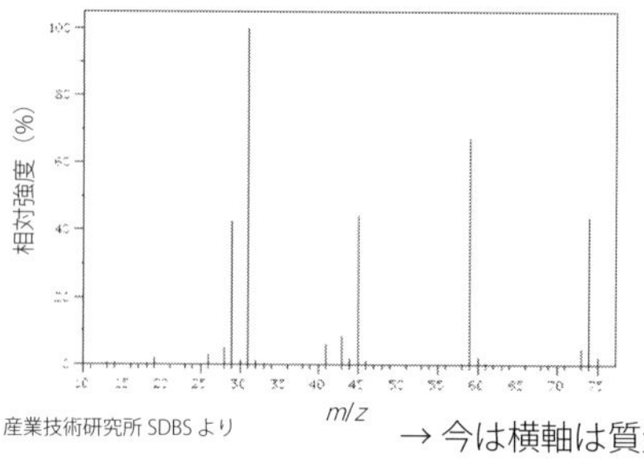

産業技術研究所 SDBS より

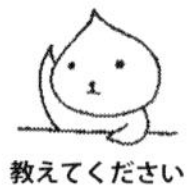
教えてください

1)　縦軸の相対強度とは何だろう？
2)　横軸の *m*/*z* とは何だろう？
3)　全体的には棒グラフのようにも見える？

（答えは学習していくとわかるよ）

→ 今は横軸は質量を示すと考えておこう

質量分析法は構造を解析する方法です

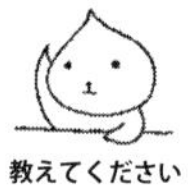
教えてください

質量が測定できると，構造を解析できるしくみを教えてください．

（答）　質量がわかると

① 測定分子の組成式がわかる
② 測定分子の部分構造がわかる

【できること①】　質量分析法で正確な質量を測定できる　→　物質の組成式が明らかになる

産業技術研究所 SDBS より

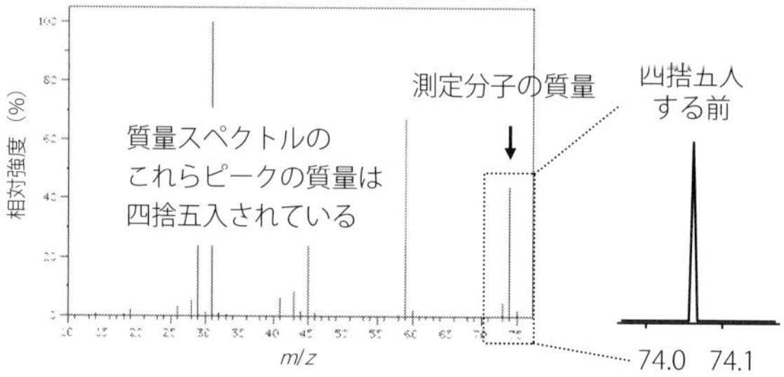
相対強度（%）
m/z
質量スペクトルの
これらピークの質量は
四捨五入されている
測定分子の質量
四捨五入
する前
74.0　74.1

高性能の機器を使うと，
小数点以下 4 桁まで測定できる

例：74.0732

この質量 74.0732 で
組成式がわかる

組成式はわかるけど，示性式（例：$C_2H_5OC_2H_5$）はわからないね．

単純にするために，測定分子が炭素 C，水素 H，酸素 O だけで構成されているとする

原子	質量数	相対質量
^{12}C	12	12.00000
^{1}H	1	1.007825
^{16}O	16	15.99491

相対質量は整数値でない

⇨

化学的にありうる組み合わせで質量を求める

（質量数が 74 になる C，H，O の組み合わせ）

C	4	2	3
H	10	2	6
O	1	3	2
正確な質量	74.07316	74.00038	74.03677

測定値 74.0732
に一番近い
⇨
組成式は $C_4H_{10}O$
と予想できる

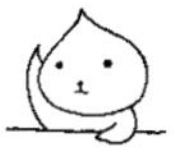

教えてください

$C_4H_{10}O$ の計算では相対質量を使って分子量を計算したけれど，いいの？

普通，分子量を計算するときには原子量を使うよね．だから，C=12.011 で計算すべきだという質問だよね．

（答）質量分析法は唯一，同位体を分離することができる方法なのです．だから同位体の構成で質量が変われば別のピークとして現れます．天然存在率が一番多い同位体で構成されている化合物を考えればよいので，^{12}C，^{1}H，^{16}O の相対質量の和でよいのです．

モノアイソトピック質量	と	**平均質量**
天然存在率が一番多い同位体を用いて計算された質量		各原子の安定同位体の天然存在率を考慮にいれた原子量で計算された質量

モノアイソトピック質量

平均質量

問い：　正確な質量が決まると，化合物の組成式が明らかになるしくみを説明しなさい．

自分で TRY

【できること②】 断片化したピークが現れる　→　物質の部分構造が明らかになる

質量分析法のイオン化の過程で測定分子は切れてしまう

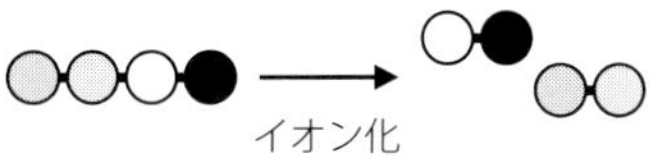

ガス中を測定分子を通過させることで積極的に断片化する方法もある

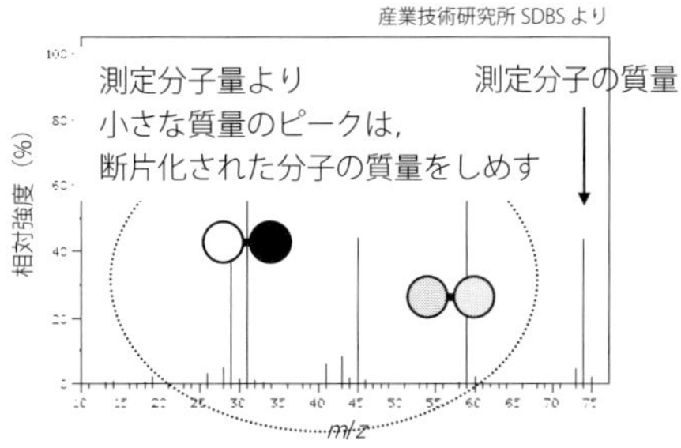

⇩ ピークの差をとる

断片を生じないイオン化の方法もあるよ．後で学習しよう．

単純にするために，測定分子が炭素 C，水素 H，酸素 O だけで構成されているとすると，

⇨ 断片化した構造との差から，右のスペクトルのように部分構造が決まる

（例）差が 15 → CH_3 か NH

（質量数（整数値）で考える）

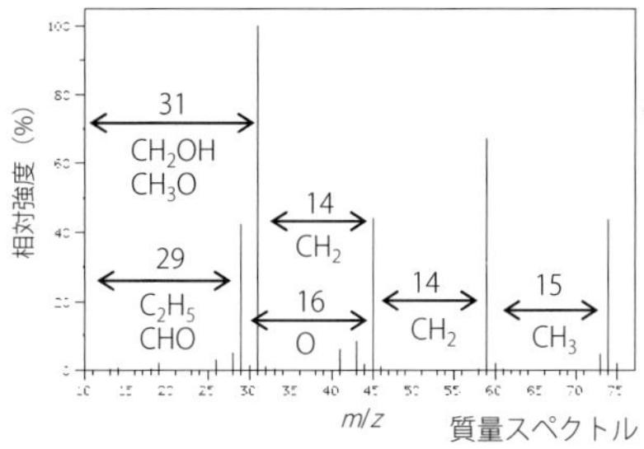

質量スペクトル

【できること③】 最も高感度な構造解析ができる　→　少量で構造が決まる

質量分析法での測定 → 1 fmol（フェムトモル）～ 1 amol（アトモル）の試料で測定可能

→（10^{-15} ～ 10^{-18} mol の分子があれば質量を測定できる）

ほかの構造解析法での測定 → 赤外吸収スペクトル法や NMR スペクトル測定法では，天秤で測定できるくらいの量は必要である

分子量 100 の化合物で 10^{-6} mol = 1 μmol は必要

質量分析法は超高感度である

2.1.3 微量の化合物の質量を測定するしくみについて理解しよう

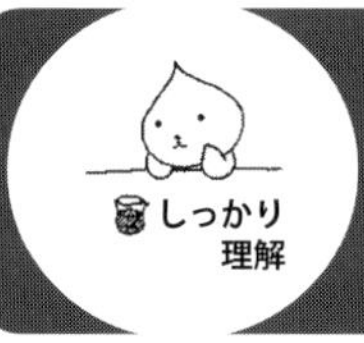

微量の試料の質量を測定するには，イオンが曲がるという現象を利用します．曲がる大きさと質量との関係を理解しましょう．

電場や磁場の力を借りれば，分子の質量を測定できる

今から約 100 年前，J. J. Thomson 博士が発見しました

イオンは電場中や磁場中で曲がる

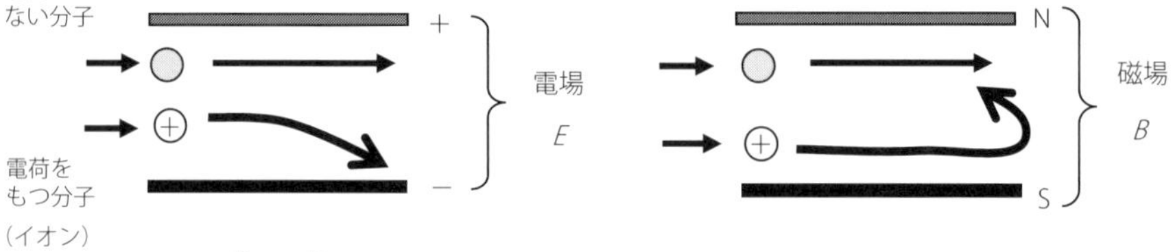

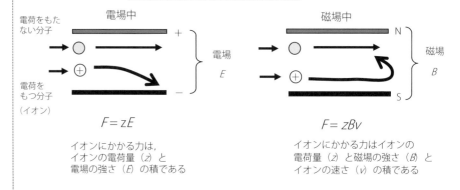

$F = zE$

イオンにかかる力は，
イオンの電荷量（z）と
電場の強さ（E）の積である

$F = zBv$

イオンにかかる力はイオンの
電荷量（z）と磁場の強さ（B）と
イオンの速さ（v）の積である

イオンが曲がる大きさは質量によって変わる

この現象を利用して質量を測定

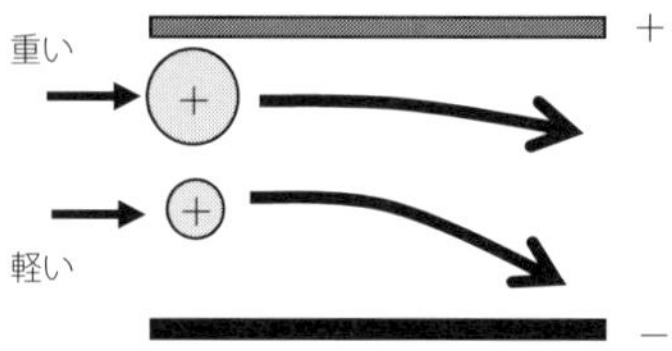

電場中や磁場中に進入したイオンは
慣性の法則でまっすぐ進もうとする

慣性の法則

慣性の法則：動いている物体は
同じ方向に同じ速度で動こうとする

質量の大きいものを曲げるには大きな力が必要

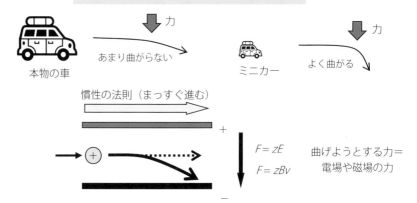

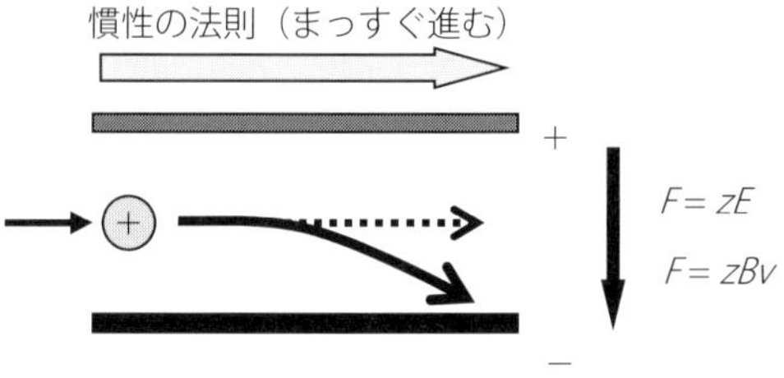

曲げようとする力＝
電場や磁場の力

一定に曲げる力を測定して質量を決定する

式で考える

慣性でまっすぐ進もうとするイオンを曲げる力は，遠心力で飛び出そうとするボールを引き留める向心力と同じである

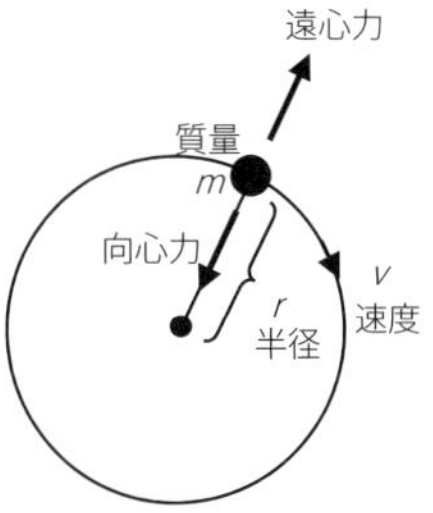

質量分析法の曲げる力　$F = zE$　$F = zBv$　⇔　向心力　$F = \frac{m}{r} v^2$

電場や磁場の力　＝　ある半径をある速度で回転している遠心力とつりあう力

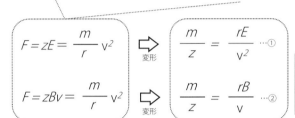

$$F = zE = \frac{m}{r} v^2 \quad \Rightarrow（変形）\quad \frac{m}{z} = \frac{rE}{v^2} \quad \cdots①$$

$$F = zBv = \frac{m}{r} v^2 \quad \Rightarrow（変形）\quad \frac{m}{z} = \frac{rB}{v} \quad \cdots②$$

イオンの速度と曲がる半径が一定であれば（vとrが一定であれば）

質量をイオンの電荷量で割った値は，電場または磁場の強さに比例する

質量スペクトルの横軸と同じだね．詳しくは後で説明するね．

上記の等式①と②を具体的に考えてみる

曲がり方を一定にするために必要な力は，

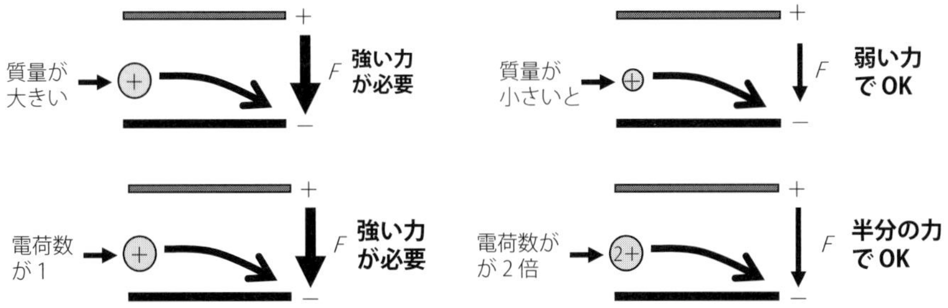

検出器の穴に入ったかどうかで，一定に曲がったことを確認する

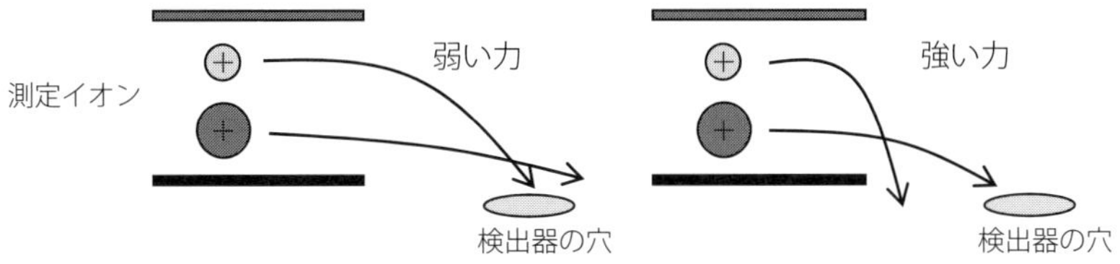

① 質量が既知の分子で，曲げるために必要な力と質量との関係を測定する

⇨　「質量」と「電場・磁場の強さ」との関係を示す検量線ができる

ゴルフだと思って理解しよう

どのクラブで打つと，どのボールがホールに入るかを記録しておく

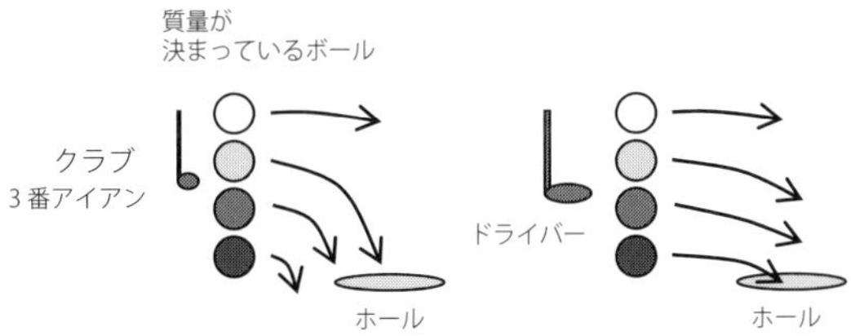

② 試料を一定に曲げるための力を測定し，検量線から質量を決定する

2.2 質量分析計のしくみについて知ろう

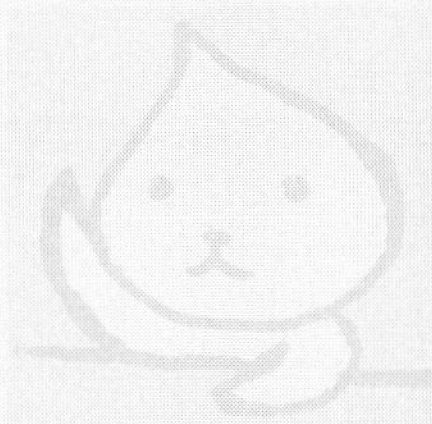

微量物質の質量の測定は，イオンを一定に曲げる力の測定であることを学びました．質量分析計は「イオン化部位」「質量分離部位」「検出部位」「処理部位」の4つの部位で構成されています．イオン化は質量分析法に必須の方法であり，様々な分子種をイオン化するために様々なイオン化法が開発されています．イオンの形態，断片化のしやすさ，イオン化できる分子量の限界と形態（気体，液体，固体）などに着目して，イオン化法を理解しましょう．質量での分離は，イオンの曲がり方，振動の仕方，飛行時間など質量と相関する現象を利用して行われています．

2.2.1 質量分析計の構成を測定原理をもとに理解しよう

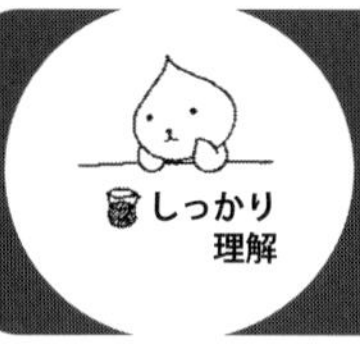

質量を測定するためにはどんな部品が必要なのか理解しましょう．そして質量分離部の原理について学びましょう．

質量分析計の構成　イオンを曲げて質量を測定するためには次の4つの構成が必要だ

【イオン化】イオンでないと曲がらない
【曲げるところ】電場や磁場をかける
【ホール】検出器で数を数える
【スペクトル】データを処理する

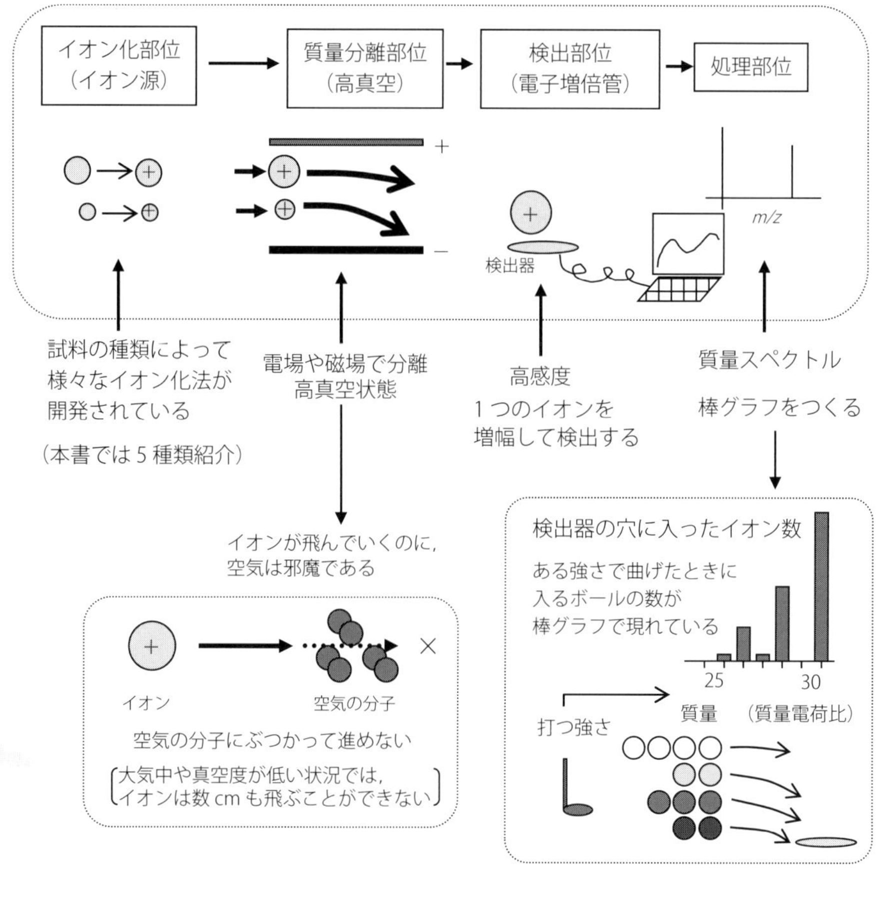

質量分析計の隣で真空ポンプが一所懸命にはたらいていてうるさいね．宇宙空間ではポンプが不要なのですっきりした装置になるね．

磁場型二重収束質量分析計で実際の質量分析計の構成を知ろう

電場と磁場とを両方使用して2回（二重）焦点を合わせている（収束）ので，高分解能の質量分析を実現している

電場型〜という装置もあるんだ．質量分離部位に電場を使っているということだね．

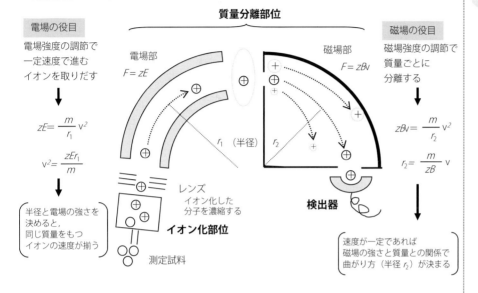

電場の役目

電場強度の調節で一定速度で進むイオンを取りだす

↓

$$zE = \frac{m}{r_1} v^2$$

$$v^2 = \frac{zEr_1}{m}$$

↓

半径と電場の強さを決めると，同じ質量をもつイオンの速度が揃う

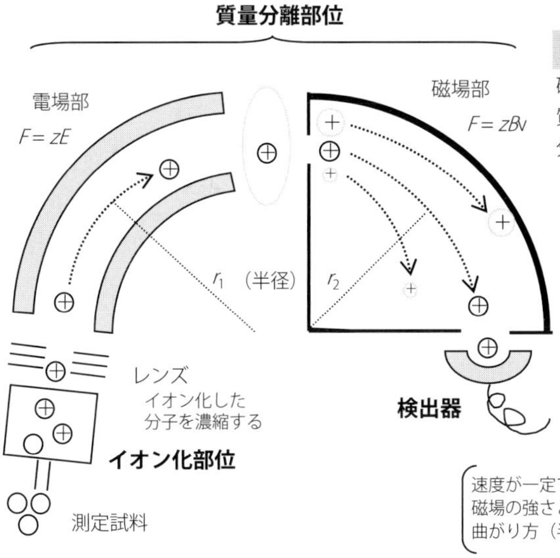

磁場の役目

磁場強度の調節で質量ごとに分離する

↓

$$zBv = \frac{m}{r_2} v^2$$

$$r_2 = \frac{m}{zB} v$$

↓

速度が一定であれば磁場の強さと質量との関係で曲がり方（半径 r_2）が決まる

質量分離部位のしくみについてまとめておこう

様々な原理で分離されています

・イオンの曲がり方で分離する→ 磁場型二重収束質量分析計（上記参考）
　電場型二重収束質量分析計

・イオンの振動で分離する（質量分離部がコンパクトになる）

→ **四重極型質量分析計（Q-MS），イオントラップ型質量分析計**

・イオンの飛行時間で分離する（数百万の分子量も直接測定可能）

→ **飛行時間型質量分析計（TOF-MS）**

・イオンサイクロトロン運動で分離する（分解能が非常に高い）

→ **フーリエ変換イオンサイクロトロン共鳴質量分析計（FT-ICR-MS）**

最近ではこれらの方法が主流になってきた．

四重極型質量分析計（Q-MS）

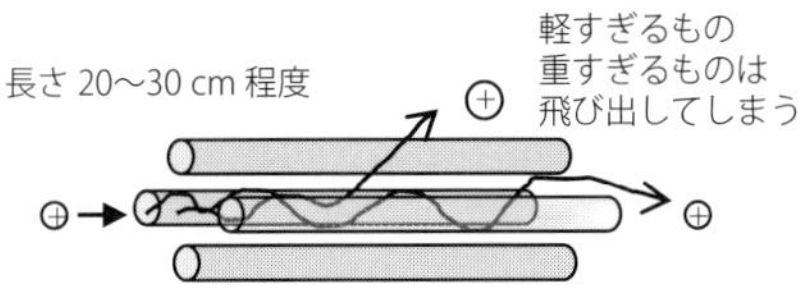

四重極→4つの電極
（複雑な電位を与える）

イオンは4つの電極間をグネグネしながら進み，ちょうどよい質量のイオンが出口から飛び出す

イオントラップ型質量分析計

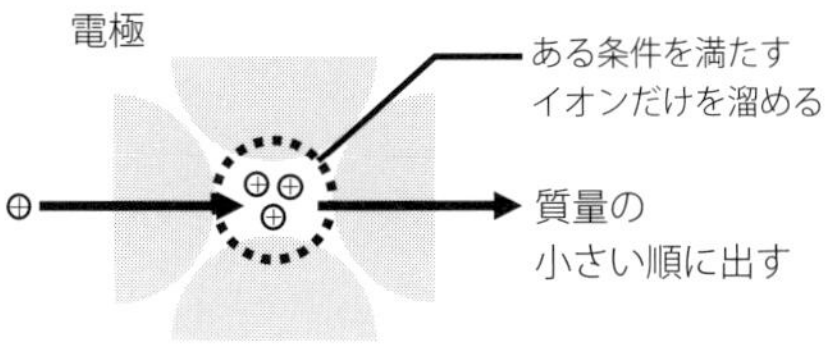

イオンを一時的に溜めてからはき出すので感度がよくなる

四重極型質量分析計

イオントラップ型質量分析計

液体クロマトグラフィー・タンデム質量分析計（LC-MS/MS，タンデムマス）模式図

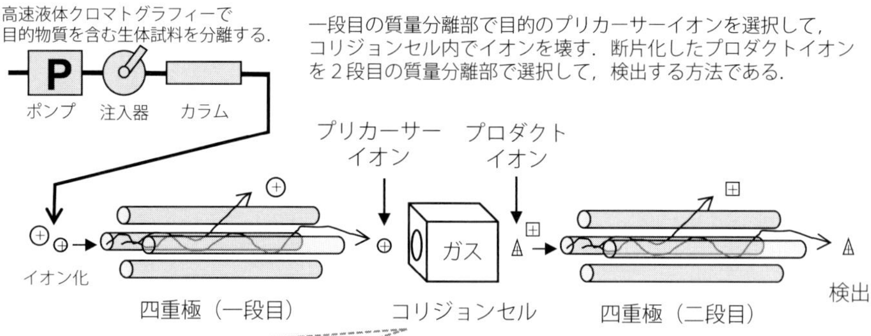
高速液体クロマトグラフィーで
目的物質を含む生体試料を分離する．
P
ポンプ
注入器
カラム
一段目の質量分離部で目的のプリカーサーイオンを選択して，
コリジョンセル内でイオンを壊す．断片化したプロダクトイオン
を２段目の質量分離部で選択して，検出する方法である．
プリカーサー
イオン
プロダクト
イオン
イオン化
四重極（一段目）
ガス
コリジョンセル
四重極（二段目）
検出

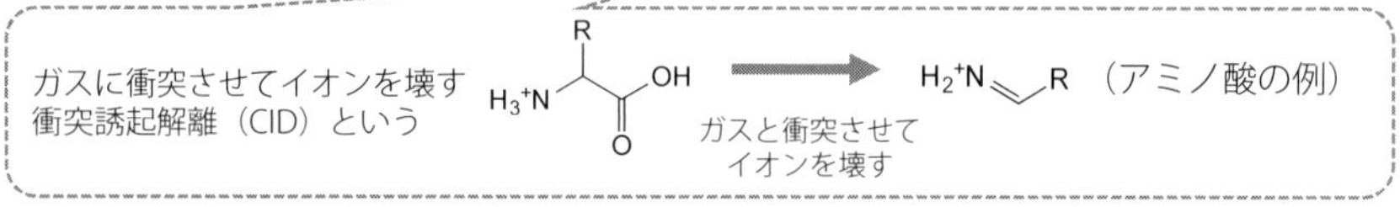
ガスに衝突させてイオンを壊す
衝突誘起解離（CID）という
R
OH
O
ガスと衝突させて
イオンを壊す
R
（アミノ酸の例）

先天代謝異常症を発見するための新生児マススクリーニングに利用されているよ．
血液中のアミノ酸やアシルカルニチンの量をタンデムマスで定量することで20種類以上の疾患を発見できるよ．

プリカーサーイオン

衝突誘起解離

飛行時間型質量分析計（TOF-MS）

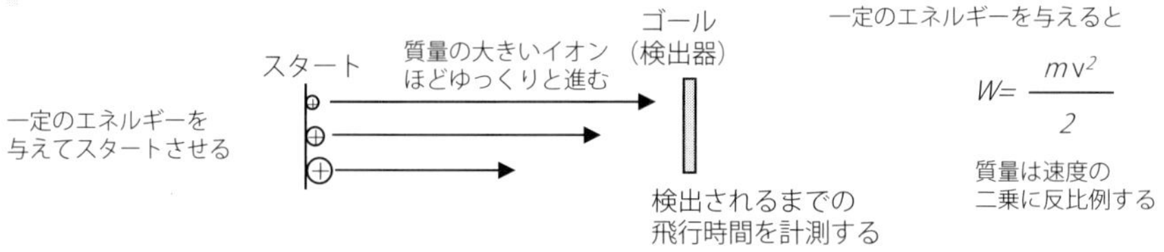
スタート
質量の大きいイオン
ほどゆっくりと進む
ゴール
（検出器）
一定のエネルギーを
与えてスタートさせる
検出されるまでの
飛行時間を計測する
一定のエネルギーを与えると
質量は速度の
二乗に反比例する

$$W = \frac{mv^2}{2}$$

飛行時間型
質量分析計

TOF-MSは，MALDIというイオン化法と組み合わせてよく使われるよ．どうしてかな？

マトリックス支援レーザー脱離イオン化飛行時間型質量分析計（MALDI-TOF-MS）模式図

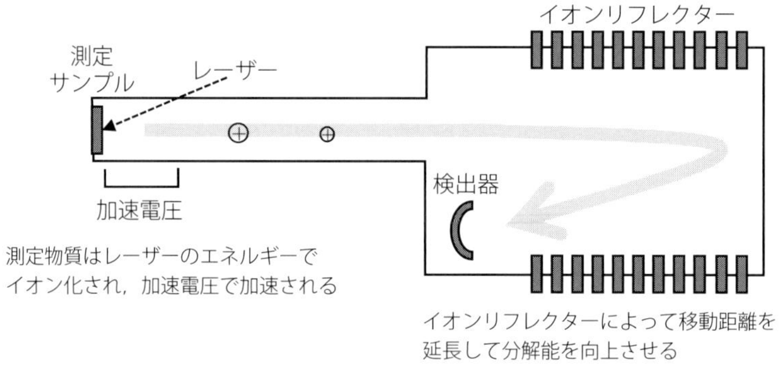
イオンリフレクター
測定
サンプル
レーザー
検出器
加速電圧
測定物質はレーザーのエネルギーで
イオン化され，加速電圧で加速される
イオンリフレクターによって移動距離を
延長して分解能を向上させる

フーリエ変換
イオンサイクロトロン
共鳴質量分析計

フーリエ変換イオンサイクロトロン共鳴質量分析計（FT-ICR-MS）

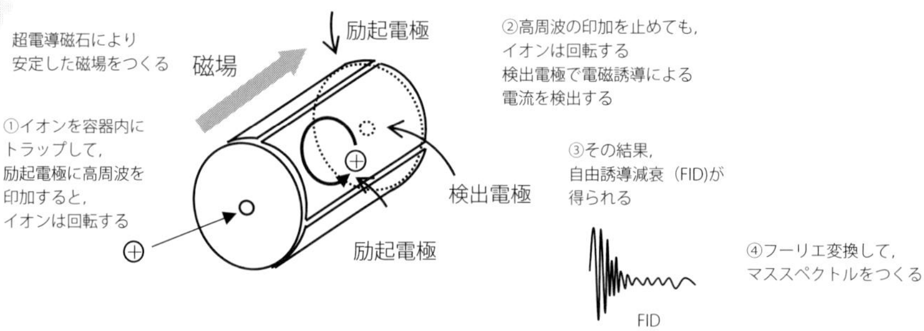
超電導磁石により
安定した磁場をつくる
磁場
励起電極
②高周波の印加を止めても，
イオンは回転する
検出電極で電磁誘導による
電流を検出する
①イオンを容器内に
トラップして，
励起電極に高周波を
印加すると，
イオンは回転する
検出電極
励起電極
③その結果，
自由誘導減衰（FID)が
得られる
④フーリエ変換して，
マススペクトルをつくる
FID

FT-ICR-MSは極めて高分解能の質量分析が可能なんだ．磁力の強さに影響されるけど，分解能1,000,000も可能なんだ．これからの主流となる方法だね（ほかの方法では10,000－20,000 程度）．

memo

2.2.2 分子をイオン化する方法と特徴を理解しよう

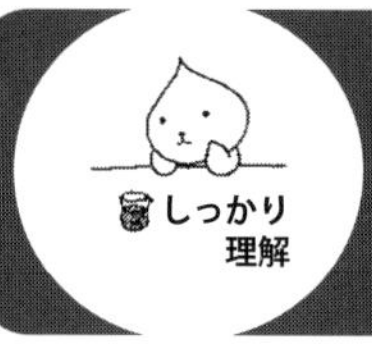

イオン化しない質量分析法はありません．様々な分子種をイオン化するために，様々なイオン化法が開発されています．

5つのイオン化の方法についてまとめましょう

イオン化の方法	イオンの形態	断片化	限界の分子量	試料の形態
電子イオン化法	M^+	する	1000 以下	気体
化学イオン化法	$[M+H]^+$	しにくい	1000 以下	気体
高速原子衝撃法	$[M+H]^+$	しにくい	3000 以下	液体，固体
エレクトロスプレーイオン化法	$[M+nH]^{n+}$	しにくい	数万以下	液体
マトリックス支援レーザー脱離イオン化法	$[M+H]^+$	しにくい	数百万以下	液体，固体

（限界の分子量の列の下向き矢印：生体高分子）

イオン化の形態は2種類ある

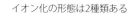

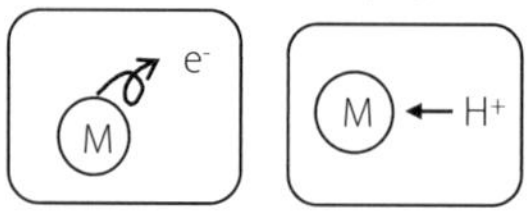

電子を放出してイオン化する　　H⁺を付加してイオン化する

質量分離部位との組み合わせで測定対象が変わる

正確な質量の測定には
- 電子イオン化法　と　磁場型二重収束
- 高速原子衝撃法　と　磁場型二重収束

生体高分子の測定には，
- エレクトロスプレーイオン化法と四重極型・イオントラップ型
- マトリックス支援レーザー脱離イオン化法と飛行時間型

電子イオン化法
電子衝撃法

電子イオン化法（EI 法）

electron ionization (electron impact)

＝ **電子衝撃法**ともいう

真空中で分子に電子を衝突させ，
分子から電子を奪ってイオン化する

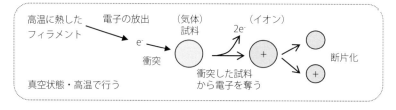

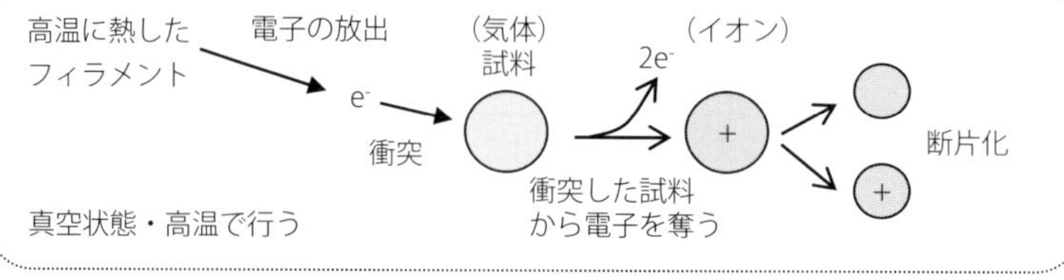

化学イオン化法

化学イオン化法（CI 法）

chemical ionization

電子をメタン，アンモニアなどに衝突させイオン化し，
その余剰なプロトンを試料に受け渡してイオン化する

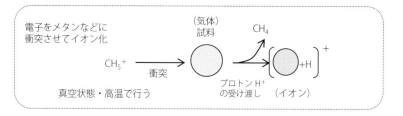

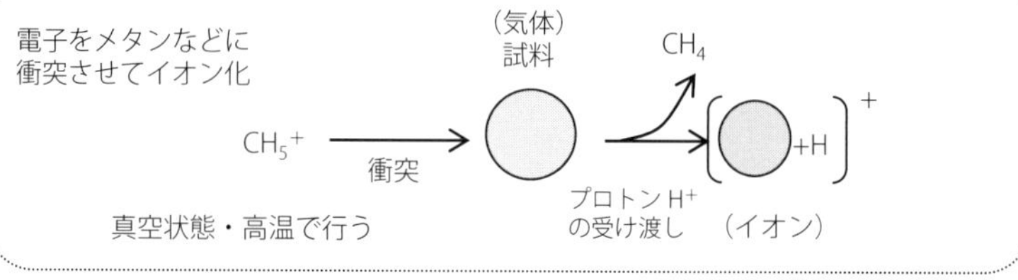

高速原子衝撃法

高速原子衝撃法（FAB 法）

マトリックスにアルゴン原子を衝突させて活性化し，試料にプロトンを付加して試料をイオン化する

fast atom bombardment

特徴　1）固体，液体を試料にできる　2）熱に不安定な物質でもイオン化できる

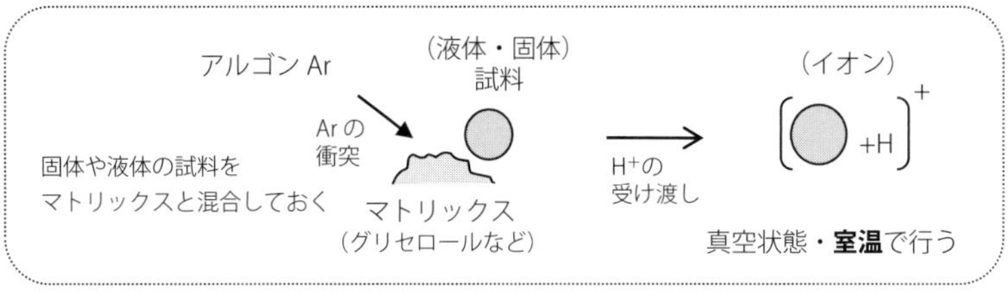

エレクトロ
スプレーイオン化法

エレクトロスプレーイオン化法（ESI 法）

高電圧下で試料を霧状にして，プロトンを付加してイオン化する

eletrospray ionization

特徴　1）大気圧（常圧）でイオン化できる

2）多価イオンを生じやすい　3）生体高分子の測定に便利な方法である

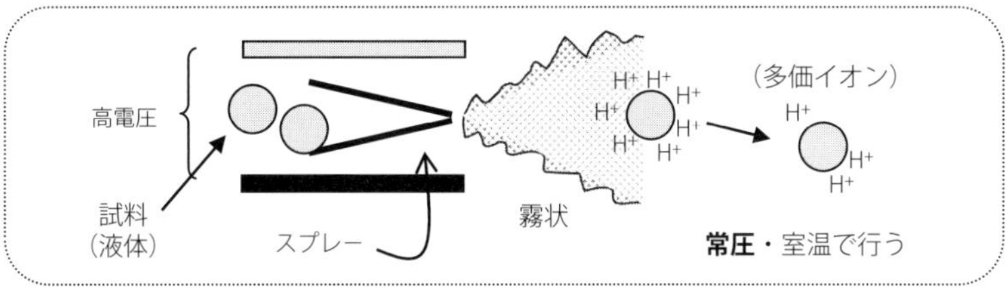

ESIとAPCIの使い分け

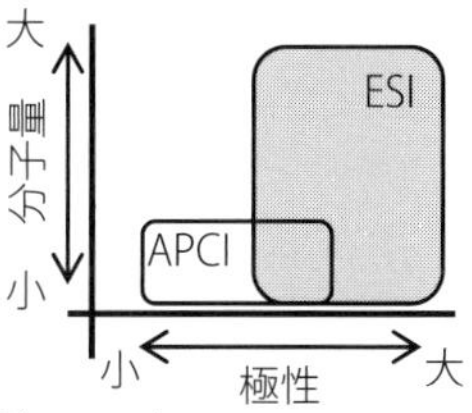

（この ESI 法と類似した方法に「大気圧化学イオン化法（APCI）」という方法もある）

マトリックス
支援レーザー
脱離イオン化法

マトリックス支援レーザー脱離イオン化法（MALDI 法）

Matrix-assisted laser desorption /ionization

マトリックスにレーザーを照射して活性化し，試料にプロトンを付加しイオン化，そして飛ばす

ノーベル賞を受賞した田中博士（島津製作所）の業績だね．

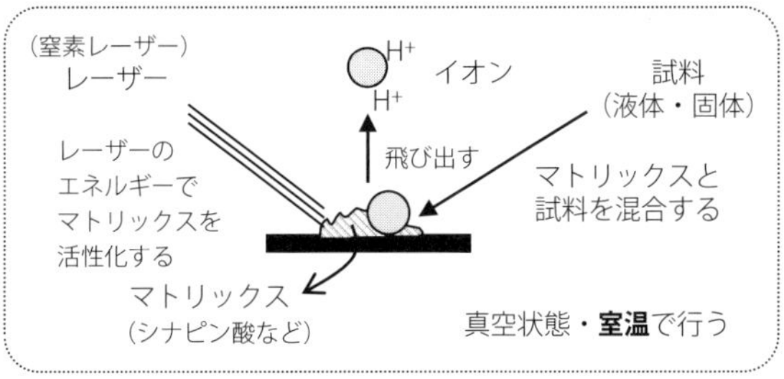

特徴

タンパク質などの
生体高分子の
イオン化が得意である

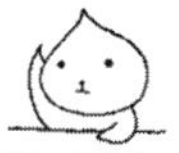

教えてください

マトリックス
って何ですか？

（答）マトリックスとはイオン化しにくい試料のイオン化を助ける物質です
マトリックスはとても活性化されやすい物質です

	（高速原子衝撃法）	（マトリックス支援レーザー脱離イオン化法）
具体例	グリセロール 3 - ニトロベンジルアルコール	ニコチン酸，シナピン酸など

2.3　質量スペクトルの解析法について学ぼう

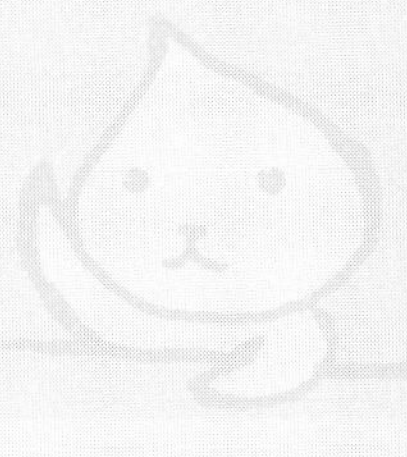

質量スペクトルを読むときの決まり事である「基準ピーク」「分子イオンピーク」について理解しましょう．イオン化の方法が異なると質量スペクトルの見え方が違ってきますが，ここでは電子イオン化法を使った質量スペクトルの解析法について学びます．電子イオン化により１つ抜けた電子が連鎖的に動くことで断片化が起こり，生じた2つの断片のうちイオン化されているものだけが質量スペクトルで見えます．このフラグメントイオンピークで構造解析を行います．

化合物のどこで切れやすいかは構造に依存します．そのルールを５つのパターンにまとめましたので，それらを使って学習していきましょう．

2.3.1　質量スペクトルの意味を理解しよう

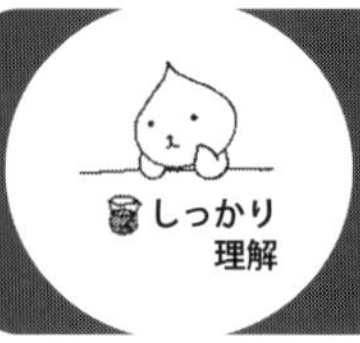

質量スペクトルの意味，スペクトルの決まり事，イオン化の方法で見え方が変わることを理解しましょう．

基準ピーク

分子イオンピーク

フラグメント
イオンピーク

質量電荷比

質量スペクトルの決まり事を知っておこう　縦軸，横軸，ピークのよびかた

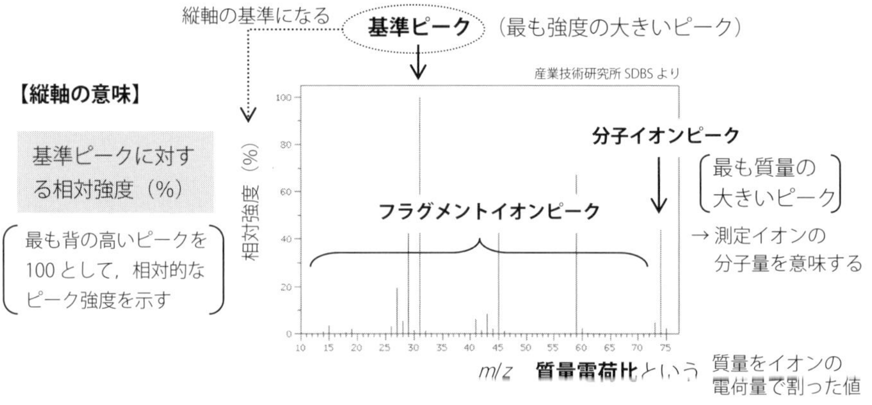

質量スペクトルの横軸は電場と磁場の強さを表している　横軸の意味を知ろう

横軸は質量電荷比（m/z）である

（下の等式①と②の左辺）

$$\frac{m}{z} = \frac{rE}{v^2} \quad \cdots ①\qquad \frac{m}{z} = \frac{rB}{v} \quad \cdots ②$$

電荷の数が変われば出る位置も変わる

電荷数が 1 の質量 15 のイオンと
電荷数が 2 の質量 30 のイオンは同じ位置に出る

vと rは一定のとき
（イオンを一定速度で一定に曲げるので）

⇩

質量電荷比は
Eと Bの強度に比例する

質量スペクトルの横軸は
電場と磁場の強度といえる

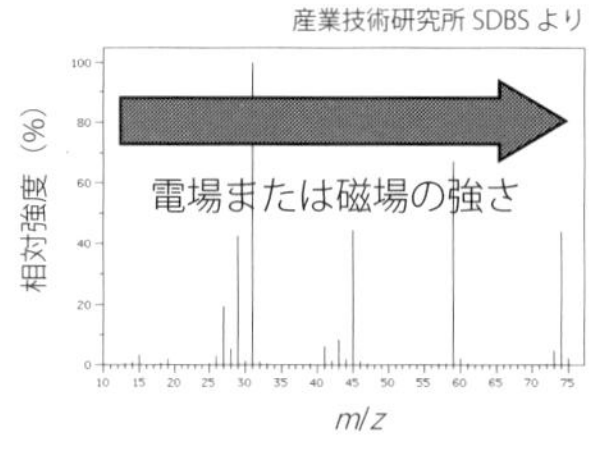

分子イオンピークと同位体ピークを区別しよう

特に臭素と塩素を含む化合物に注意しよう

質量分析法は同位体を分離できる唯一の方法なのです

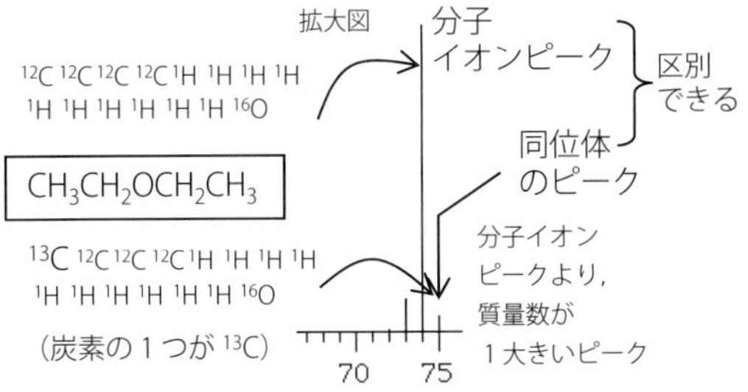

臭素と塩素の場合

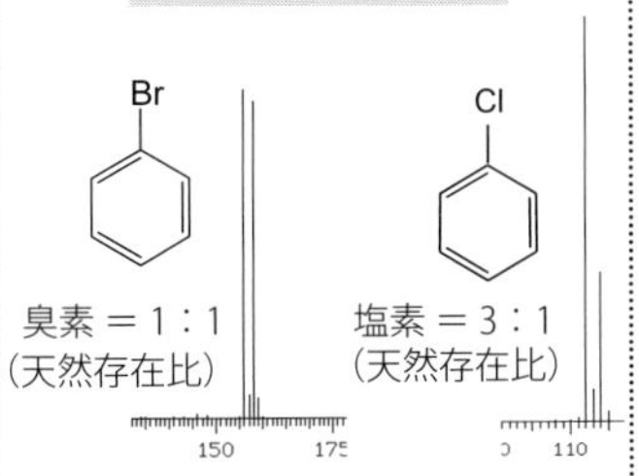

天然存在比とピーク強度が一致する

唯一といったが，高速液体クロマトグラフィーで同位体を分離したという報告もある．

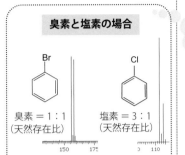

$^{79}Br : ^{81}Br = 1 : 1$
$^{35}Cl : ^{37}Cl = 3 : 1$

問い： 臭素原子が 2 個ある分子の分子イオンピークの強度パターンはどうなるか説明せよ．

問い： 塩素原子が 2 個ある分子の分子イオンピークの強度パターンはどうなるか説明せよ．

分子イオンピークはイオン化の方法で出る位置が変わる

例：分子量 1000 の物質をイオン化したら･･･ （電荷数を 1 とする）

電子イオン化法

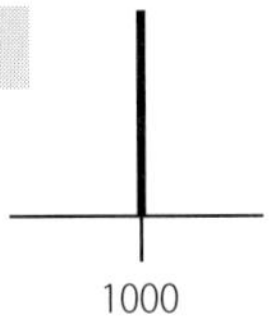

その他のイオン化法

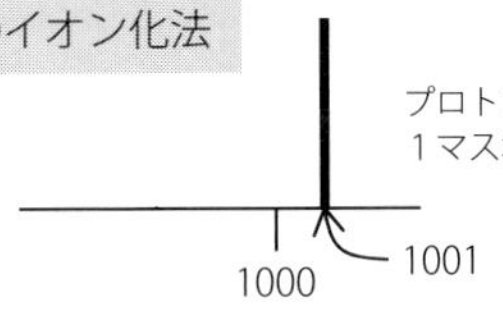

さらに

エレクトロスプレーイオン化法 では多価イオンが現れる

多価イオン

多価イオンのピーク （2000よりも大きな分子量の化合物から現れたピーク）

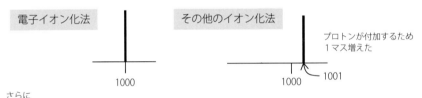

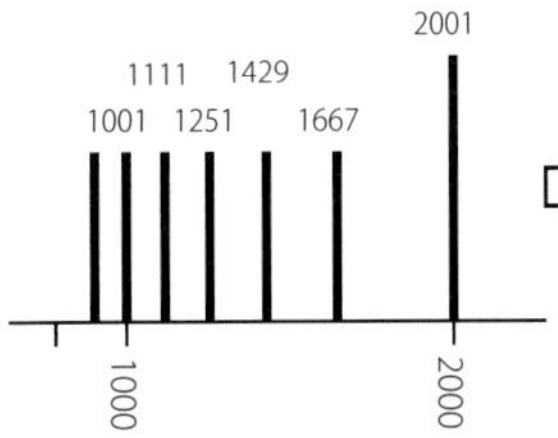

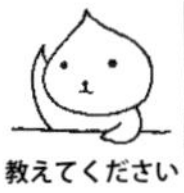

これらの多価イオンから分子量1万であることがわかるそうだけど，どうしてかな？

（答） ピークの規則性でもとの分子量がわかるのです

生体高分子を正確に測定することができる

価数		合計質量÷価数	質量電荷比
1価	$[M+H]^{+}$	＝（10000+1） ÷ 1	＝ 10001
2価	$[M+2H]^{2+}$	＝（10000+2） ÷ 2	＝ 5001
3価	$[M+3H]^{3+}$	＝（10000+3） ÷ 3	＝ 3334
4価	$[M+4H]^{4+}$	＝（10000+4） ÷ 4	＝ 2501
5価	$[M+5H]^{5+}$	＝（10000+5） ÷ 5	＝ 2001
6価	$[M+6H]^{6+}$	＝（10000+6） ÷ 6	＝ 1667
7価	$[M+7H]^{7+}$	＝（10000+7） ÷ 7	＝ 1429
8価	$[M+8H]^{8+}$	＝（10000+8） ÷ 8	＝ 1251
9価	$[M+9H]^{9+}$	＝（10000+9） ÷ 9	＝ 1111

規則性

+nH は何価のイオンかを表す　　質量スペクトルに現れるピーク

豆知識
【分解能について】

分離能 100000 とは

100000 と 100001 の違いを見分けることができるということ

分子量が 100 程度の物質の測定なら小数点 3 桁まで正確に決まる

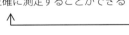

分離能

2.3.2 質量スペクトル中のフラグメントピークは構造解析の鍵となる

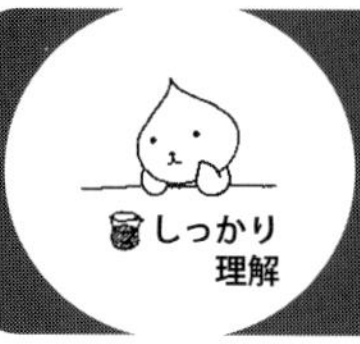

電子イオン化法の質量スペクトルではフラグメントピークが現れます．断片化されるしくみを理解して構造解析に役立てましょう．

断片化したピークは部分構造を解く鍵である

EI-MS スペクトル

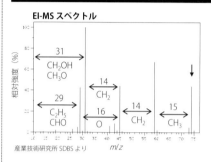

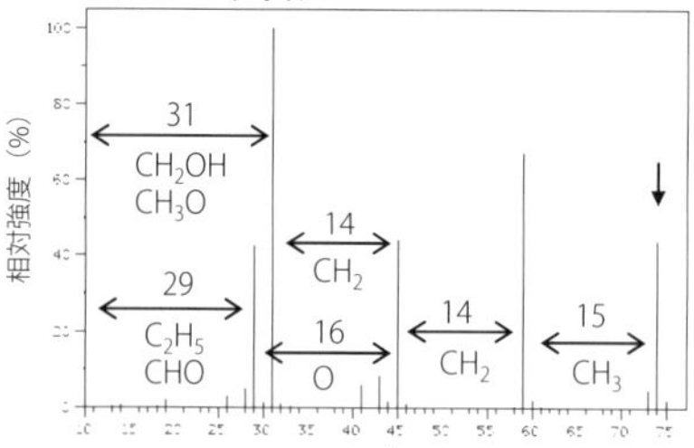

産業技術研究所 SDBS より

電子イオン化法で得られた質量スペクトルを **EI-MS** スペクトルという

← 差をとることで部分構造がわかる

切断される位置は電子の動きが決めている

どこで切断されるかは決まっている

どこで切断されるか決まっていなければ，構造を決めることは不可能

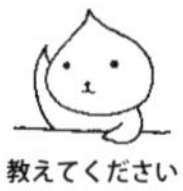

フラグメントイオンを生じる原因は何なのですか？

イオン化というハードな処理で分子がバラバラになるイメージがあるけど？

イオン化時の過剰なエネルギー

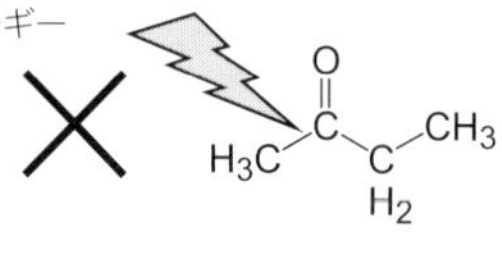

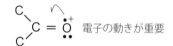

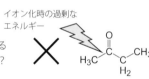

（答）正イオンとラジカルの作用で切れる

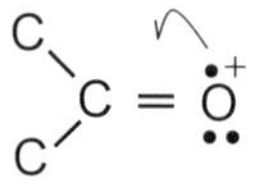

電子の動きが重要

切断のきっかけは
1つの電子が飛んでいくこと

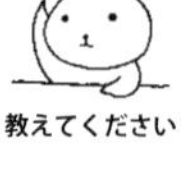

最初に飛んでいきやすい電子は何ですか？

（答）

孤立電子対の電子

→ 結合に関与していないので飛びやすい

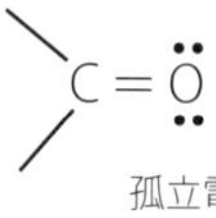

孤立電子対

π結合の電子

→ 二重結合のなかでの弱い結合をつくる電子なので飛びやすい

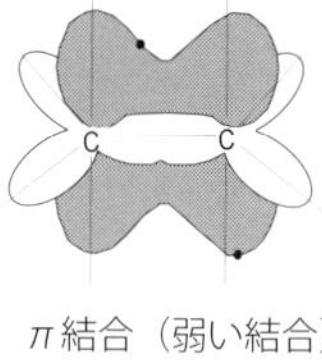

π結合（弱い結合）

擬人化すると電子の動きが見えてくる

電子はまるで人間のようにふるまう

電子の基本的な性質　①　電子は一人が嫌い　②　電子は地道である

電子が抜けた構造の表し方を学ぼう

電子が抜けたことを「＋」で表す

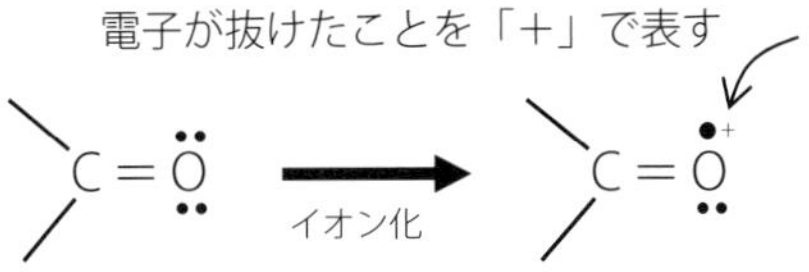

どこかの電子対の１つの電子が抜けたという意味

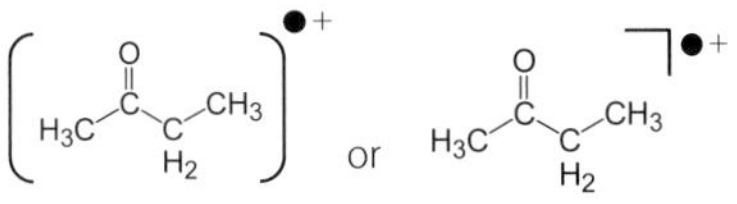

例：カルボニル基の孤立電子の１つが飛んでいった後の電子を動きを考えてみよう

注目すべき部分を示す

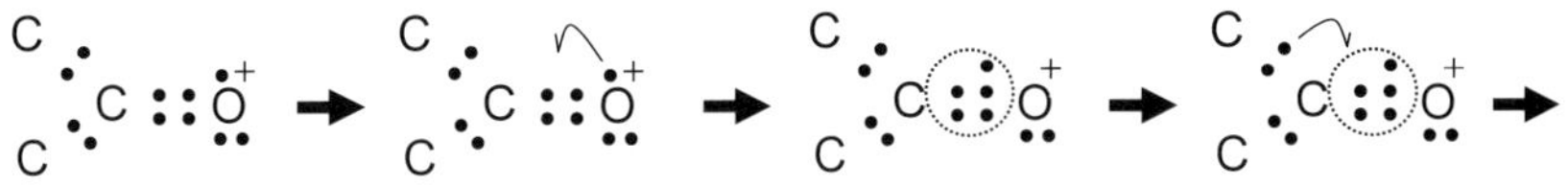

（1）最初の状態 孤立電子対の電子が１つ飛んでいった

（2）一人は嫌いなので どこかに混ぜてもらう

（3）身近な結合部位に 入れてもらう

（4）電子が 奇数個になるので さらに隣の電子が動く

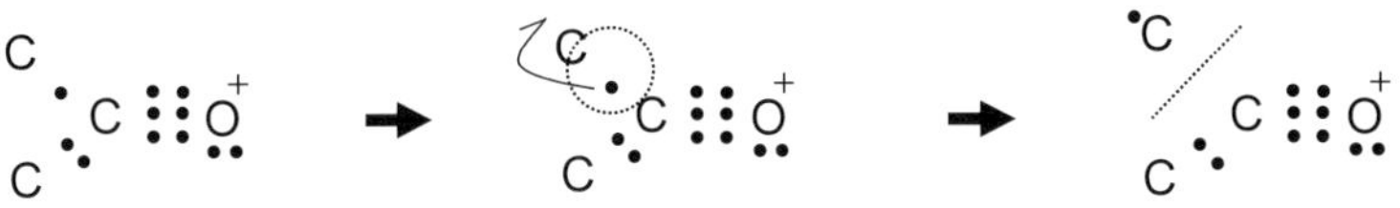

（5）ＣとＯの結合は，三重結合となって落ち着く しかし，ＣとＣの結合では，また，電子が一人になる

（6）一人になった電子は 放浪を始め，身近な結合部位に 入れてもらう

（7）ＣとＣの結合に 電子が２個無くなり，切断された

簡略化した標記法の意味を知ろう

（1）～（7）は，下のように簡略化できる

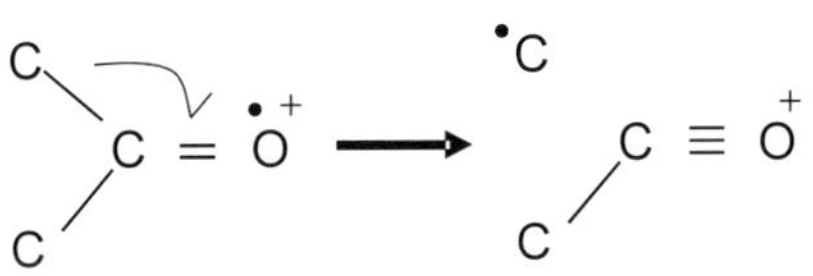

切断に直接関わる電子の動きだけを 片矢印 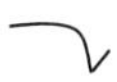 で表現する

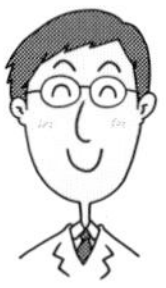

電子をひとつひとつ丁寧に動かしてみる努力を続けると，簡略化した表記法が理解できるようになるよ．

2.3.3 切断のルールをパターンで理解しよう

しっかり理解

切断に関する根本的なルールを理解し，次に分子中のどこで切れるのかについて，理解を深めましょう．

切断に関する根本的な2つのルールを理解しよう

ルール①：切断された2つの断片のうち，片方しか質量スペクトルに現れない

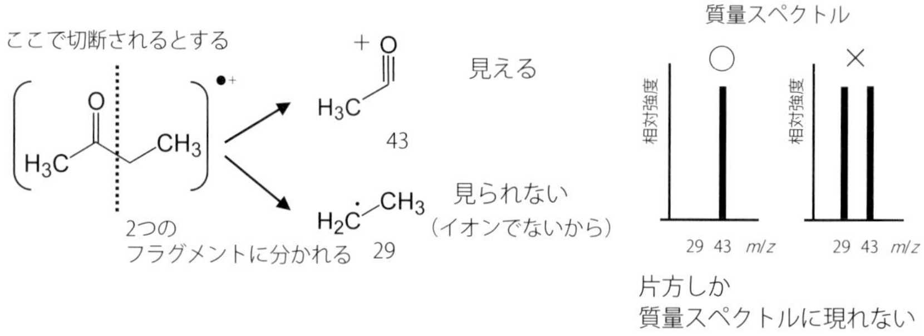

ルール②：切断は1か所だけで起こる

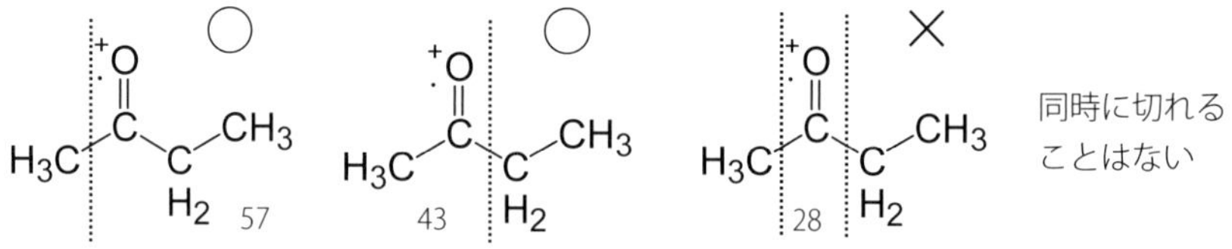

質量スペクトルは，たくさんの分子が切断された結果の集合であることを理解しよう．
1つの分子が色々と切断されるわけではない．

実際の質量スペクトルで確認しよう

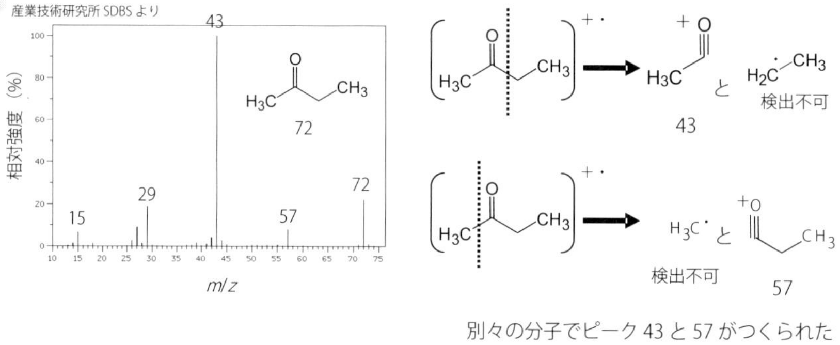

パターン①

S（イオウ），O（酸素），N（窒素）のようなヘテロ原子の隣のα結合（隣のC−C結合）は切断されやすい

模式図

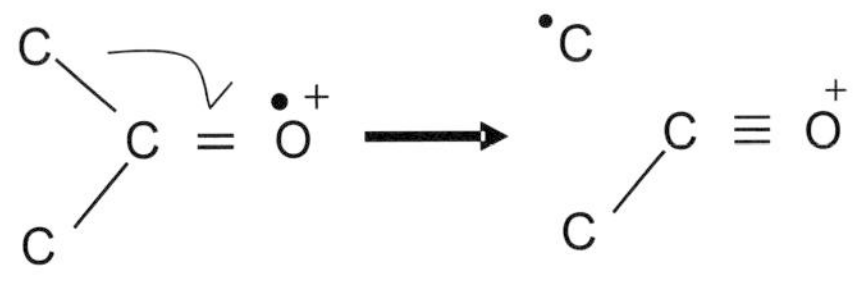

（ 損はすぐ切れ → SON があるとすぐ近くが切れる ）

語呂合わせもつくったよ.

基礎確認事項

基礎知識①：ヘテロ原子

C や H とは
異なる種類の原子と考えてよい

すなわち，
窒素や酸素原子など

基礎知識②： α 結合と β 結合

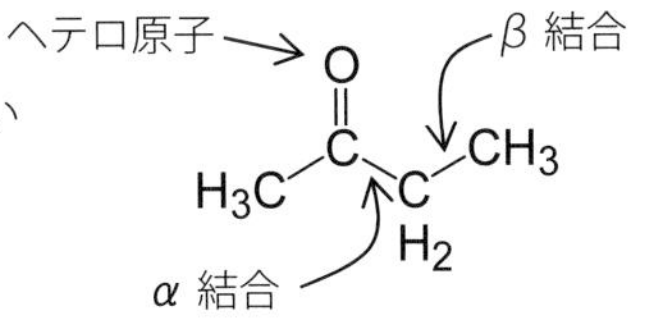

α 切断：
ヘテロ原子の
すぐ隣の炭素が
つくる C-C 結合が
切断されること

α 切断

β 切断

例：2-butanone O のすぐ隣の C−C 結合が切れる

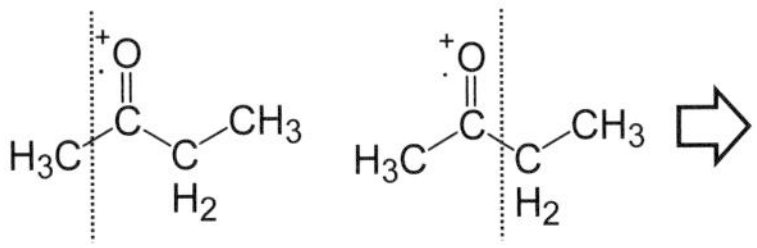

2つの切断パターンがある

まとめて下のように示す

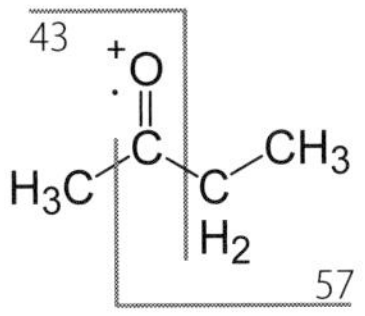

43 と 57 は断片構造の質量を示す

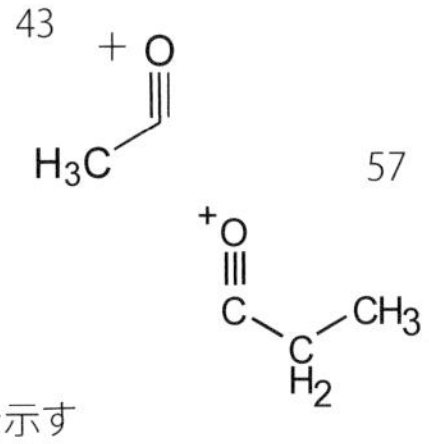

2-butanone の質量スペクトル

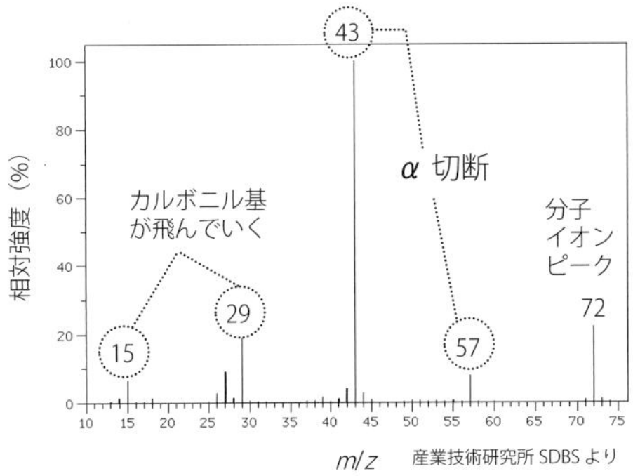

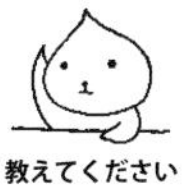

m/z 15 と 29 のピーク
はどうやって生じるの？

（答） これは特別な例なのです

【特別ルール】

（基本的に切断は 1 分子で 1 回しか起こらないが）

CO を含んだフラグメントイオンからは
CO が飛び出し，2 回の切断が起こる

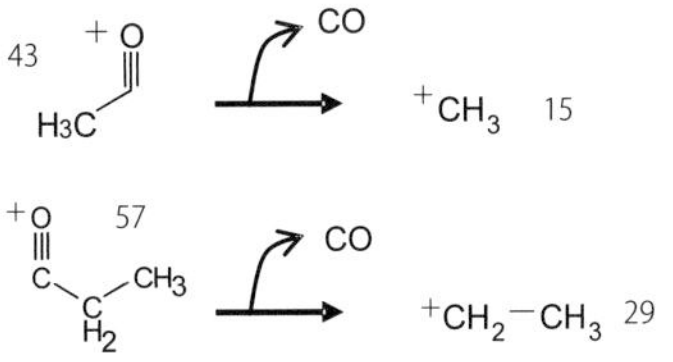

発展的語呂合わせ：
損はすぐ切れ，CO が飛んでいく

パターン②

C=C の二重結合があると，β 結合部分が切断される

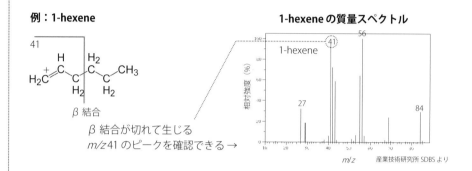

模式図

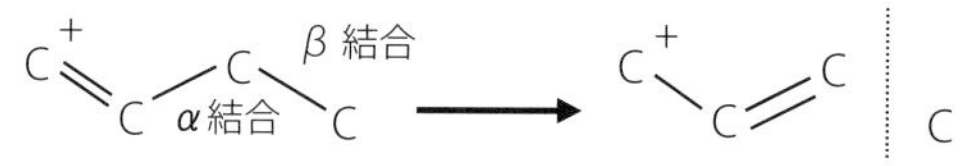

始まりは二重結合の π 電子の 1 つが飛び出すことだと考えられる

例：1-hexene

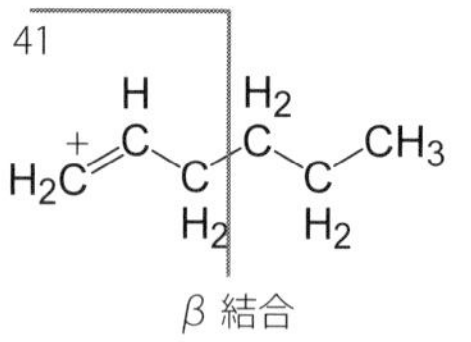

β 結合が切れて生じる
m/z 41 のピークを確認できる →

1-hexene の質量スペクトル

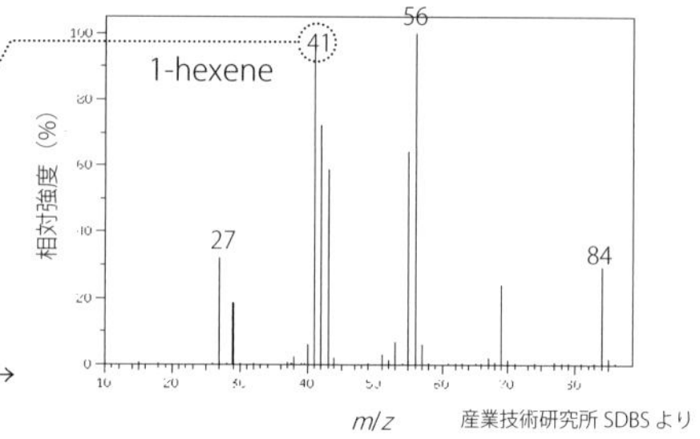

パターン③

ベンゼンとベンジルでは特徴的なピークが現れる

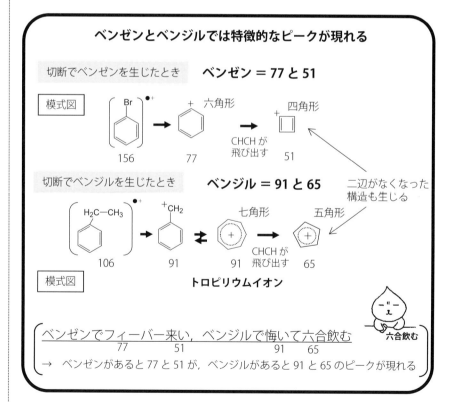

切断でベンゼンを生じたとき **ベンゼン ＝ 77 と 51**

模式図

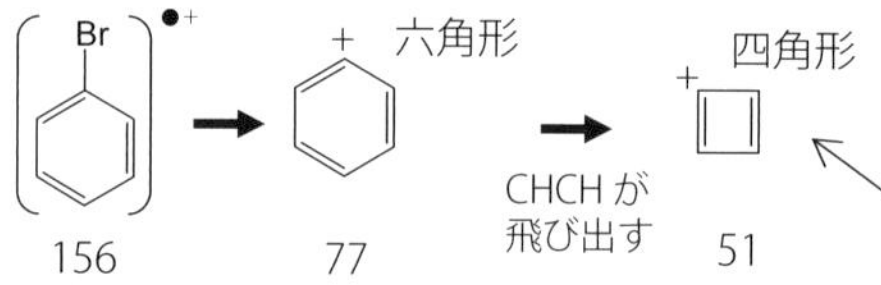

切断でベンジルを生じたとき **ベンジル ＝ 91 と 65**

二辺がなくなった
構造も生じる

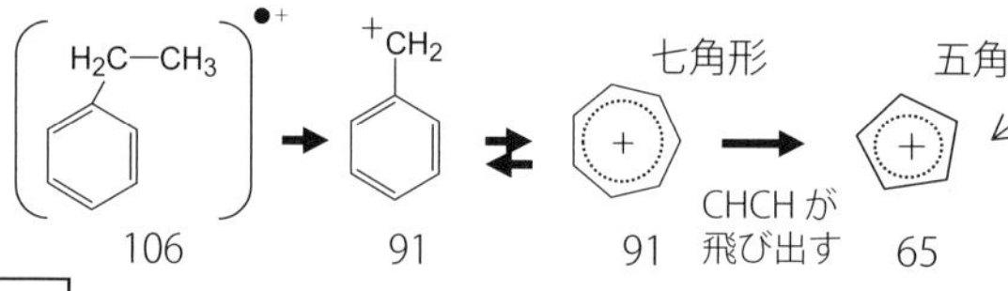

トロピリウムイオン

模式図 **トロピリウムイオン**

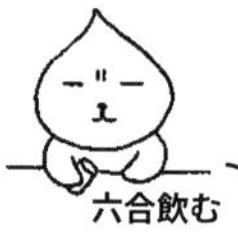

六合飲む

ベンゼンでフィーバー来い，ベンジルで悔いて六合飲む
77 51 91 65
→ ベンゼンがあると 77 と 51 が，ベンジルがあると 91 と 65 のピークが現れる

例：bromobenzene の質量スペクトル

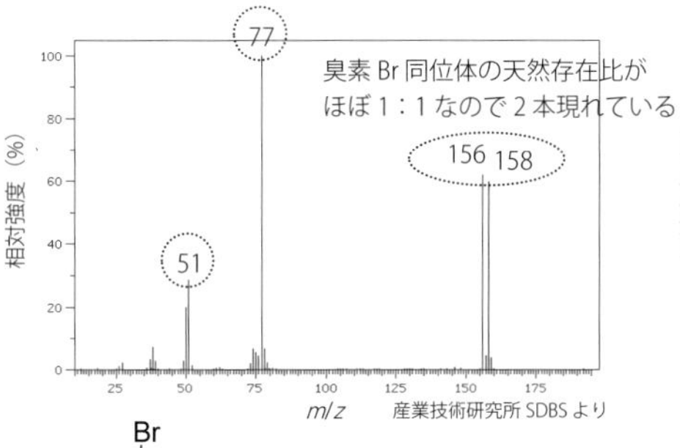

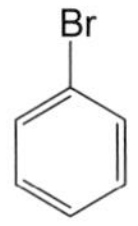

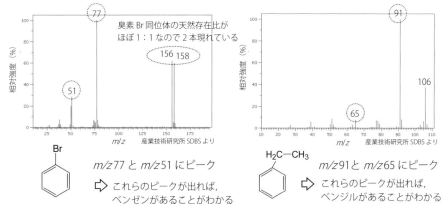

*m/z*77 と *m/z*51 にピーク

⇨ これらのピークが出れば，ベンゼンがあることがわかる

例：ethylbenzene の質量スペクトル

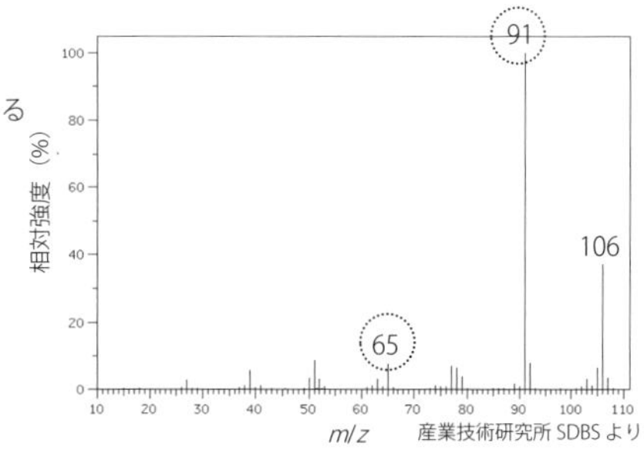

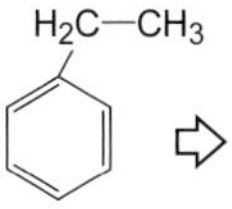

*m/z*91と *m/z*65 にピーク

⇨ これらのピークが出れば，ベンジルがあることがわかる

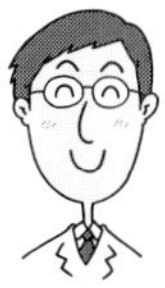

具体的な *m/z* 値で構造を決めることができるので構造解析にとても有用だね．

マクラファティー転位

→　六員環遷移状態で水素の移動が起こり，β 切断が起こる

模式図

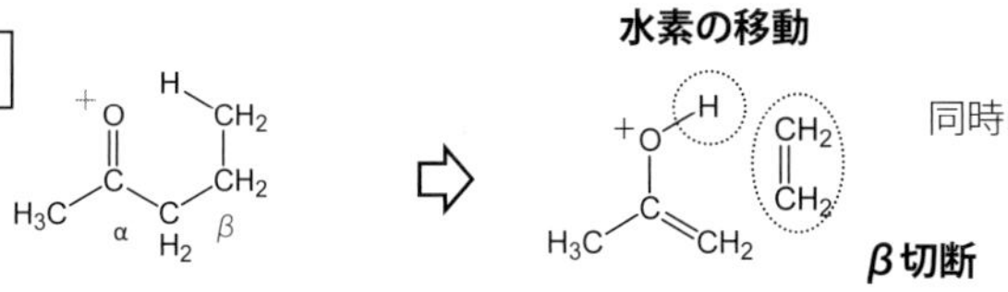

パターン④

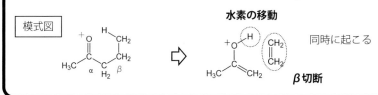

マクラファティー転位するかどうかは構造が決める

マクラファティー転位

二重結合を基点に六員環（六角形）をつくれるか？
- → つくれる → マクラファティー転位する
- → つくれない → マクラファティー転位しない

六員環をつくってみる

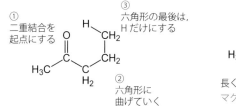

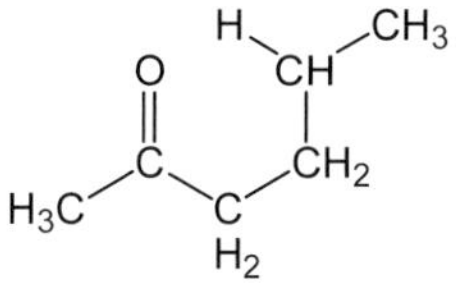

長くても図のようにマクラファティー転位をする六角形ができれば

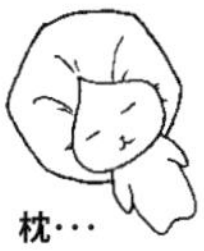

問い：右の構造でのマクラファティー転位について説明せよ．

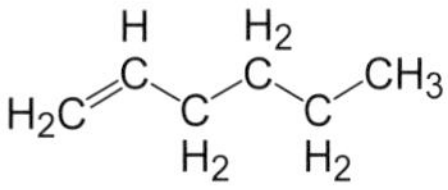

電子の動きでマクラファティー転位を理解しよう

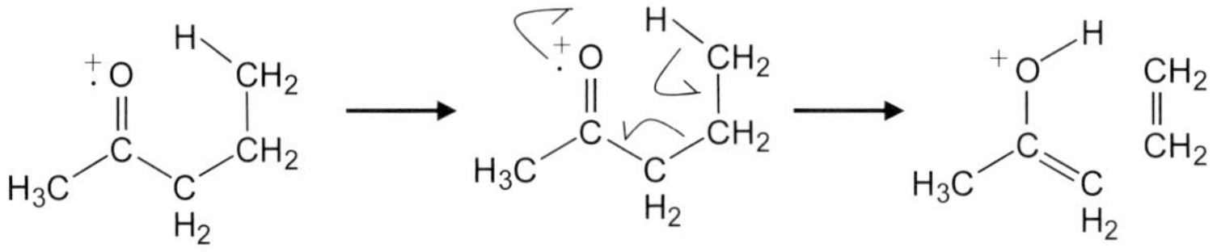

酸素の孤立電子対の
電子が1つ飛んでいった

水素の移動とβ結合の切断が同時に起こる

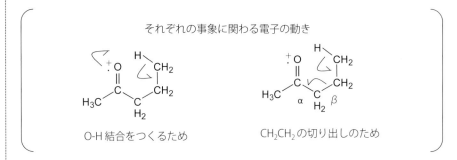

それぞれの事象に関わる電子の動き

O-H結合をつくるため

CH_2CH_2の切り出しのため

例①：2-pentanone

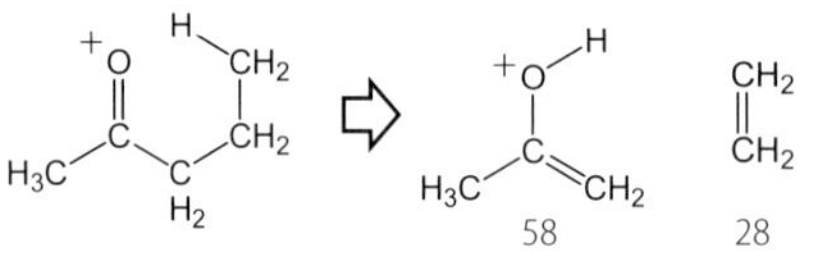

マクラファティー転位で CH_2CH_2 が切り出され
分子イオンピークから28を引いた
m/z 58のピークが現れる

2-pentanoneの質量スペクトル

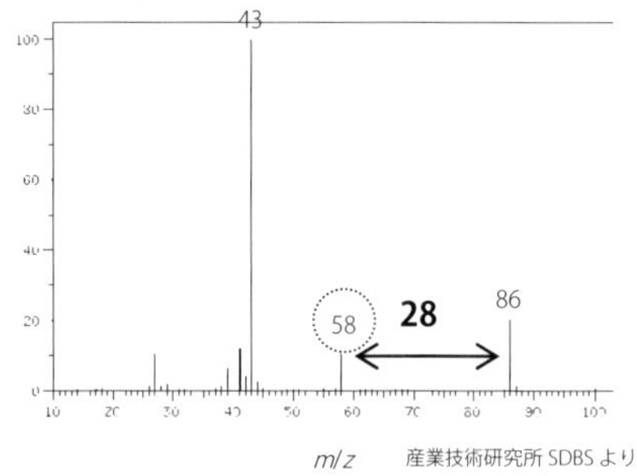

産業技術研究所 SDBSより

例②：2-hexanone

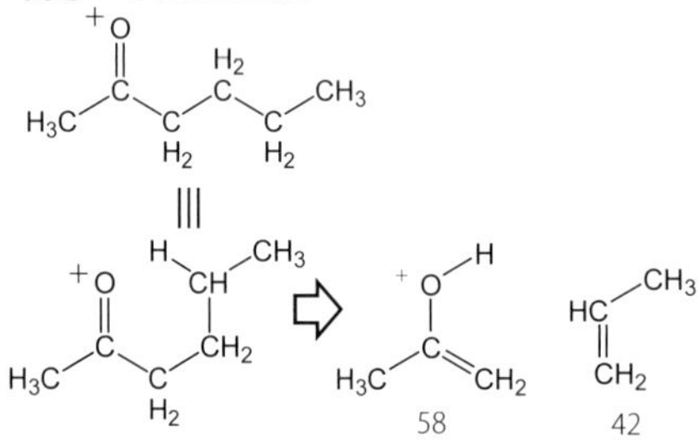

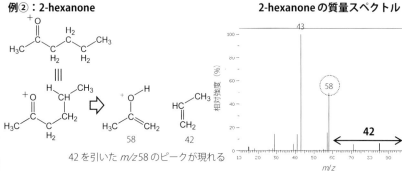

42を引いた *m/z* 58のピークが現れる

2-hexanoneの質量スペクトル

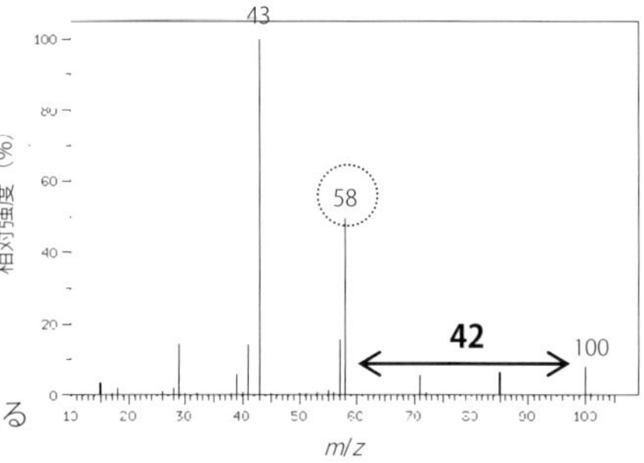

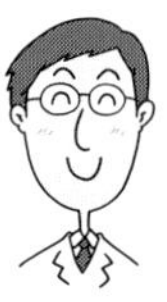

分子イオンピークから14の倍数分（28，42，56など）だけ質量の小さいピークが現れたら，マクラファティー転位ができないか構造を変形して考えてみよう．

マクラファティー転位と同時にオニウム反応が起こって，さらに +1 されることもある

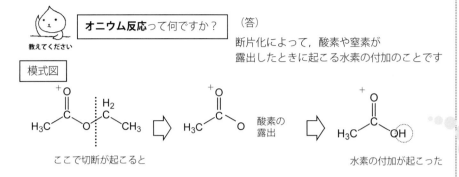

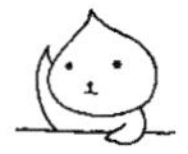

オニウム反応って何ですか？

（答）
断片化によって，酸素や窒素が
露出したときに起こる水素の付加のことです

オニウム反応

模式図

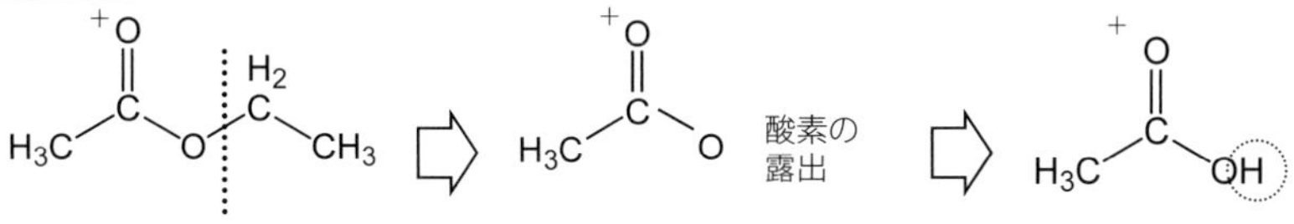

切断された構造中の水素がオニウム反応に関わっていることがわかっているよ

マクラファティー転位の際に酸素が露出するとオニウム反応が起こる

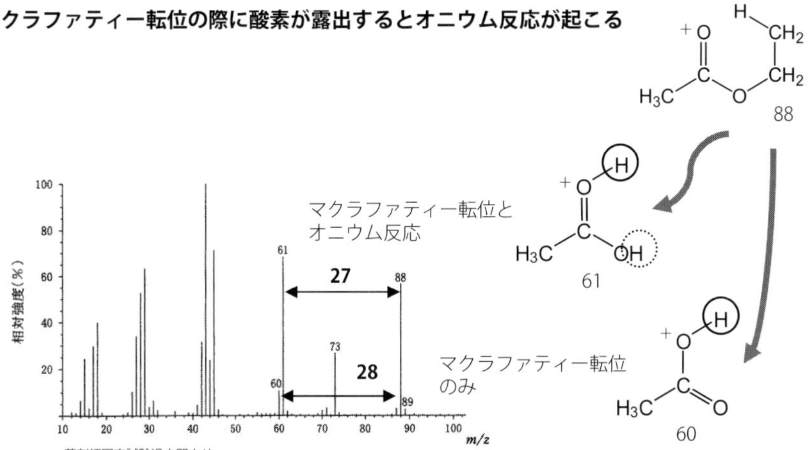

薬剤師国家試験過去問より

レトロDiels-Alder 反応
→ 1 つの二重結合を含む
六員環化合物は協奏的な
開環反応で 2 つに断片化される

模式図

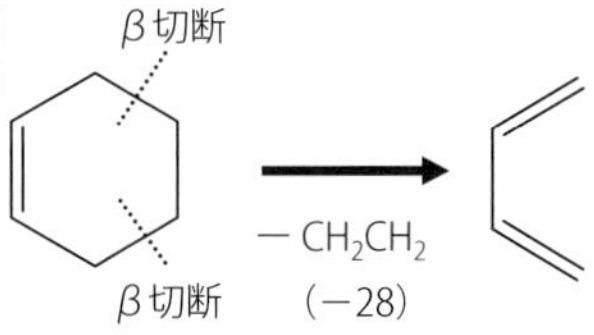

この構造があれば反応が起こる

パターン⑤

レトロ
Diels-Alder 反応

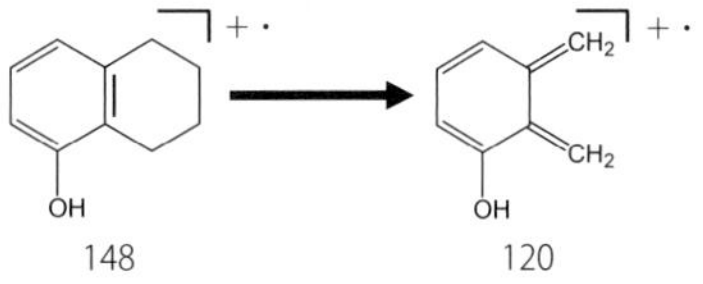

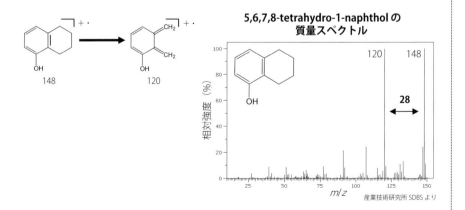

5,6,7,8-tetrahydro-1-naphthol の
質量スペクトル

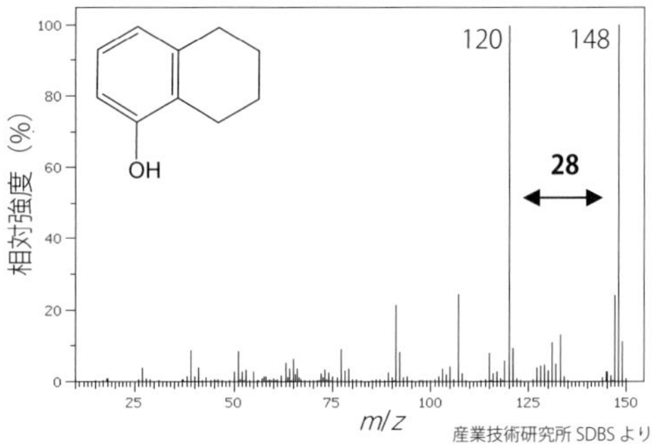

産業技術研究所 SDBS より

2.4　発展的な質量分析法について知ろう

質量分析法は今や生命科学の研究に欠かせない分析法です．特にタンパク質の分析に関して革新的な進歩をもたらしました．高感度な分析によりこれまで測定不能であった試料が分析できるようになり，分析スピードも格段に高速化されました．

詳しくは説明しませんが，どのような感じでタンパク質の同定やアミノ酸配列の決定ができるかについてイメージできるようにしておきましょう．

2.4.1　質量分析法は生体高分子の解析に欠かせない分析法です

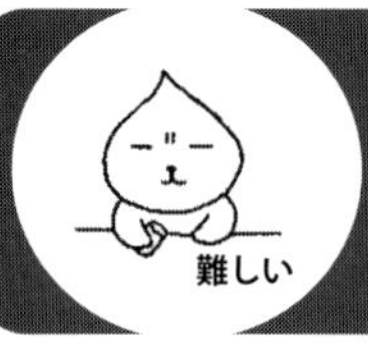
難しい

質量分析法は，タンパク質の同定，アミノ酸配列の決定に使われます．どんなしくみで解析できるのかイメージをもっておきましょう．

生体高分子の解析に利用される　高感度な質量分析法が可能性を広げてくれる

質量分析法によるタンパク質解析の利用法

1）タンパク質を同定する（タンパク質の名前を知る）
2）タンパク質の部分的なアミノ酸配列を決定する
3）タンパク質の修飾（糖鎖の付加，リン酸化）などを決定する

などなど･･･　多数あります．

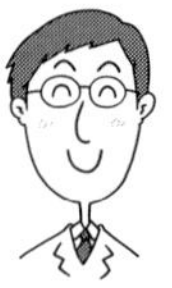

分離した生体成分は少量であることが多い．高感度で測定できる方法は，これまで解析不能であったことを可能にしてくれるね．

質量分析法を使ったタンパク質の同定法について知ろう　全ゲノム解読との関連

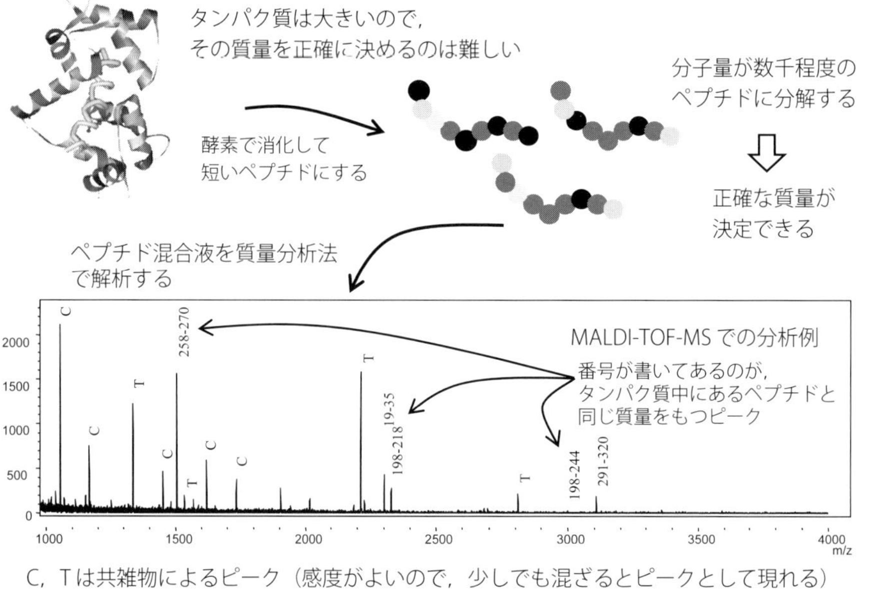
タンパク質は大きいので，
その質量を正確に決めるのは難しい
酵素で消化して
短いペプチドにする
分子量が数千程度の
ペプチドに分解する
正確な質量が
決定できる
ペプチド混合液を質量分析法
で解析する
MALDI-TOF-MS での分析例
番号が書いてあるのが，
タンパク質中にあるペプチドと
同じ質量をもつピーク
258-270
19-35
198-218
198-244
291-320
C
T
0
500
1000
1500
2000
1000
1500
2000
2500
3000
3500
4000
m/z

C，T は共雑物によるピーク（感度がよいので，少しでも混ざるとピークとして現れる）

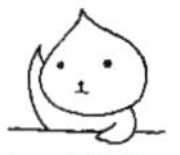

どのタンパク質から分解されたペプチド断片なのか，対象となるタンパク質は無数にあるので決まらないのでは？

ペプチドの分子量が決まってもアミノ酸配列が決まるわけではないので，どのタンパク質のどの部分に相当するかを決めるのは難しそうだね

（答）

2002 年にヒトゲノムの解析がほぼ終了しタンパク質の配列は遺伝子でほぼ明らかになった
この情報をもとに全タンパク質のペプチド断片情報をデータベースにしました

⇩

質量分析でペプチドの質量が決まると，候補になるペプチドの配列が順次表示されます
複数のペプチドが 1 種類のタンパク質から生じていれば，高い確率で目的のタンパク質であるといえます

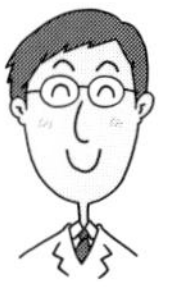

ゲノム解析によって，生体の構成要素（タンパク質）は有限なものになり，すべての情報を閲覧できるようになったんだね.

質量分析法を使ったアミノ酸配列決定法について知ろう　MS-MS 解析

HPLC とエドマン分解を利用したアミノ酸配列決定法よりも少ない試料で分析できる.

ペプチドのアミノ酸配列は MS-MS 分析法で行います（2 回質量分析をするということです）
1 回目は目的のペプチド断片を単離する，そして 2 回目で断片化してアミノ酸配列を決める

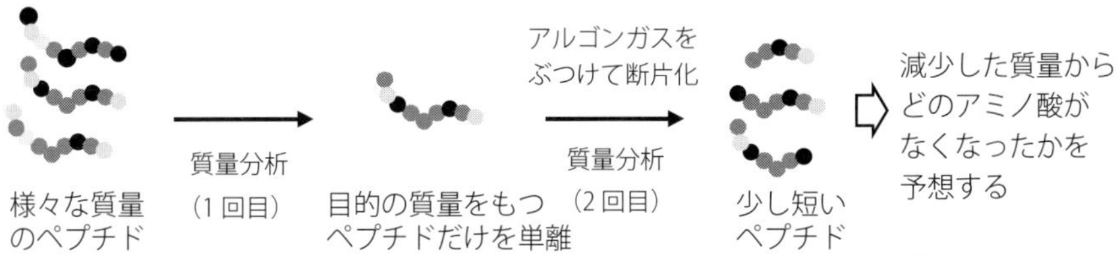

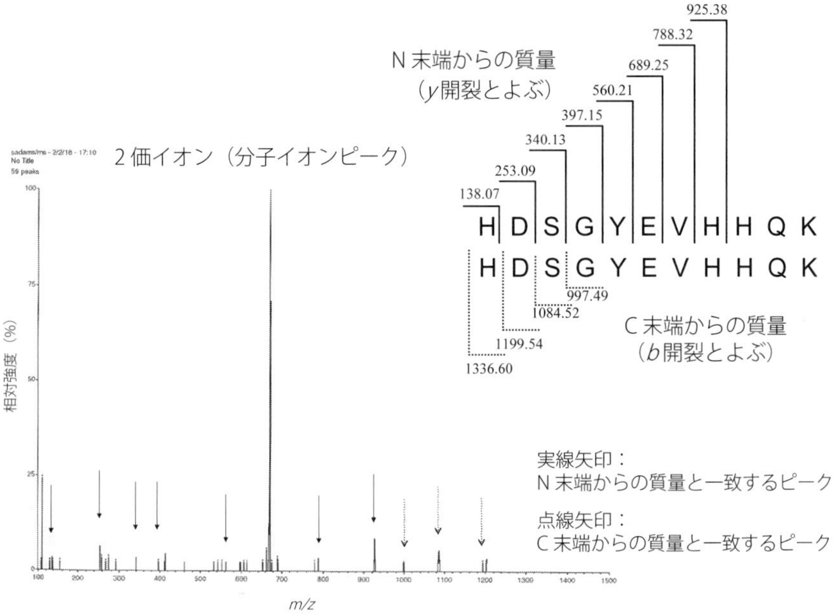

Chap. 2　練習問題（1）

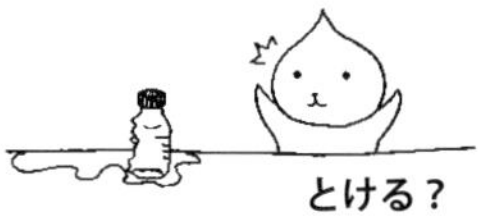

問1　質量分析法に関する次の文章の正誤を答えよ.

1. 原子の質量数は，陽子と中性子の数の和である.
2. 質量分析法を高分解で行うと，示性式を知ることができる.
3. 質量スペクトルの横軸は，質量分布比を示す.
4. 電荷が同じとき，質量が大きいほど電場中でよく曲がる.
5. イオン化部がない質量分析装置が開発されている.
6. 化学イオン化法は，おもにプロトンが付加されたイオンを生じる.
7. 高速原子衝突法は，生体高分子（分子量10万程度）のイオン化に適している.
8. エレクトロスプレーイオン化（ESI）法は，多価イオンを生じやすい.
9. 液体クロマトグラフィー/質量分析法（LC/MS）のイオン化には，ESI法がよく用いられる.
10. ESI法では試料分子は大気圧下でイオン化される.
11. マトリックス支援レーザー脱離イオン化（MALDI）法は，おもにタンパク質のアミノ酸配列の決定に利用される.
12. MALDI法は一般に飛行時間型質量分析計（TOF—MS）と組み合わせて用いられる.
13. 質量分析法は，気体の試料のみに適用できる.
14. 質量分析法は，非破壊的な分析法である.
15. 飛行時間型の質量分析計では，質量電荷比（m/z）の大きいイオンほど遅く移動し，飛行時間が長い.
16. 質量スペクトルのなかで，強度が一番大きいピークは基準ピークとよばれる.
17. 精密質量は各原子の安定同位体の比率を考慮した平均原子量をもとに計算される.
18. モノアイソトピック質量は，各原子のすべての安定同位体を天然存在比に基づいて考慮することで算出される.
19. m/z 値が 1,000.0 と 1,000.1 の 2 本のピークが明瞭に区別できる場合の分解能は 10,000 である.
20. 塩素の安定同位体は、整数原子量が 35 と 37 のものがほぼ 3：1 で存在するため，塩素を 2 つ含む化合物の分子イオンピークをMとすると，質量数が M，M＋2，M＋4 の 3 本のピークは，強度比約 1：2：1 で観測される.
21. 重水素標識体を内標準物質として用いる際には，その放射性があるため，使用場所が制限される.
22. アミノ酸のような低分子の測定では，タンデム型質量分析計を用い，プリカーサーイオン（前駆イオン）とそこから生成するプロダクトイオンを選択することで，薬物に対する選択性が向上する.
23. タンデム型質量分析計では，質量分離部が並列に配置されている.
24. プリカーサーイオンは，電子を衝突させることによりさらに解離される.
25. タンデムマス法は，アミノ酸や有機酸などの代謝物の一斉分析にも有用である.

Chap. 2　練習問題（2）

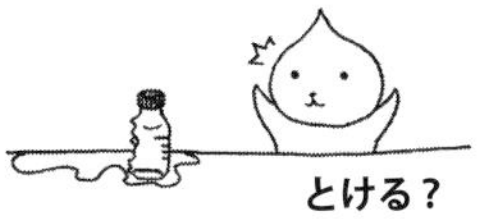

問 2（89回改変）次の質量スペクトル（EI-MS）は $C_5H_{10}O$ で表される化合物 A～C のいずれのものであるか．

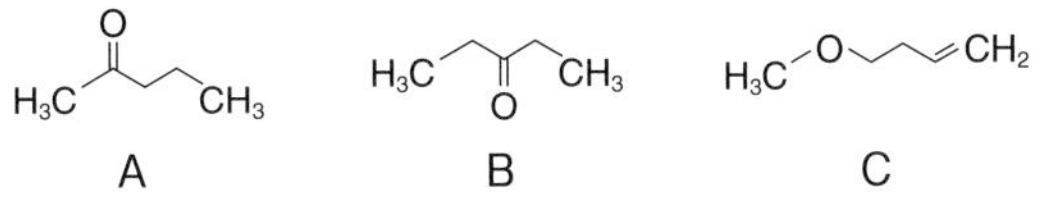

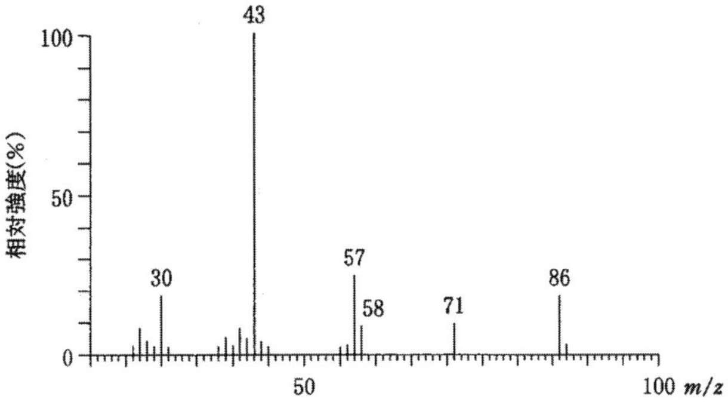

問 3（90回改変）次の質量スペクトル（EI-MS）は $C_4H_8O_2$ で表される化合物 1～5 のいずれのものであるか．

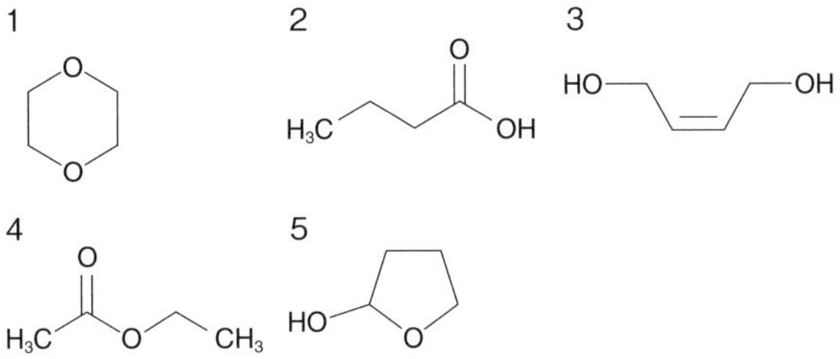

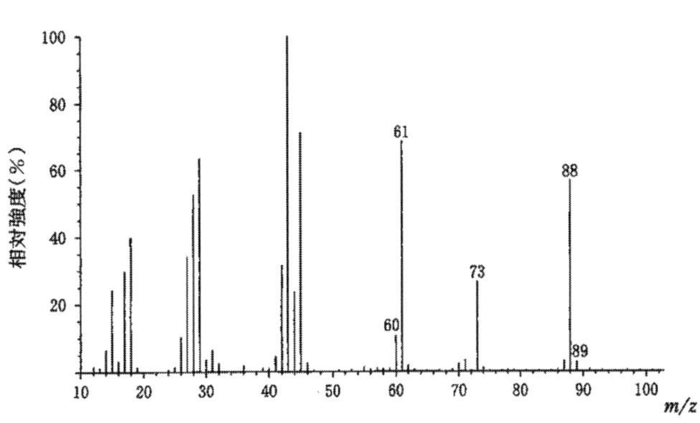

Chap. 2　練習問題（3）

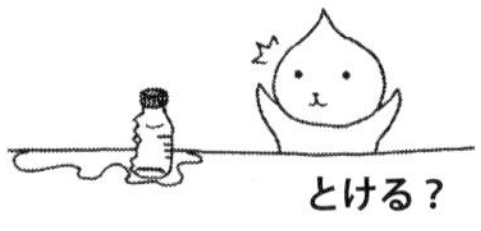

問4　下の図は分子式 $C_{10}H_{12}O$ で表される化合物 1 ～ 4 のいずれかの質量スペクトル（EI-MS）である．測定した化合物はどれか．また，*m/z* 29，57，65，91 のイオンの構造を描け．

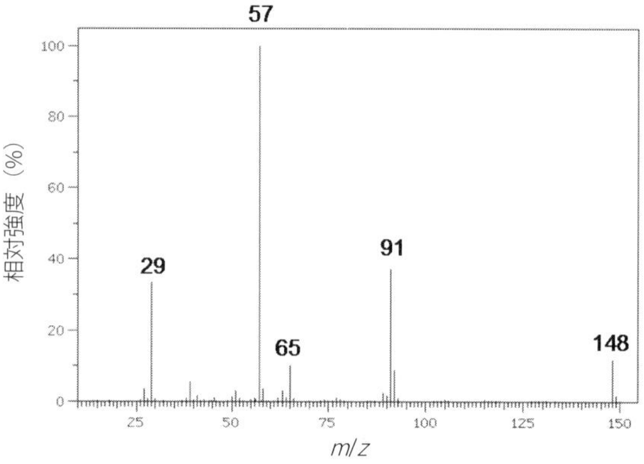

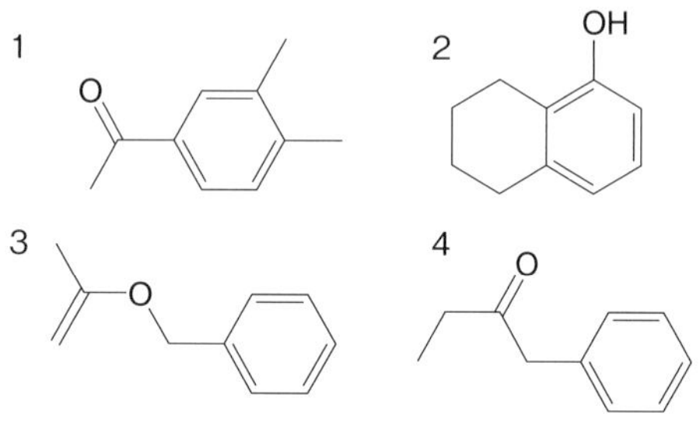

問5（93回改変）次の質量スペクトル（EI-MS）は分子式 $C_9H_9BrO_2$ で表される芳香族化合物 A ～ C のいずれのものであるか．

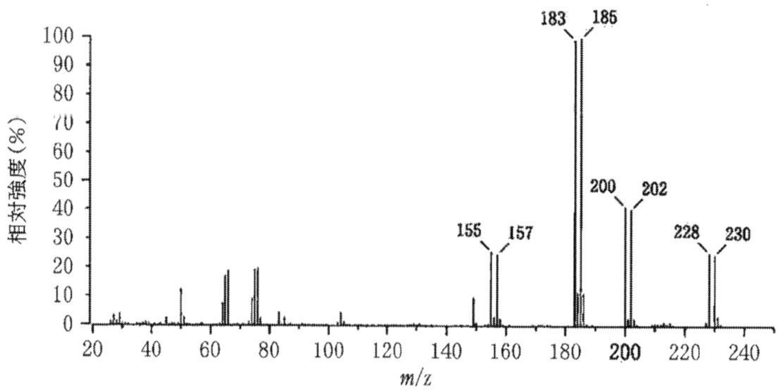

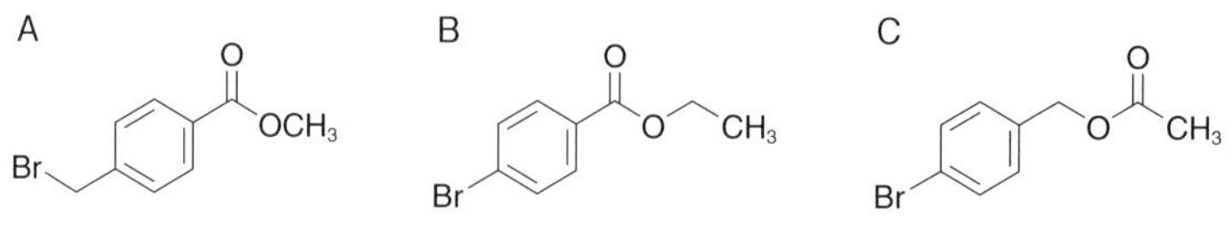

Chap. 2　練習問題（4）

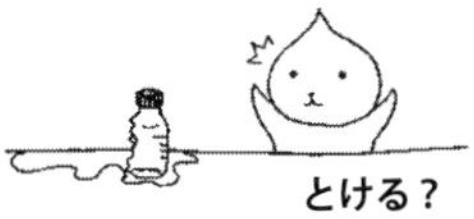

問 6（92回改変）次の質量スペクトル（EI-MS）は次の芳香族化合物 1 ～ 6 のいずれのものであるか．

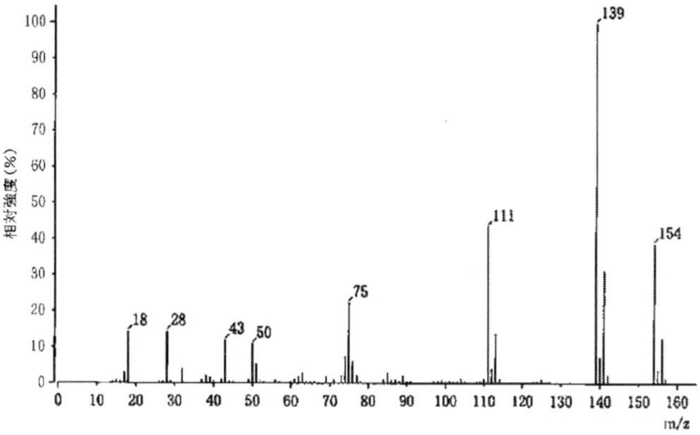

1

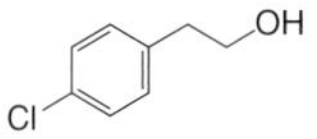

2

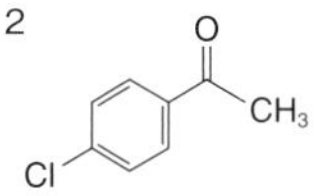

3

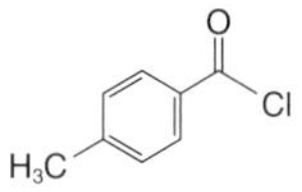

4

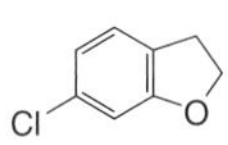

5

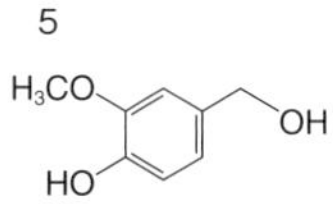

6

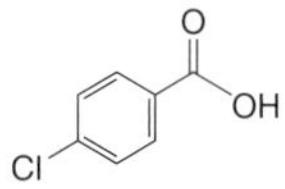

問 7（96回改変）下の図は分子式 $C_9H_{10}O_2$ で表される化合物 A～D のいずれの質量スペクトル（EI-MS）であるか．

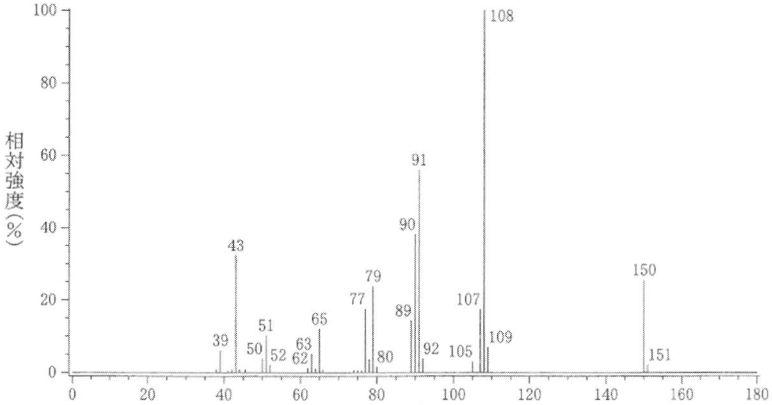

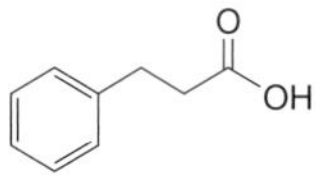

A

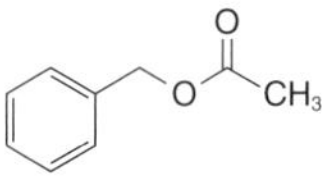

B

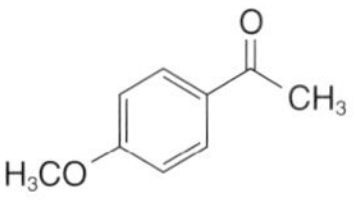

C

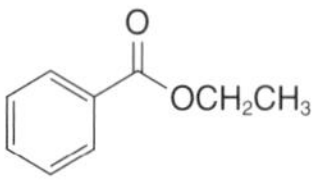

D

Chapter.3

赤外吸収スペクトル測定法

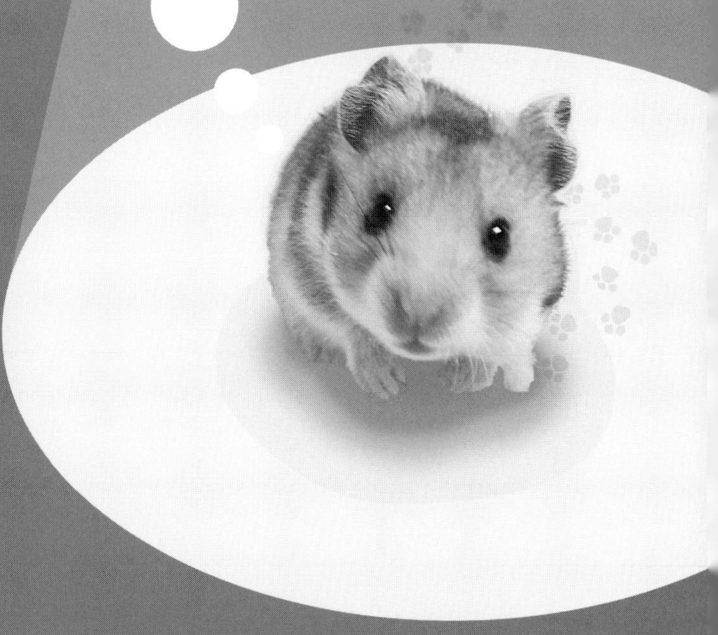

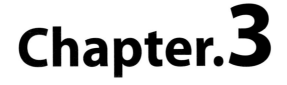

Chap. 3　赤外吸収スペクトル測定法　ー学習のポイントー

3.1　赤外吸収スペクトル測定法での構造解析法について理解しよう

到達目標
- おもな構造（特にO−H 基と C=O 基）の赤外吸収ピークを認識できるようになろう.
- 結合力の強さと両端の原子の質量の変化で赤外吸収波数がどうなるか説明できるようになろう.

【ルール①】
結合力が強くなると，
吸収波数が大きくなる

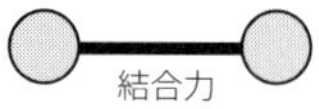

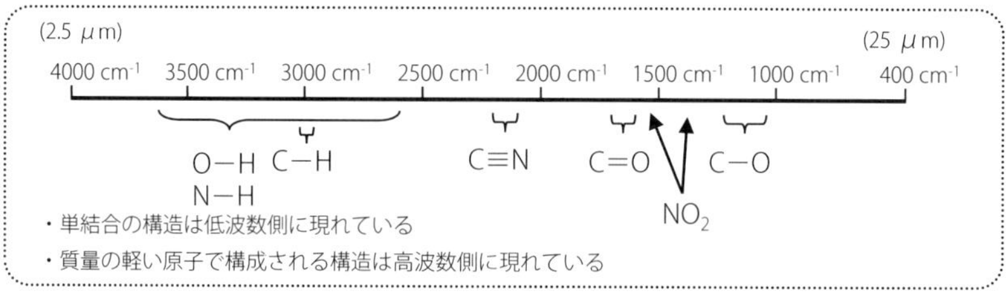

【ルール②】
両端の原子の質量が
大きくなると，
吸収波数が小さくなる

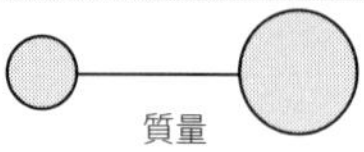

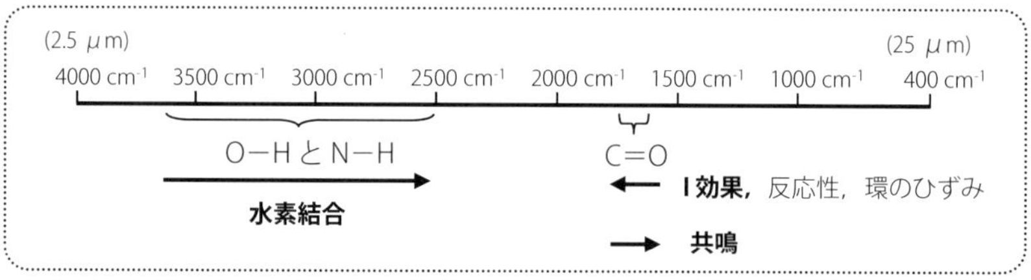

【赤外吸収スペクトル測定法の原理】

赤外線がする仕事

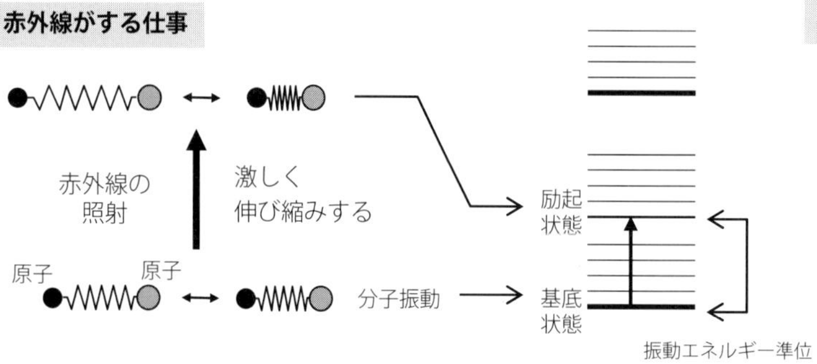

吸収には双極子モーメントの偏りが必要

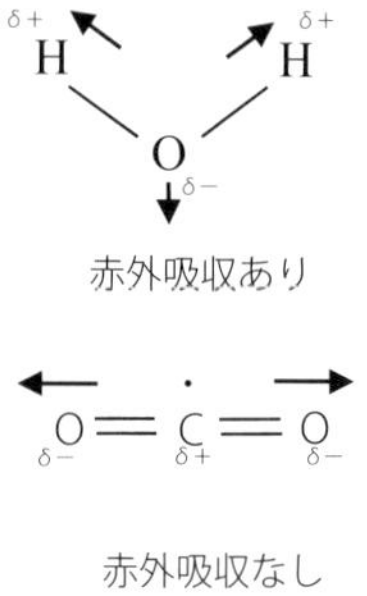

分子振動パターンは複雑

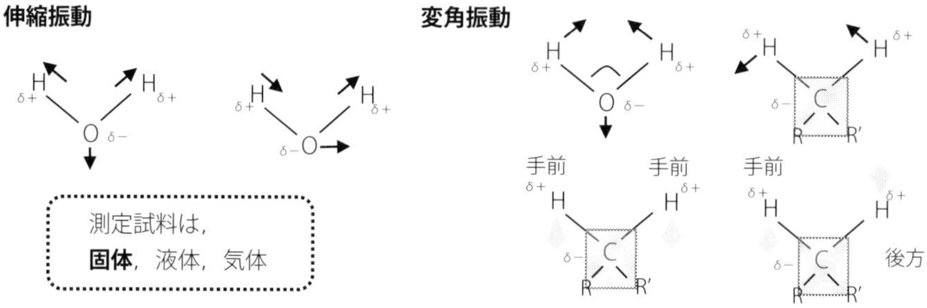

測定試料は，
固体，液体，気体

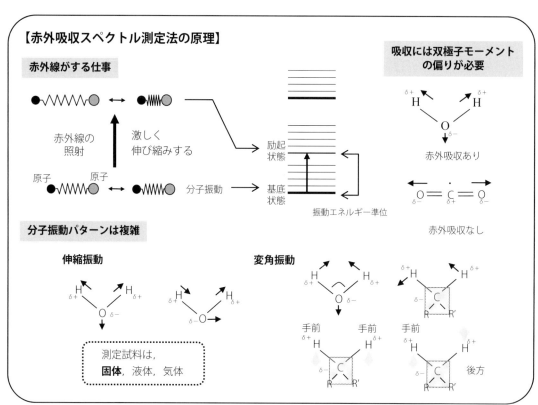

詳しくは「イメージから学ぶ分光分析法とクロマトグラフィー」の Chap. 5 を見てください

3.1　赤外吸収スペクトルでの構造解析法について理解しよう

赤外線は分子振動を激しくすることに使われます．赤外吸収スペクトルは使用された赤外線を波数ごとに表したグラフといえます．スペクトル中のピークから，どんな種類の分子振動があるかがわかります．分子振動と吸収ピーク波数との関係は，2つのルールを理解することで容易に説明できます．また，O－H 基と C=O 基の赤外吸収は，はっきりとしたピークで現れるため詳細な構造解析に使われます．O－H 基の吸収波数とピークの形から水素結合の度合いの強さを知ることができます．C=O 基の吸収波数は I 効果，共鳴効果，環のひずみなどに影響を受けるため，カルボニル基の周りの状況を知ることができます．

代表的な構造の吸収波数を覚えて，赤外吸収スペクトルを解析しよう　3.1.1

赤外吸収スペクトル測定法はどんな官能基があるかを容易に知ることができる方法です．代表的な構造の赤外吸収について見ていきましょう．

しっかり理解

赤外吸収スペクトルの意味を理解しよう

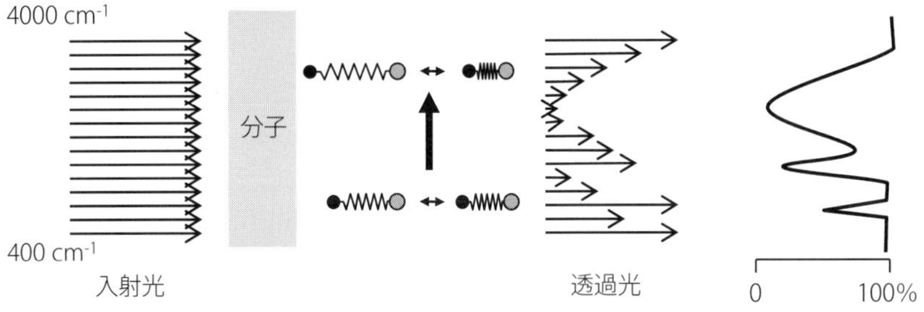

赤外吸収スペクトルから分子振動の種類がわかる

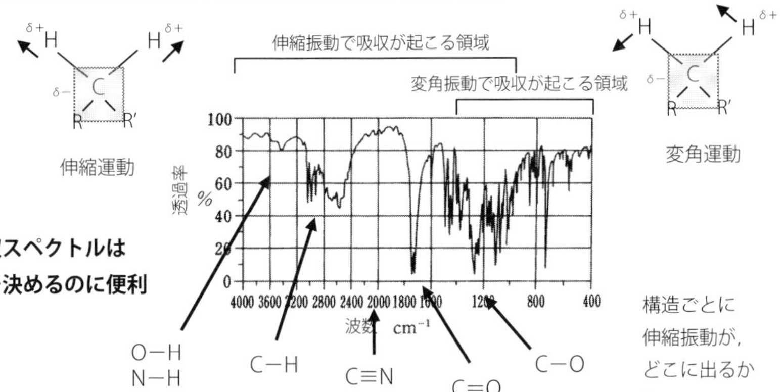

赤外吸収スペクトルは官能基を決めるのに便利

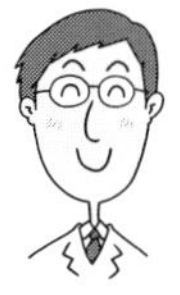

ピークが出る位置（吸収波数）でどんな官能基があるかわかるね．ピークの形も重要な情報だ．

代表的な構造の赤外吸収は覚えておこう

おもな伸縮振動をまとめました

構造解析を効率的に行うためには，ある程度の暗記は必要です

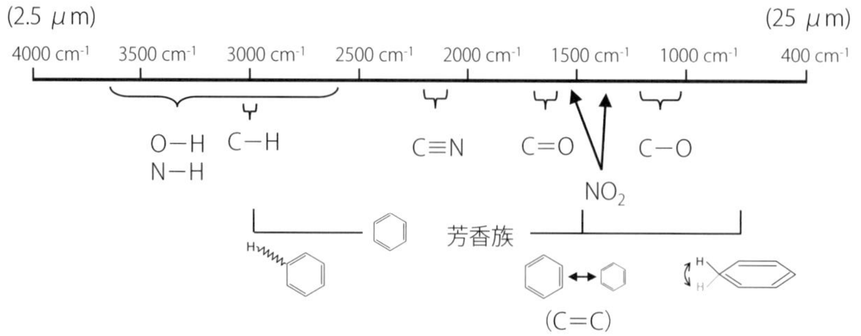

次に代表的な構造の，赤外吸収スペクトルを見ていきましょう

C−H，C=C，芳香族の赤外吸収を確認しよう

（トルエン）

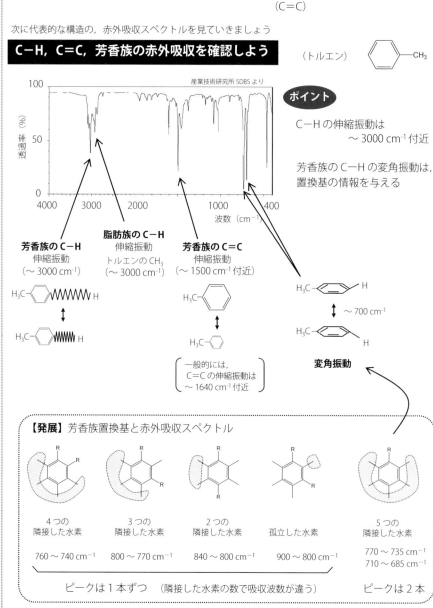

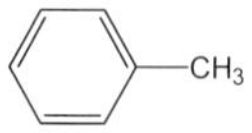

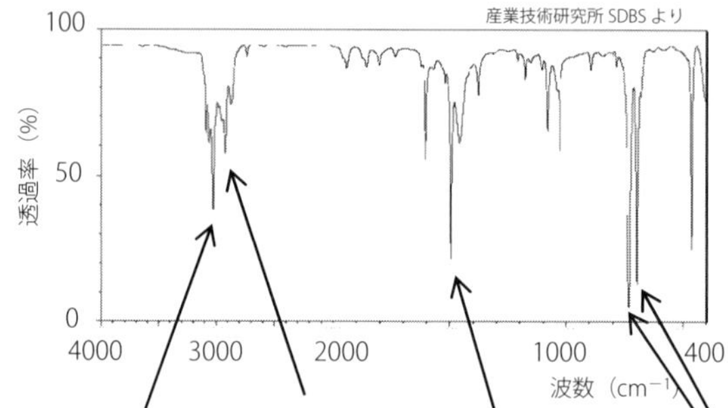

ポイント

C−H の伸縮振動は～ 3000 cm−1 付近

芳香族の C−H の変角振動は，置換基の情報を与える

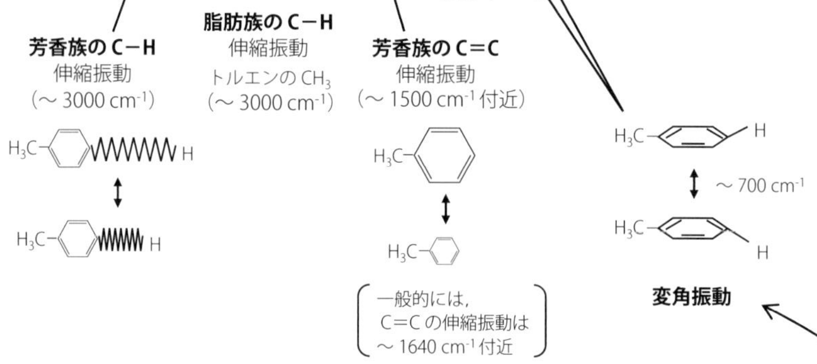

【発展】 芳香族置換基と赤外吸収スペクトル

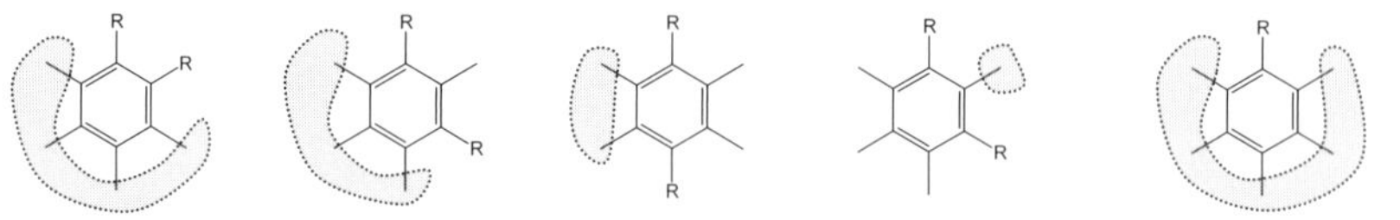

4つの隣接した水素	3つの隣接した水素	2つの隣接した水素	孤立した水素	5つの隣接した水素
760～740 cm−1	800～770 cm−1	840～800 cm−1	900～800 cm−1	770～735 cm−1 710～685 cm−1

ピークは1本ずつ（隣接した水素の数で吸収波数が違う）　　ピークは2本

NH_2 の赤外吸収を確認しよう

アミノ基の吸収

（アニリン）

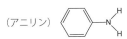

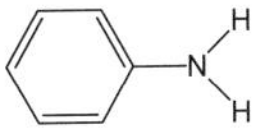

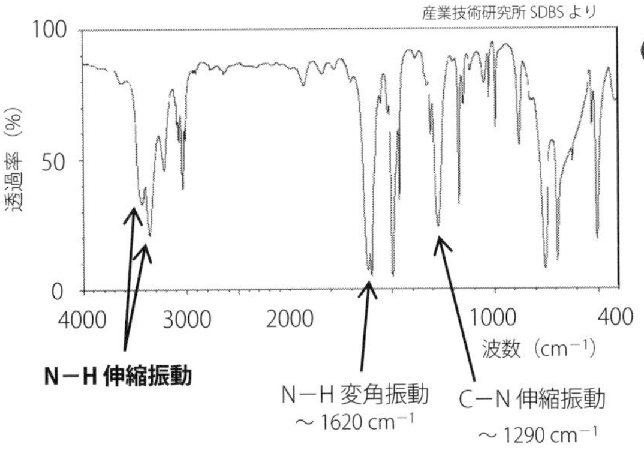

ポイント

N−H の伸縮振動は，
～ 3000 cm^{-1} を中心に現れるが，
水素結合の度合いで位置は変わる

ピークの幅は比較的広い

NH_2 の伸縮振動は，
対称伸縮と逆対称伸縮があるので
2 つのピークが現れる

NO_2 の赤外吸収を確認しよう

ニトロ基の吸収

（ニトロベンゼン）

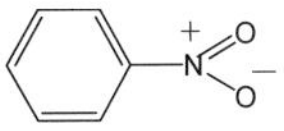

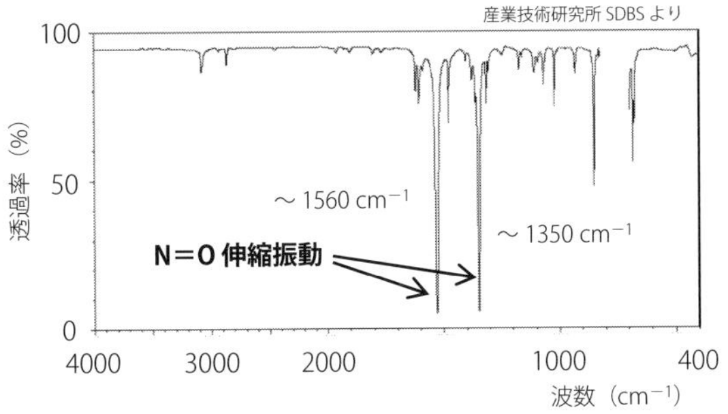

ポイント

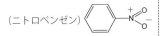

NO_2 の伸縮振動には，
対称伸縮と逆対称伸縮があるので
2 つのピークが現れる

（～ 1560 cm^{-1} と ～ 1350 cm^{-1}）

C≡N の赤外吸収を確認しよう

ニトリル基の吸収

（ベンゾニトリル）

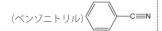

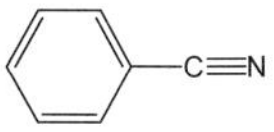

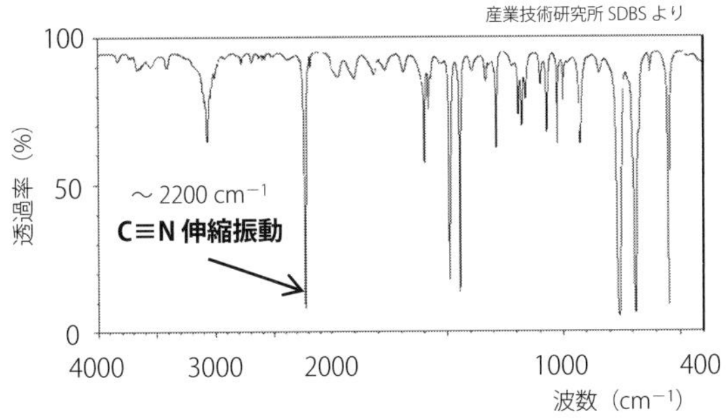

ポイント

C≡N 伸縮振動は，
～ 2200 cm^{-1} に現れる

C−H の変角振動の赤外吸収を確認しよう

（シクロヘキサン）

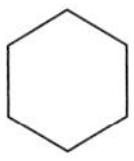

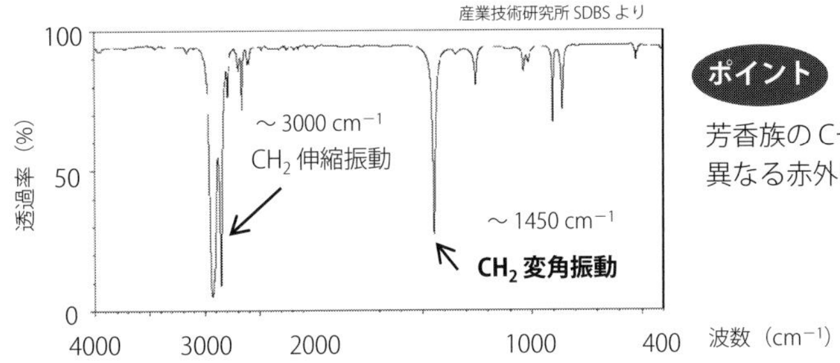

ポイント

芳香族の C−H の変角振動とは
異なる赤外吸収をもつ

3.1.2 O−H と C=O の赤外吸収ピークはスペクトル解析で重要情報を与えます

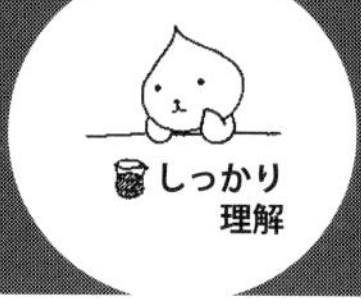

O−H 基と C=O 基は，はっきりと認識できるピークで現れます．そのため詳細な構造解析に役立ちます．

O−H，C−O，C=O の赤外吸収を確認しよう

（安息香酸）

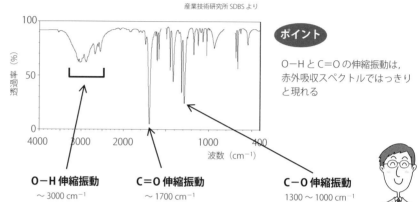

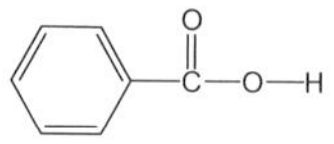

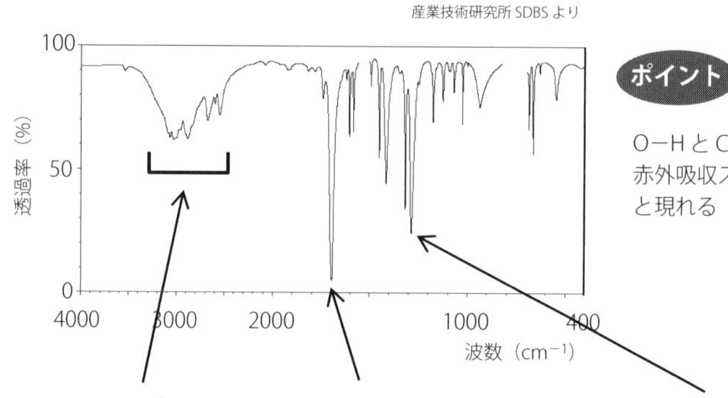

ポイント

O−H と C=O の伸縮振動は，赤外吸収スペクトルではっきりと現れる

O−H 伸縮振動
〜 3000 cm^{-1}

C=O 伸縮振動
〜 1700 cm^{-1}

C−O 伸縮振動
1300 〜 1000 cm^{-1}

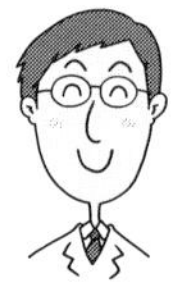

ポイント

O−H の伸縮振動は幅広いピークになる

ピークの吸収波数とピークの形状

⇩

水素結合の強さがわかる

ポイント

C=O の伸縮振動は特にはっきりとしたピークになる

ピークの吸収波数
ピークの数

⇩

カルボニル基の数や置かれている状態がわかる

O−H，C=O，C−O の吸収波数は暗記しておきましょう．

水素結合

O−H のピークで水素結合の強さがわかる

ピークの現れる位置と形が変化する

低波数側にシフトする理由については後で紹介するね．

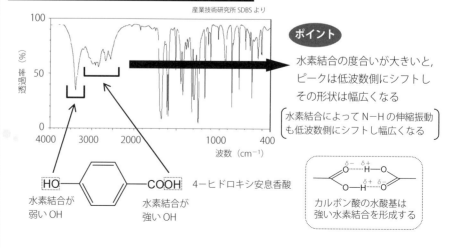

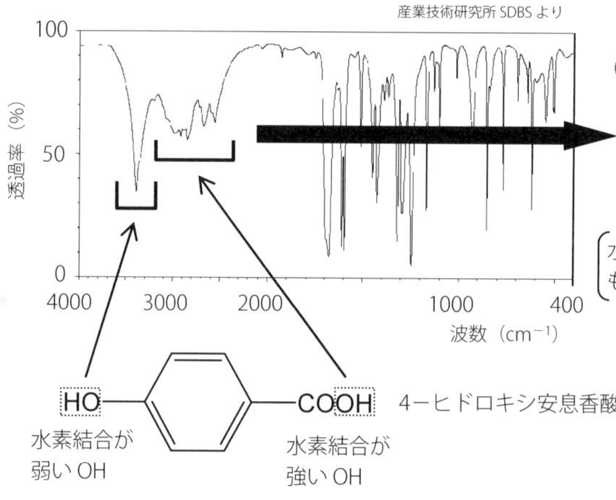

4−ヒドロキシ安息香酸

ポイント

水素結合の度合いが大きいと，ピークは低波数側にシフトしその形状は幅広くなる

（水素結合によって N−H の伸縮振動も低波数側にシフトし幅広くなる）

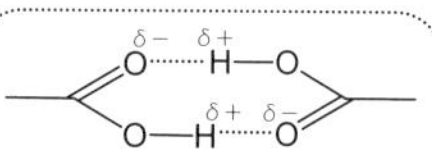

カルボン酸の水酸基は強い水素結合を形成する

ピークの現れる位置でカルボニル基が置かれている状況がわかる

電子吸引性

①〜③の理由については，後で説明するね.

① R−CO−X において，X 基の電子吸引性が強いほど，C=O は高波数側に現れる

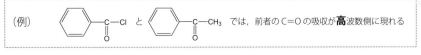

（例）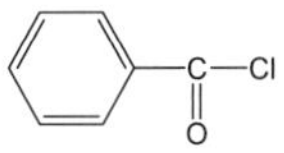 と 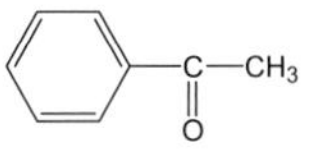 では，前者の C=O の吸収が**高**波数側に現れる

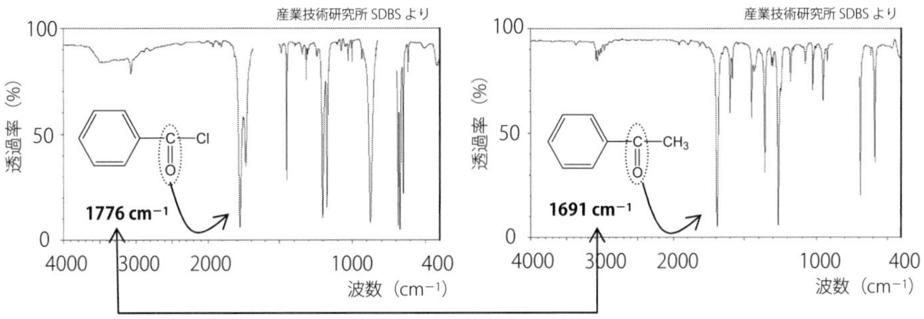

Cl（ハロゲン）の電子吸引性が強いので，高波数側にピークが現れる

共鳴効果

② 共鳴効果により，C=O は低波数側に現れる

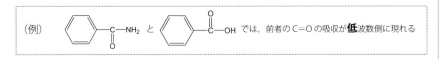

（例）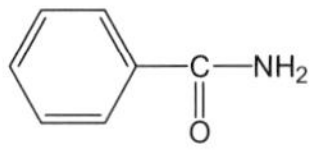 と 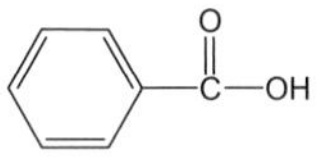 では，前者の C=O の吸収が**低**波数側に現れる

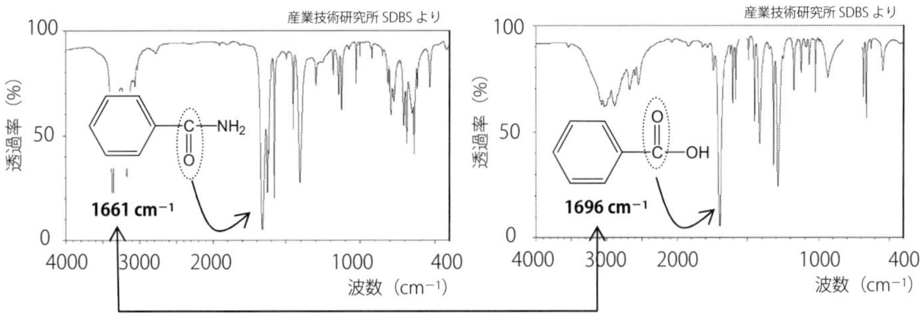

アミドの共鳴効果で，低波数側にピークが現れる

③ カルボン酸誘導体の反応性が大きいと C=O の吸収波数も大きい

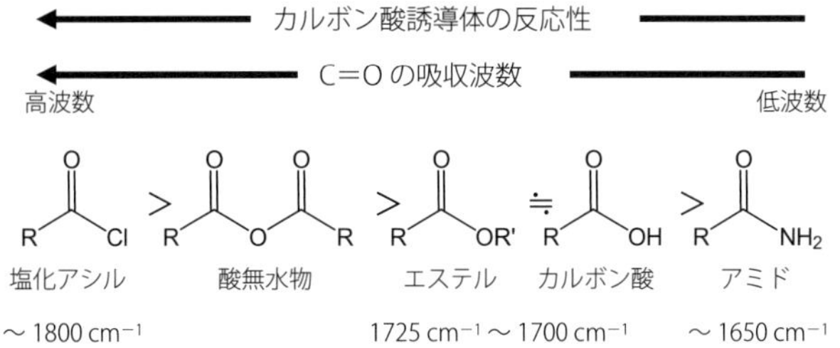

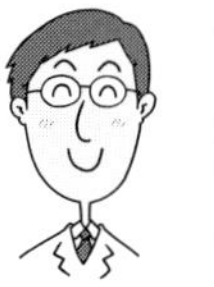

カルボニル基（C=O）の赤外吸収は置かれている状況で変化し，おおよそ 1840 cm⁻¹ 〜 1650 cm⁻¹ の間に現れるね.

④ 環のサイズが小さくなると，C=O は高波数側に現れる

ラクトン環

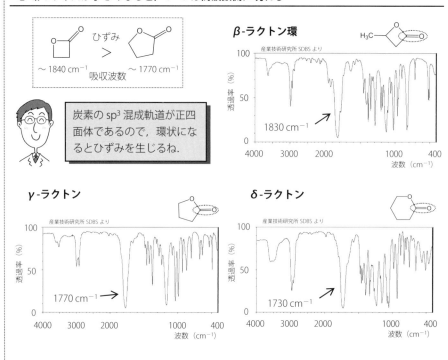

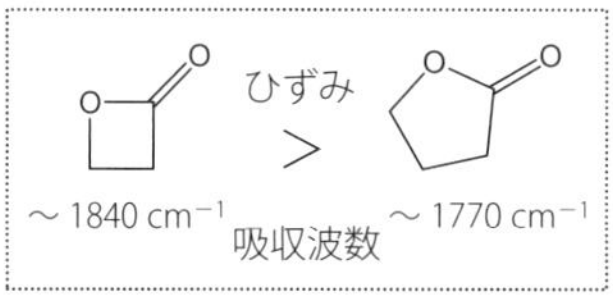

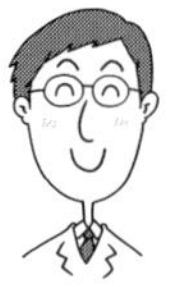

炭素の sp³ 混成軌道が正四面体であるので，環状になるとひずみを生じるね．

β-ラクトン環

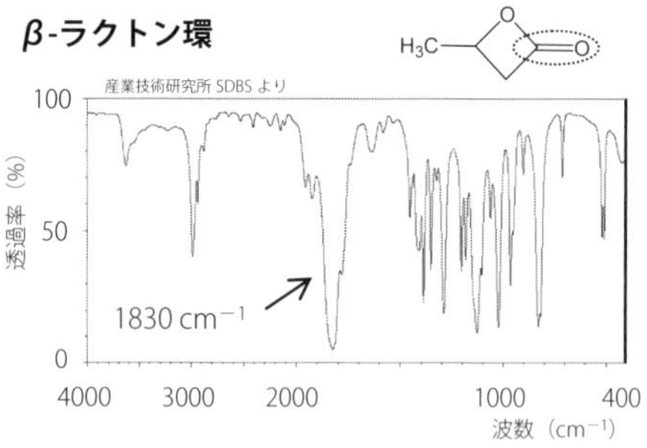

γ-ラクトン

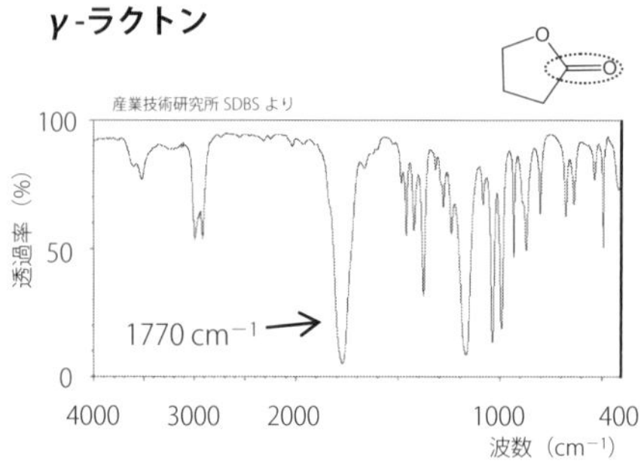

δ-ラクトン

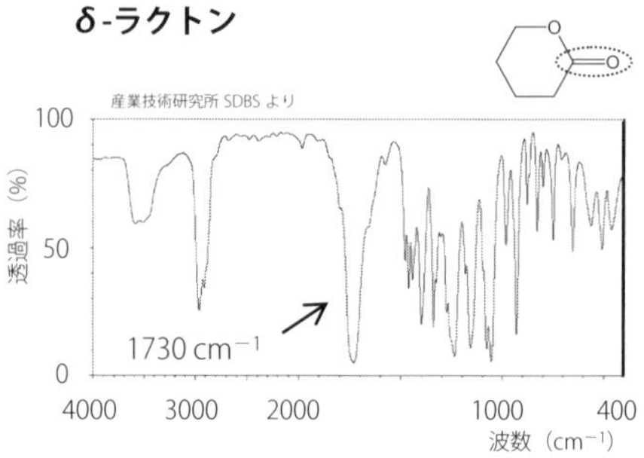

3.1.3 2つのルールを理解することでスペクトル解析の原理を考えよう

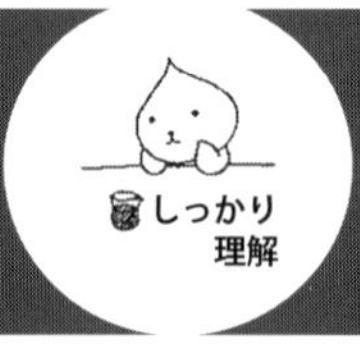

ここで紹介する 2 つのルールを駆使すれば，赤外吸収スペクトルの特徴を簡単に理解できるようになります．

結合力と両端の原子質量に注目して波数との関係をルール化しよう

ルール①　結合力が強くなると，吸収波数が大きくなる

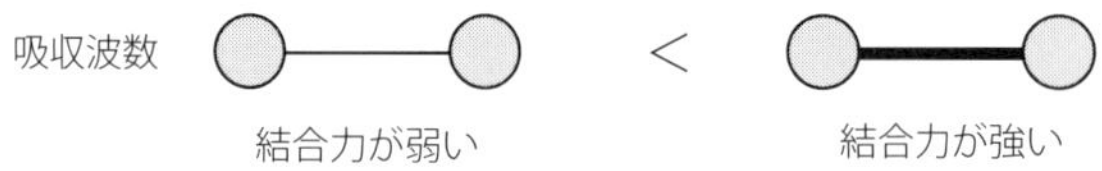

（例）単結合と二重結合とを比べると，二重結合のほうが吸収波数が大きい

ルール②　両端の原子の質量が大きくなると，吸収波数が小さくなる

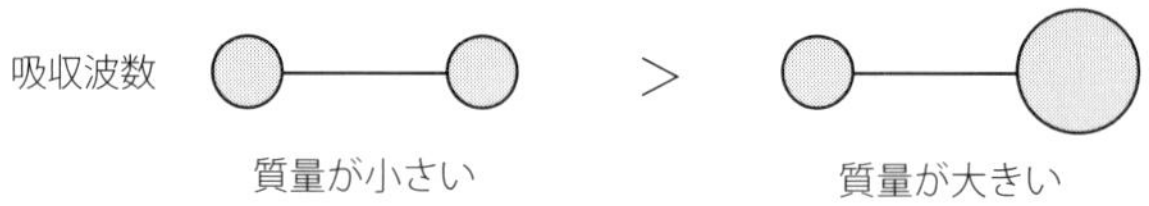

（例）C−H と C−O とを比べると，C−O のほうが吸収波数が小さい

この2つのルールはフックの法則で理解できる

式で考えてみよう

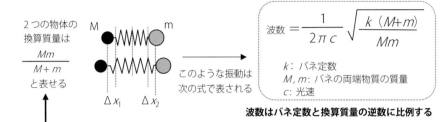

2つの物体の換算質量は $\frac{Mm}{M+m}$ と表せる

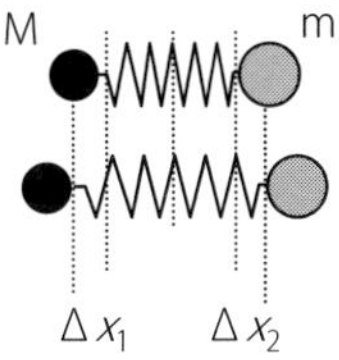

→ このような振動は次の式で表される

$$\text{波数} = \frac{1}{2\pi c}\sqrt{\frac{k\ (M+m)}{Mm}}$$

k：バネ定数
M, m：バネの両端物質の質量
c：光速

波数はバネ定数と換算質量の逆数に比例する

⇩

ルール① → 吸収波数はバネ定数（結合力）に比例

ルール② → 吸収波数は換算質量（両端の重さ）に反比例

$M = 1$，$m = 1$　→　$1/2 = 0.5$

$M = 2$，$m = 1$　→　$2/3 = 0.66\cdots$

両端の質量が大きくなると換算質量も大きくなる

実際の例で2つのルールを確認しよう

$\text{波数} = \frac{1}{2\pi c}\sqrt{\frac{k\ (M+m)}{Mm}}$ で考える

（例1）単結合，二重結合，三重結合の赤外吸収　← ルール①

① C−O　1000～1300 cm^{-1}
② C=O　～1700 cm^{-1}
（①→②：$\sqrt{2}$ 倍）

① C−C　800～1200 cm^{-1}
② C=C　～1640 cm^{-1}
③ C≡C　～2200 cm^{-1}
（①→②：$\sqrt{2}$ 倍，②→③：$\sqrt{2}$ 倍）

おおよそ $\sqrt{2}$ 倍で大きくなっていく

→ 結合数が増えるとバネ定数 k が増加する．バネ定数が2倍になると波数は $\sqrt{2}$ 倍になる

（例2）C−Hの水素が重水素に置き換わる（重水素化）ときの赤外吸収　← ルール②

重水素化

① C−H　～3000 cm^{-1}
② C−D　～2100 cm^{-1}
（おおよそ $\frac{1}{\sqrt{2}}$ 倍）

両端の原子の質量が大きくなるので，
吸収波数は小さくなる →（換算質量の逆数の平方根）

	$\frac{M+m}{Mm}$		通分	比をとる	$\sqrt{\text{比}}$	吸収波数
C−H（原子量1）	$\frac{13}{12}$	=	$\frac{156}{144}$	1	1	～3000 cm^{-1}
C−D（原子量2）	$\frac{14}{24}$	=	$\frac{84}{144}$	0.54	0.73	～2100 cm^{-1}
C−C（原子量12）	$\frac{24}{144}$	=	$\frac{24}{144}$	0.15	0.39	800～1000 cm^{-1}

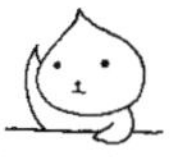
教えてください

結合力が強くなると波数はどうなるんだったっけ？
2つのルールを簡単，確実に覚える方法はないのですか？

（答）右の3つの構造の吸収波数を覚えておくと，いつでも思い出せるよ．

結合力の関係 → ①と②を比較
両端の原子質量の関係 → ①と③を比較

① C−O　1000～1300 cm^{-1}
② C=O　～1700 cm^{-1}
③ C−H　～3000 cm^{-1}

2つのルールでこれまでの現象を理解しよう

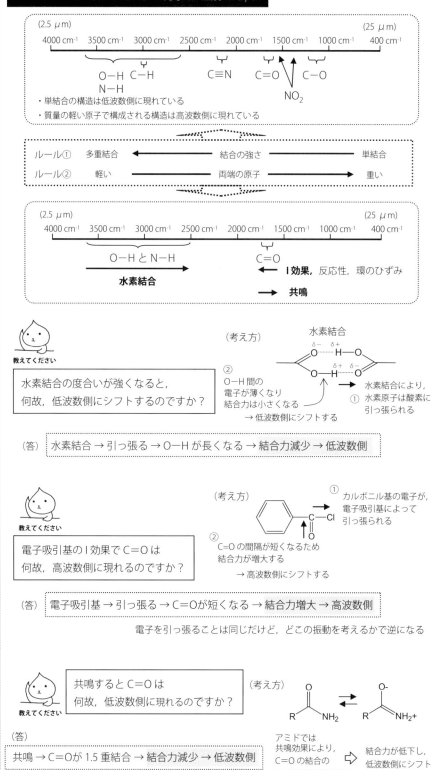

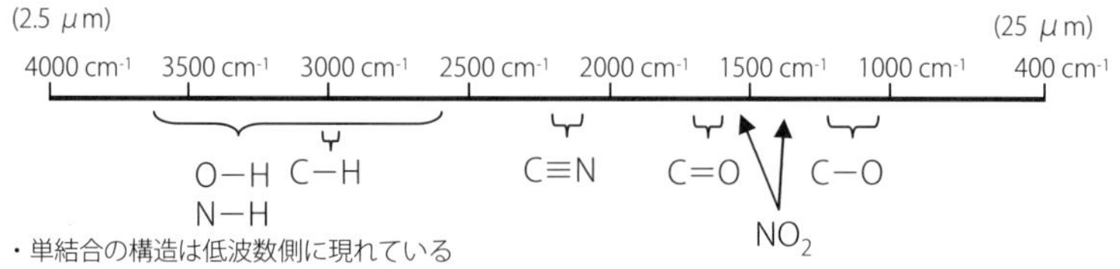

・単結合の構造は低波数側に現れている
・質量の軽い原子で構成される構造は高波数側に現れている

ルール①	多重結合	←	結合の強さ	単結合
ルール②	軽い	→	両端の原子	重い

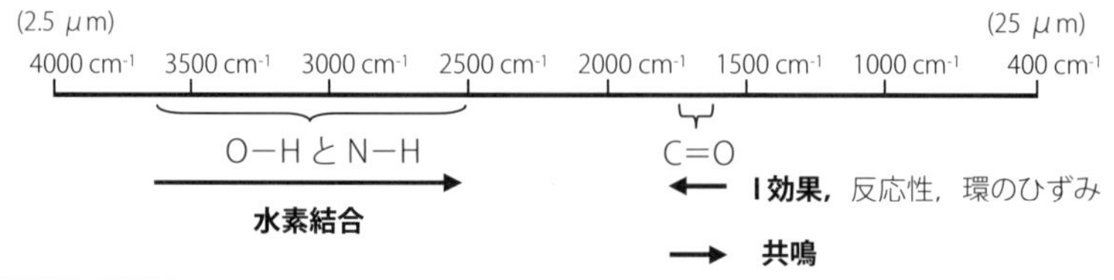

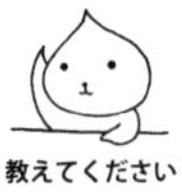

水素結合の度合いが強くなると，
何故，低波数側にシフトするのですか？

（考え方）

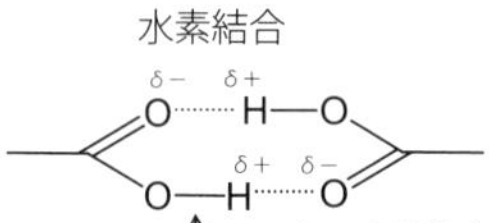

② O−H 間の電子が薄くなり結合力は小さくなる
→ 低波数側にシフトする

① 水素結合により，水素原子は酸素に引っ張られる

（答）水素結合 → 引っ張る → O−H が長くなる → 結合力減少 → 低波数側

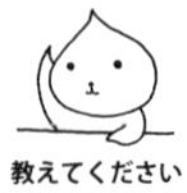

電子吸引基の I 効果で C=O は
何故，高波数側に現れるのですか？

（考え方）

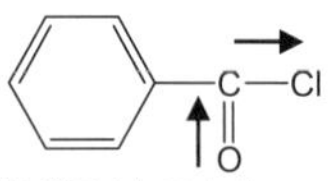

① カルボニル基の電子が，電子吸引基によって引っ張られる

② C=O の間隔が短くなるため結合力が増大する
→ 高波数側にシフトする

（答）電子吸引基 → 引っ張る → C=O が短くなる → 結合力増大 → 高波数側

電子を引っ張ることは同じだけど，どこの振動を考えるかで逆になる

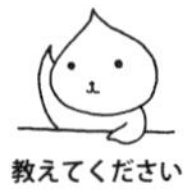

共鳴すると C=O は
何故，低波数側に現れるのですか？

（考え方）

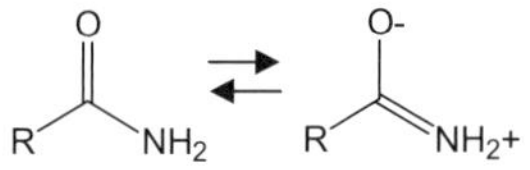

アミドでは
共鳴効果により，
C=O の結合の
二重結合性が弱まる
⇨ 結合力が低下し，低波数側にシフト

（答）

共鳴 → C=O が 1.5 重結合 → 結合力減少 → 低波数側

Chap. 3　練習問題（1）

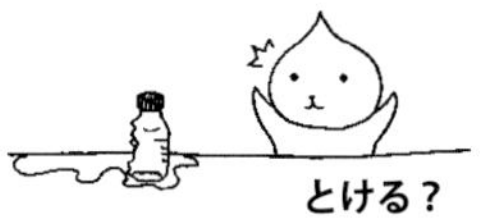

問1　赤外吸収スペクトルに関する次の文章の正誤を答えよ。

1. 赤外線は分子振動によって双極子モーメントが変化するときに吸収される.
2. 単結合 C−C の 吸収は，二重結合 C=C の吸収よりも高波数側に現れる.
3. 原子番号が大きい原子間の吸収ほど高波数側に現れる.
4. 水素結合の影響が大きい O−H では，高波数側に吸収ピークが現れる.
5. 分子内の水素結合による O−H のピークの波数シフトは，物質の濃度に依存する.
6. O−H を重水素化すると，吸収波数はもとのピークの半分の値になる.
7. 安息香酸の C=O の吸収は，アミドの C=O の吸収よりも高波数側に現れる.
8. β-ラクトン環の C=O の吸収は，γ-ラクトン環の C=O の吸収よりも高波数側に現れる.
9. $^{13}CO_2$ の逆対称伸縮振動は $^{12}CO_2$ と比べ低い波数側に検出される.

問2　赤外吸収スペクトル a 〜 c と化合物 ア 〜 ウ を正しく組み合わせよ.

（ア）

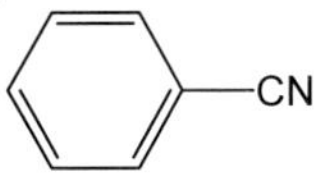

（イ）

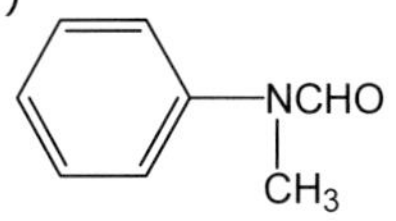

（ウ）

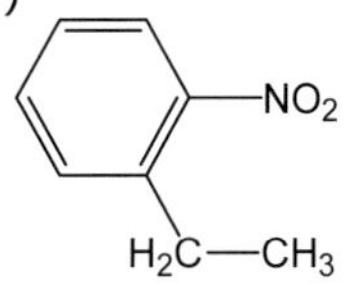

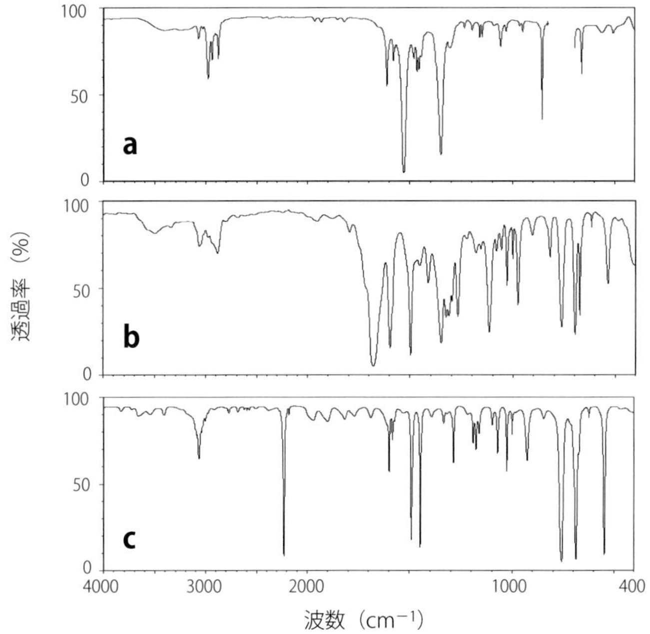

Chap. 3　練習問題（2）

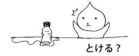

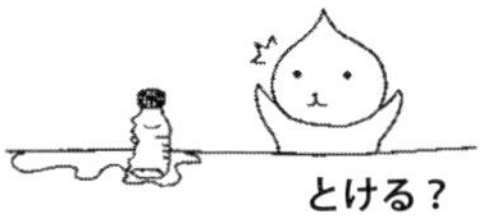

問 3　赤外吸収スペクトル a・b と化合物 ア・イ を正しく組み合わせよ．

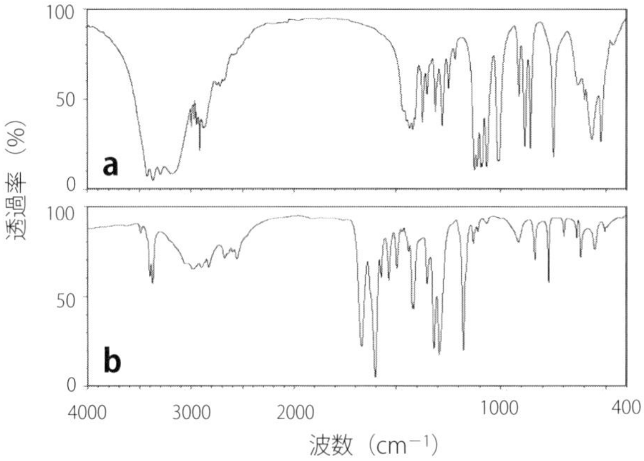

（ア）

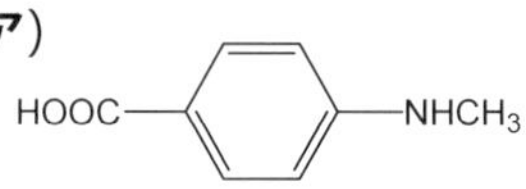

（イ）

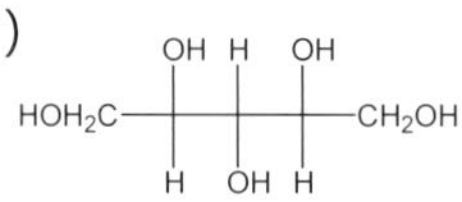

問 4　赤外吸収スペクトル ア～エ と医薬品 a～d とを組み合わせなさい．

（国家試験過去問題改）

ア

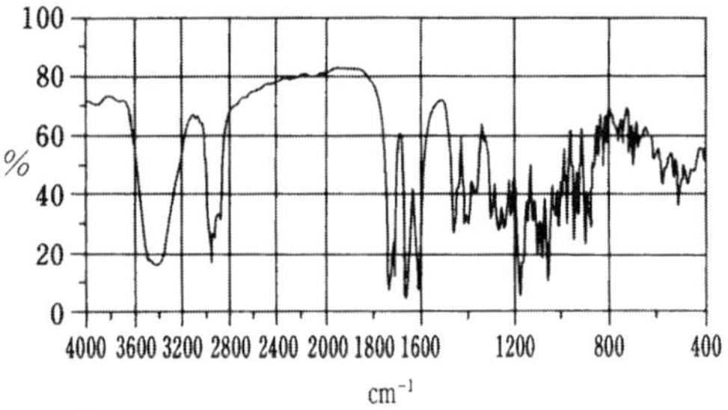

イ

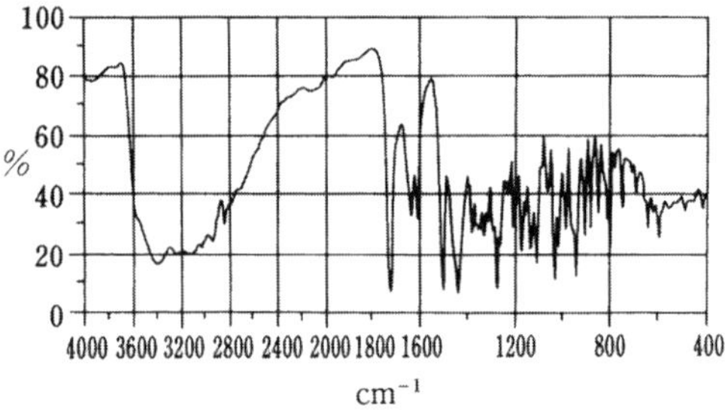

ウ

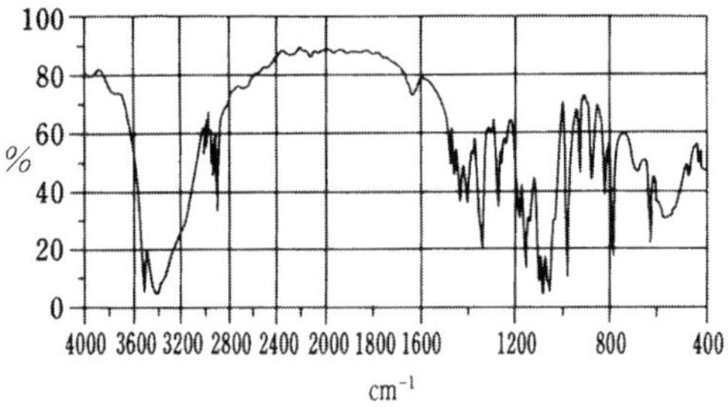

エ

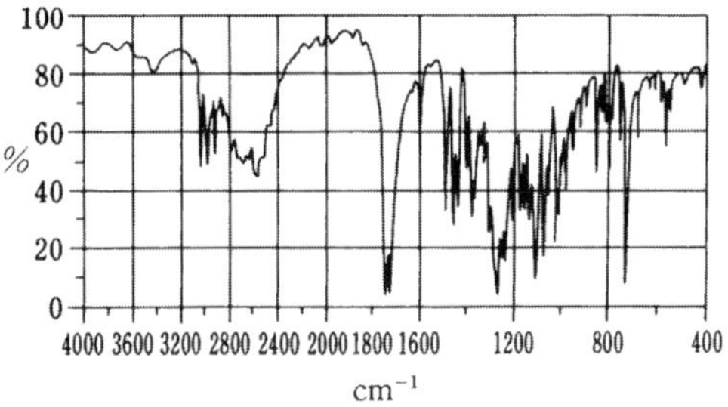

a

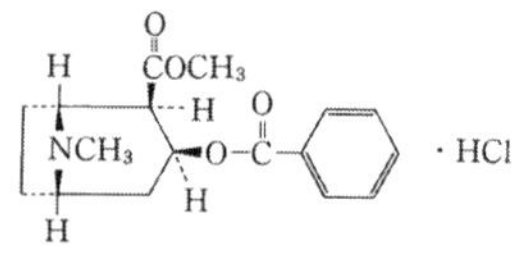

b

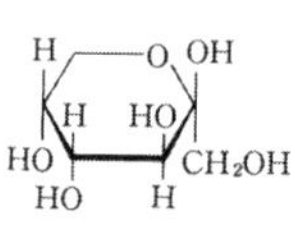

c

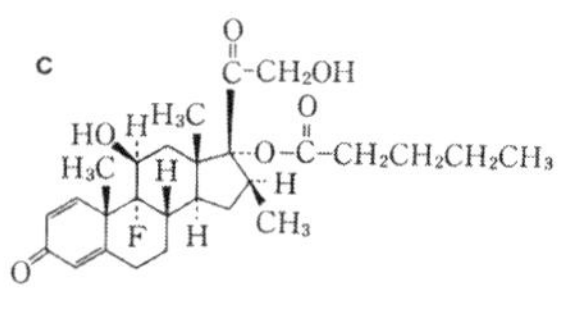

d

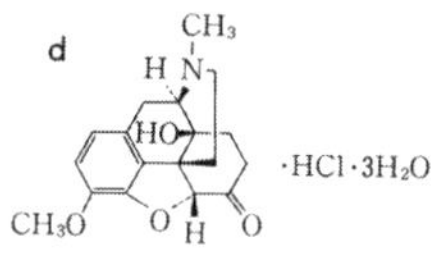

Chap. 3　練習問題（3）

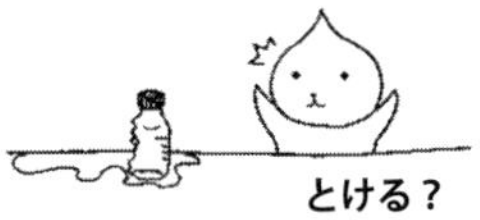

問 5　（101回国家試験改変）プレドニゾロンの赤外吸収スペクトル中のA～Dのピークの説明として適切なものを，下のア～オから１つずつ選べ.

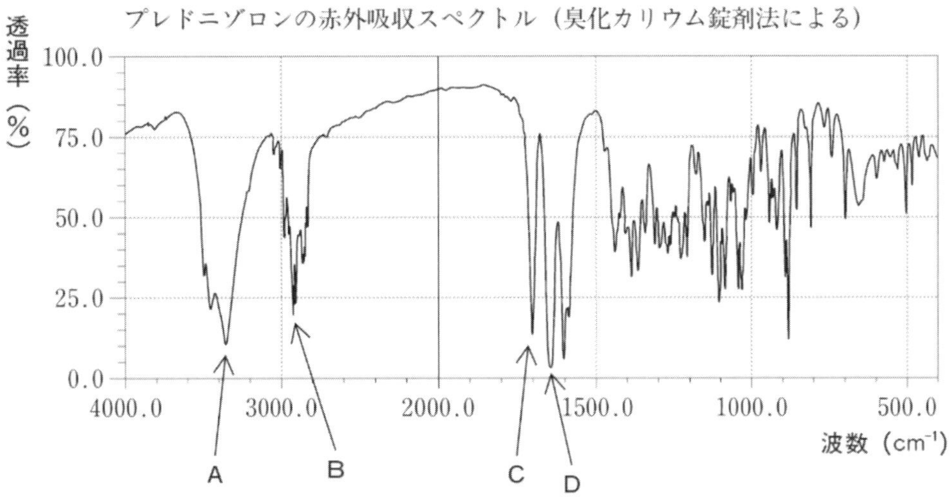

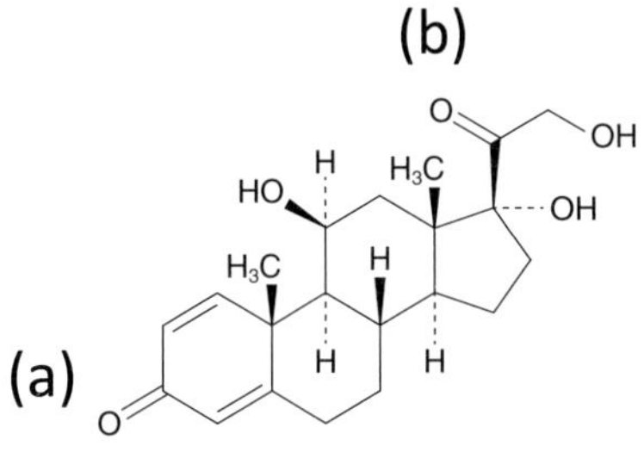

プレドニゾロン

ア　ヒドロキシ基に由来する

イ　C－O単結合に由来する

ウ　カルボニル基(a)に由来する

エ　カルボニル基(b)に由来する

オ　C－H結合に由来する

Chap. 3　練習問題（4）

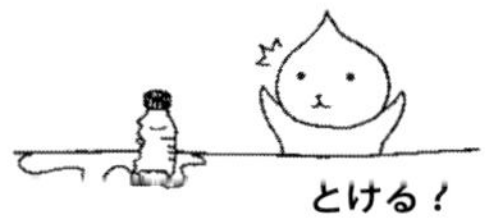

問 6　赤外吸収スペクトル a ～ c と化合物 ア ～ ウ を正しく組み合わせよ.

（ア）

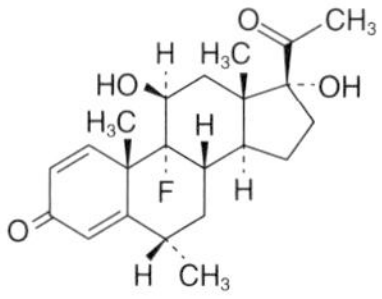

（イ）

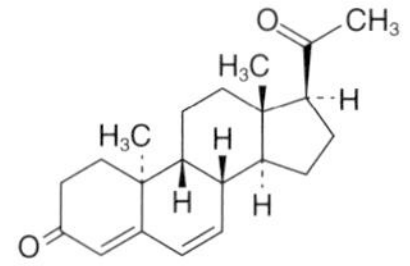

（ウ）

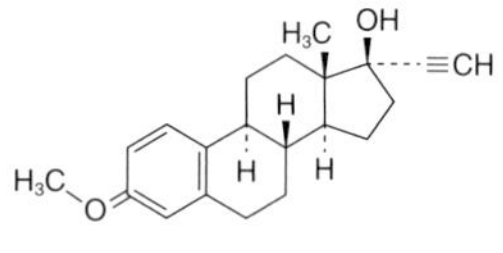

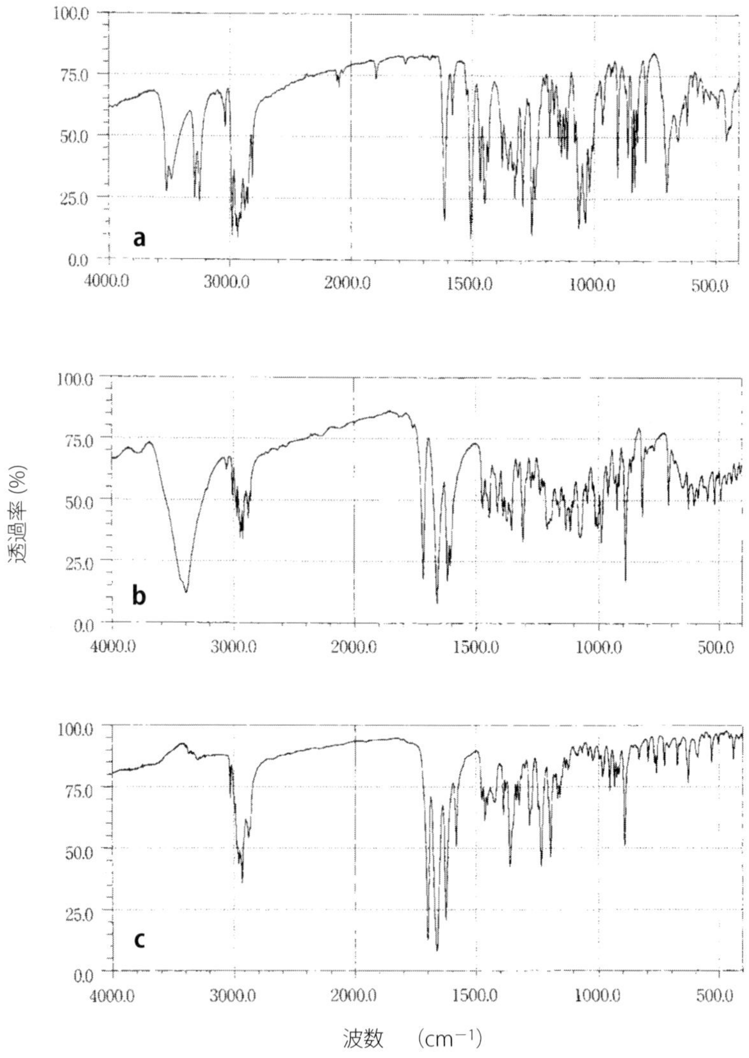

Chap. 3　練習問題（5）

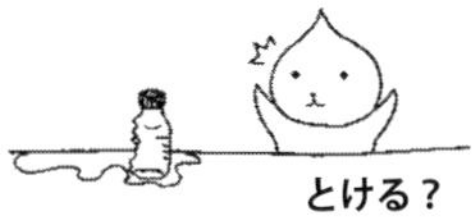

問 7　赤外吸収スペクトル a ～ c と化合物 ア ～ ウ を正しく組み合わせよ.

（ア）

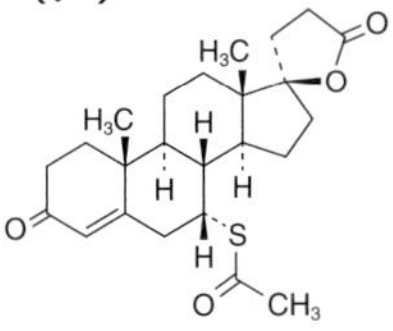

（イ）

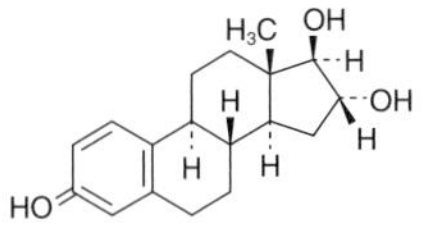

（ウ）

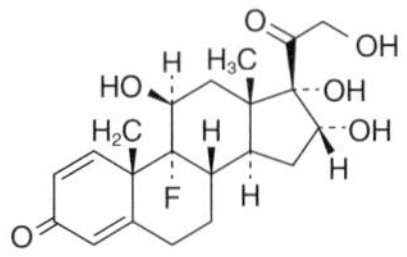

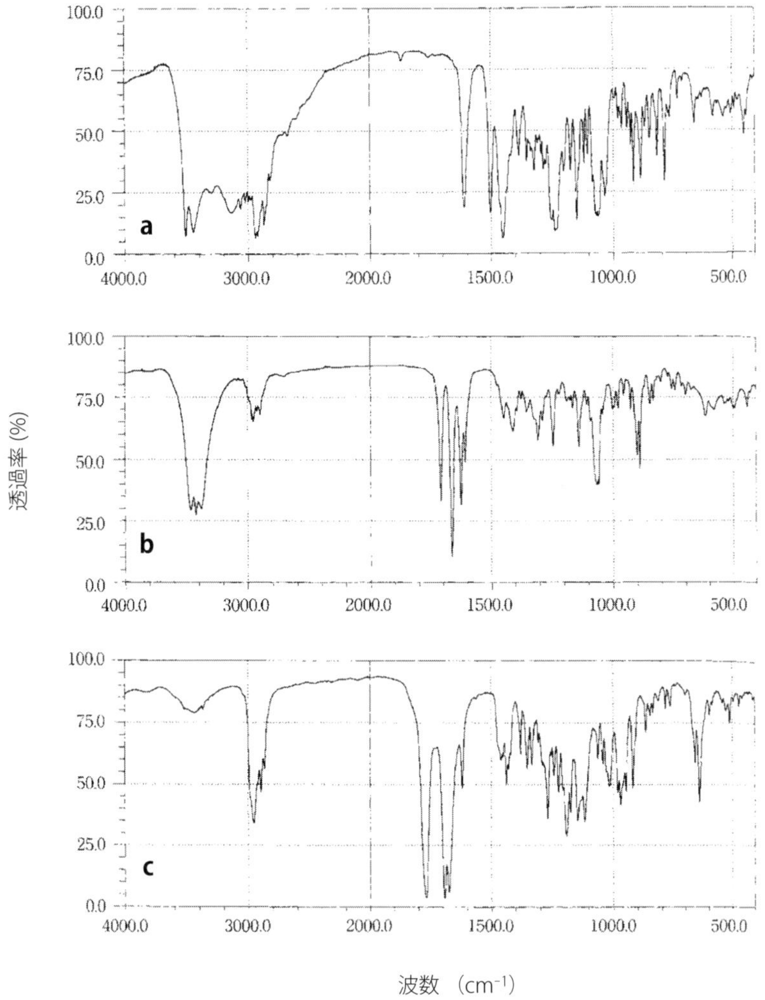

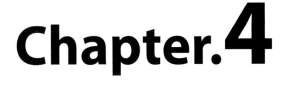

Chapter.4

構造解析
—総合演習問題—

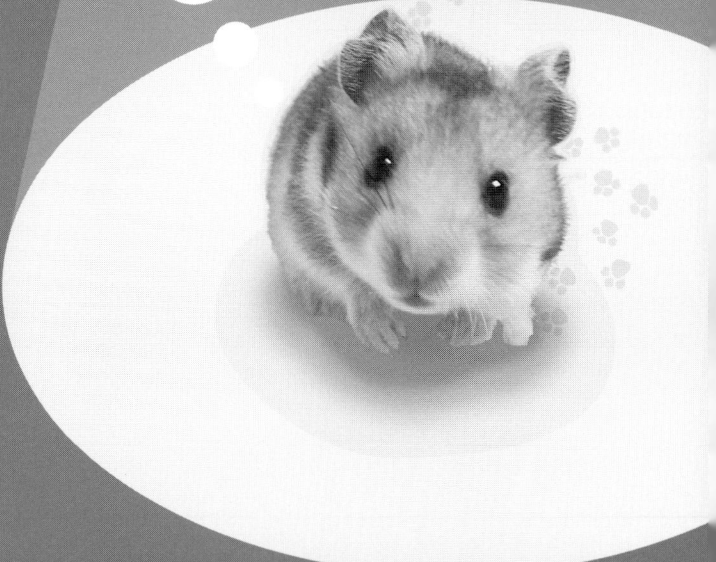

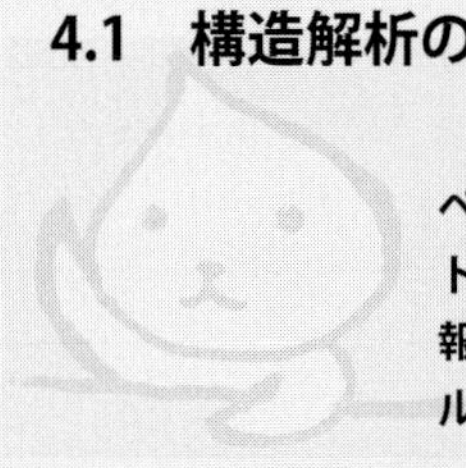

4.1　構造解析の総合問題でスペクトルを解読する力をつけよう

これまで3つの構造解析法（核磁気共鳴スペクトル測定法，質量分析法，赤外吸収スペクトル測定法）の原理やスペクトルの読み方を学習してきました．この章ではスペクトルを解析して測定化合物の構造を明らかにする実践的な訓練を通じて，スペクトル情報がどんな意味をもつかを体感しましょう．ひとつひとつのピースをはめていってパズルを完成したときのような喜びが実感できることを期待しています．

4.1.1　スペクトル解析に必要な事項をまとめてみよう

赤外吸収スペクトル解析のために

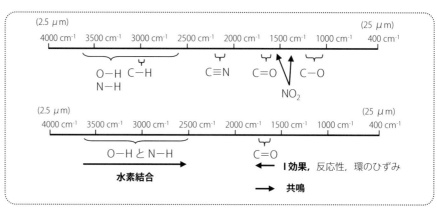

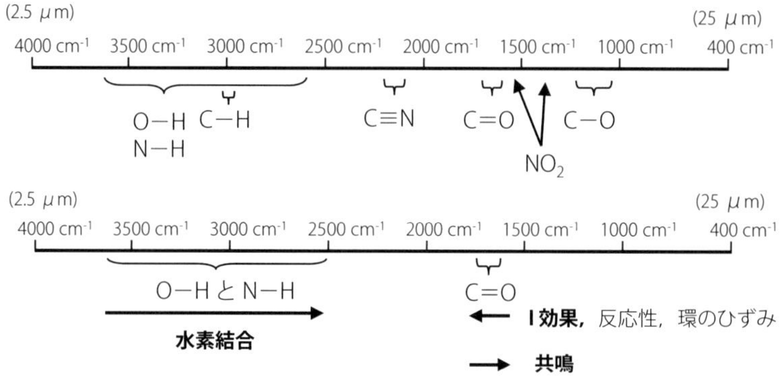

核磁気共鳴スペクトル（^{1}H-NMR）解析のために

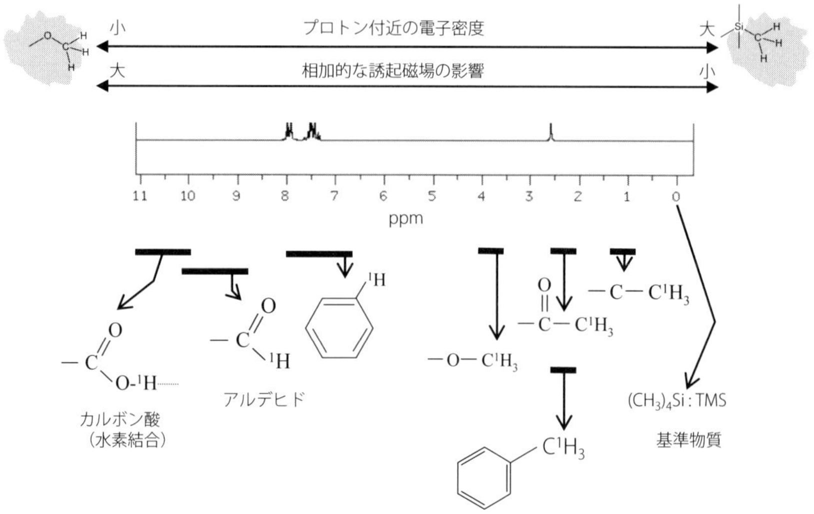

質量スペクトル（EI-MS）解析のために

1）ヘテロ原子の隣の α 結合の切断

2）ベンゼン（*m/z*77 と *m/z*51）と ベンジル（*m/z*91 と *m/z*65）の特異的ピーク

3）マクラファティー転位とオニウム反応

問 1　分子式 C_6H_{12} で表される化合物について，^{1}H-NMR スペクトルを測定した．これらのスペクトル I，II，III から推定されるそれぞれの化学構造を示しなさい．ただし，スペクトル I では 2 つの化学構造を示しなさい．

スペクトルは産業技術研究所 SDBS より

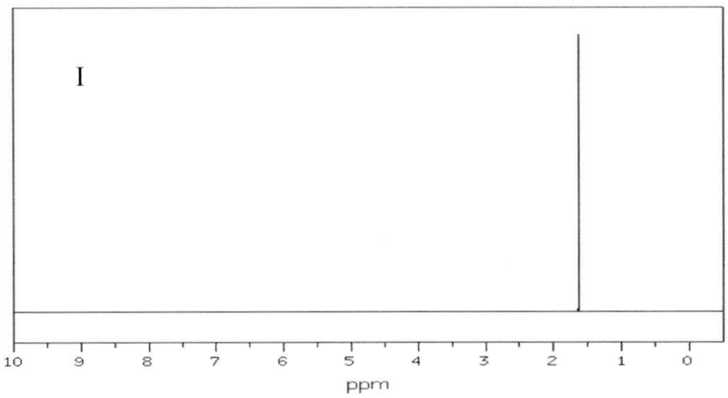

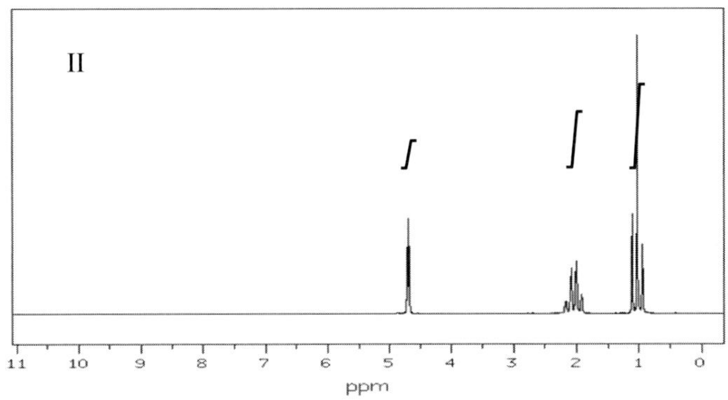

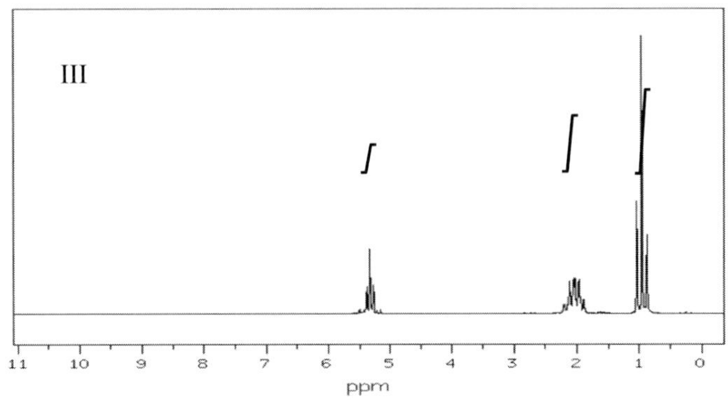

構造解析
総合問題

問 1

解説p159

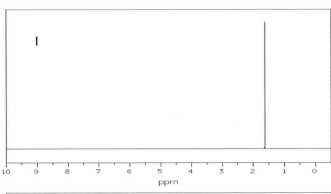

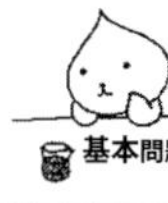

^{1}H-NMR スペクトル解析は，構造解析総合問題を解くために最も重要です．
まずは NMR の問題を解いてウォーミングアップしましょう．

構造解析
総合問題
問２

解説p160

問２　次のスペクトルから，予想できる構造を示せ．

スペクトルは産業技術研究所 SDBS より

赤外吸収（IR）スペクトル（in CCl_4 solution）

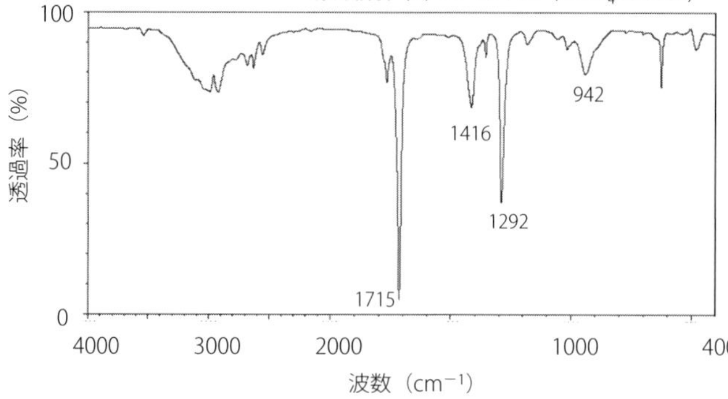

^{1}H-NMR スペクトル（90 MHz in $CDCl_3$）

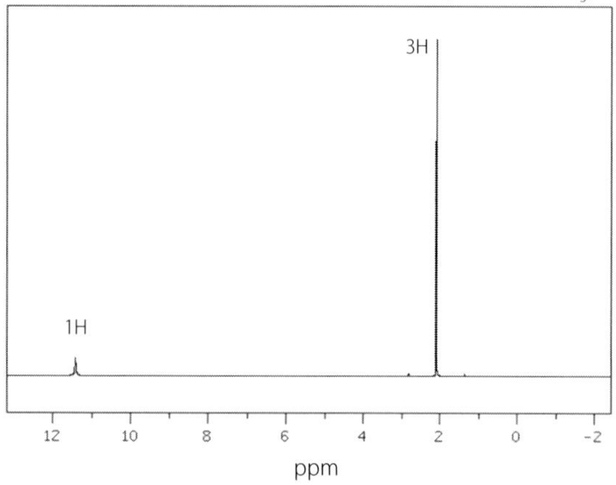

質量（EI-MS）スペクトル（75 eV, 224°C）

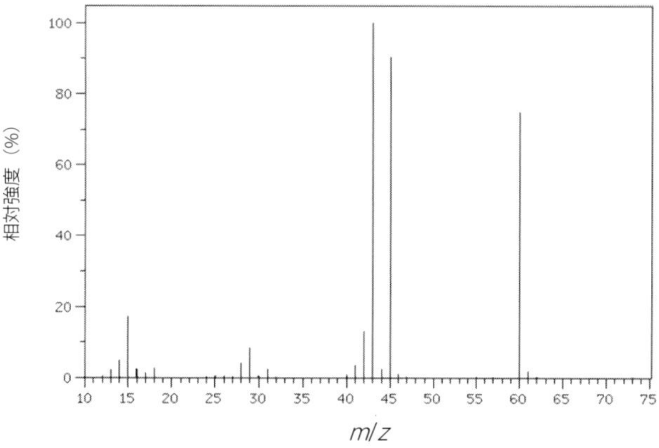

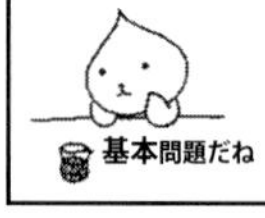

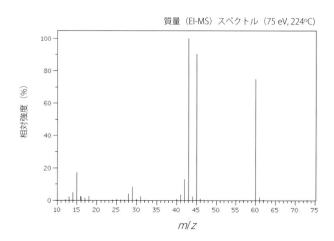

いよいよ総合問題です．まずは分子量が 60 の比較的小さな化合物の構造について考えてみましょう．^{1}H-NMR スペクトルは有益な情報を与えてくれます．

構造解析 総合問題

問3

解説p161

問3　次のスペクトルから，予想できる構造を示せ．

スペクトルは産業技術研究所 SDBS より

IR スペクトル（in CCl_4 solution）

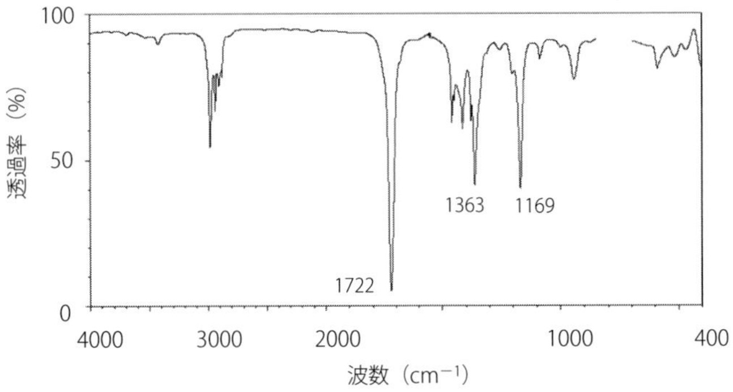

^{1}H-NMR スペクトル（90 MHz in $CDCl_3$）

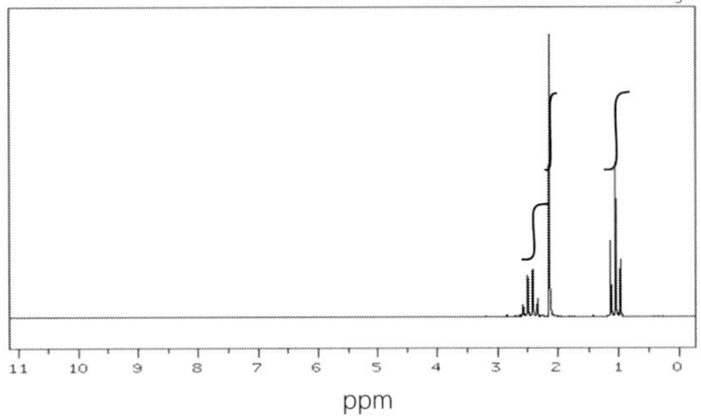

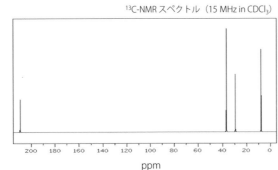

^{13}C-NMR スペクトル（15 MHz in $CDCl_3$）

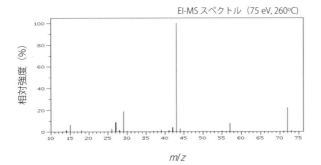

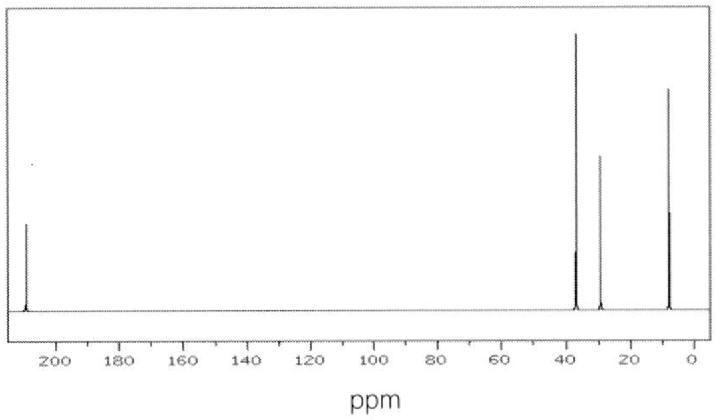

EI-MS スペクトル（75 eV, 260°C）

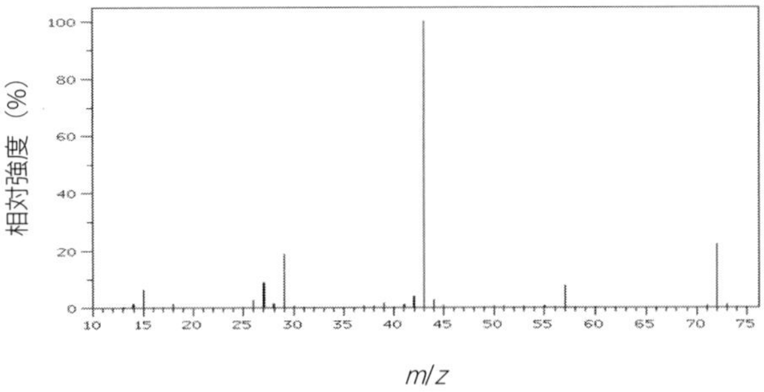

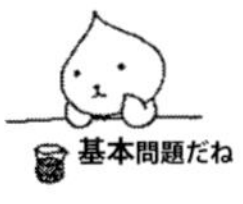

^{13}C-NMR スペクトルは測定化合物中に含まれる炭素の数と周りの状況について情報を与えてくれます．^{1}H-NMR スペクトルとあわせて構造を考えましょう．

構造解析総合問題

問4

解説p162

問４　次のスペクトルから，予想できる構造を示せ．

スペクトルは産業技術研究所 SDBS より

IR スペクトル（liquid film）

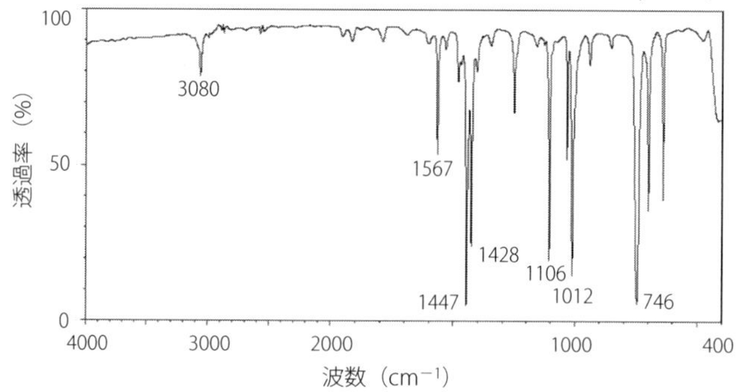

^{1}H-NMR スペクトル（90 MHz in $CDCl_3$）

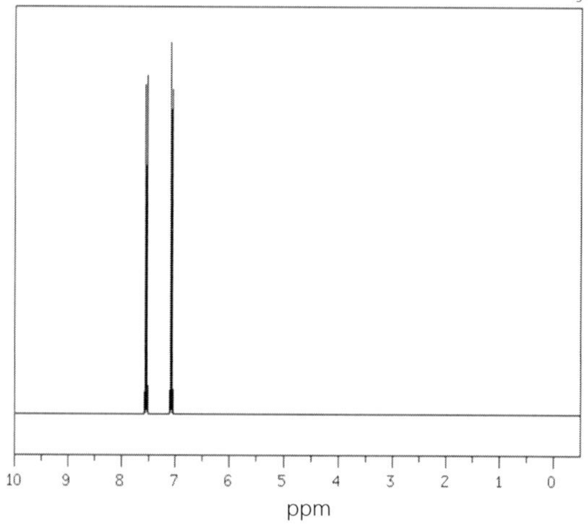

EI-MS スペクトル（75 eV, 220°C）

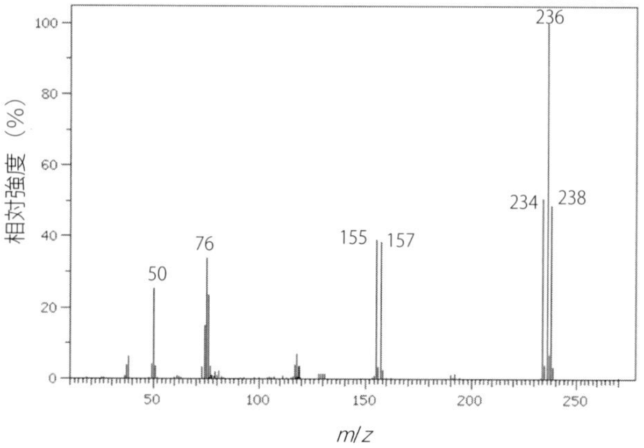

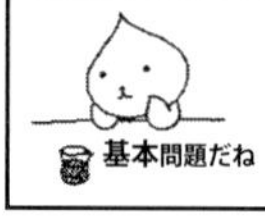

構造解析ではどのスペクトルに注目するかで解析の容易さが変わってきます．ここでは EI-MS スペクトルに注目して構造を考えてみましょう．

構造解析総合問題

問5

解説p163

問5 次のスペクトルから，予想できる構造を示せ．

スペクトルは産業技術研究所 SDBS より

IR スペクトル（liquid film）

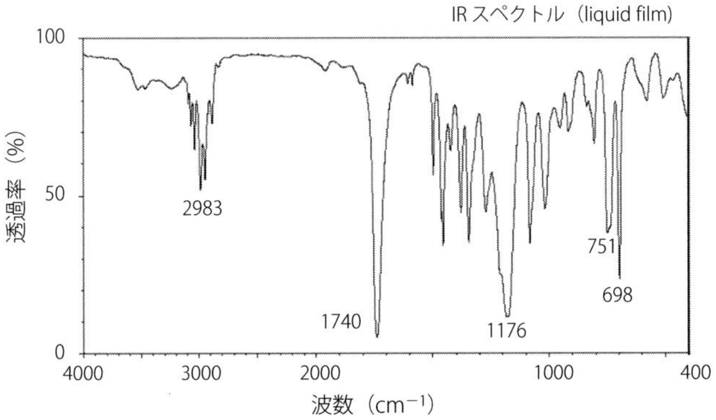

¹H-NMR スペクトル（90 MHz in $CDCl_3$）

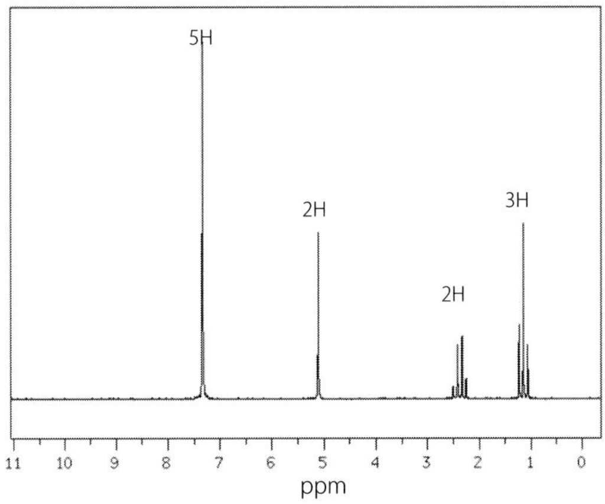

EI-MS スペクトル（75 eV, 260℃）

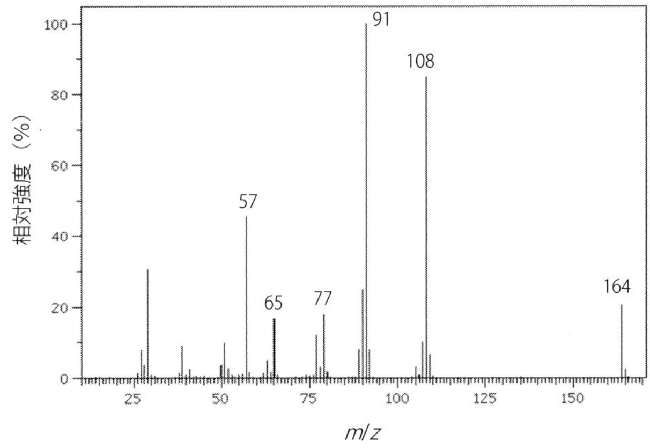

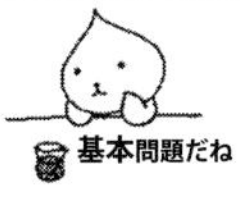

これまでよりも分子量の大きな化合物について解析してみましょう．特徴的なスペクトルパターン認識と ¹H-NMR スペクトルの緻密な解析が必要です．

解説p164

問6　次のスペクトルから，予想できる構造を示せ．

スペクトルは産業技術研究所 SDBS より

IR スペクトル（liquid film）

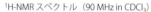

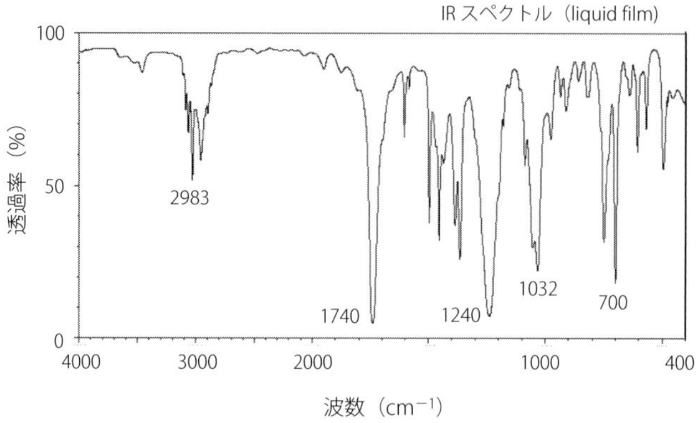

^{1}H-NMR スペクトル（90 MHz in $CDCl_3$）

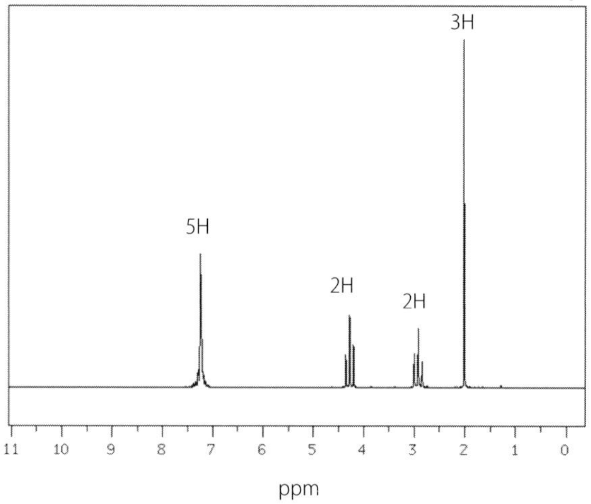

EI-MS スペクトル（75 eV, 220°C）

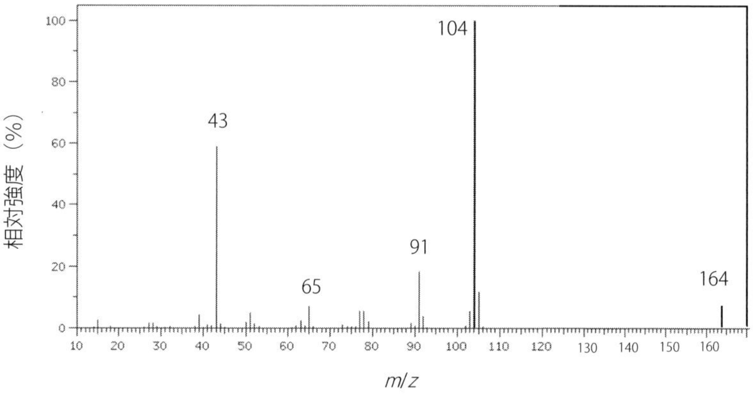

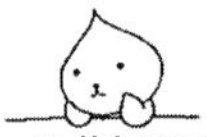

基本問題だね

問５の類似問題だね．同じ手順で解答してみよう．

構造解析
総合問題

問7

解説p165

問7　次のスペクトルから，予想できる構造を示せ．

スペクトルは産業技術研究所 SDBS より

IR スペクトル（in CCl_4 solution）

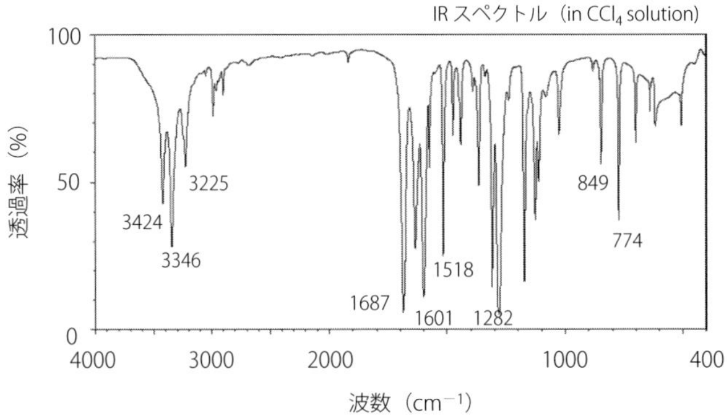

¹H-NMR スペクトル（90 MHz in $CDCl_3$）

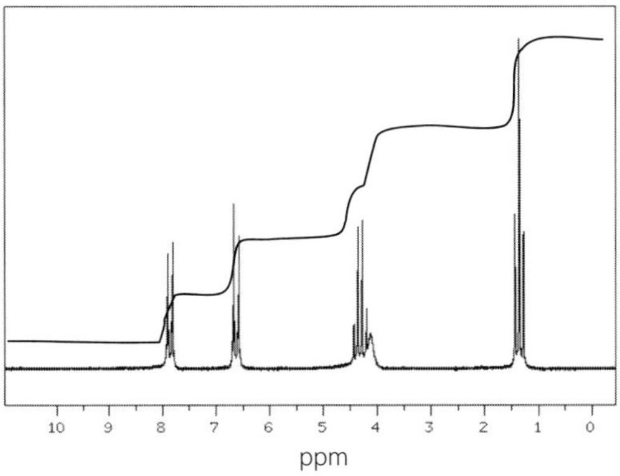

EI-MS スペクトル（75 eV, 280°C）

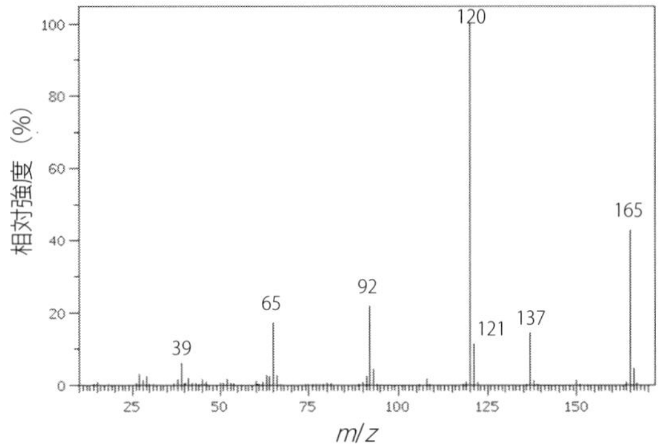

高分解能の質量分析の結果から考えられる組成式

$$C_7H_9N_4O \quad \text{or} \quad C_9H_{11}NO_2$$

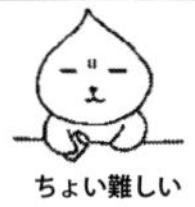

これまでよりもちょっと難易度の高い問題に挑戦してみましょう．それぞれのスペクトルから得られる情報をどう組み立てていくかが解法のポイントです．

構造解析総合問題

問8

解説p166

問8　次のスペクトルから，予想できる構造を示せ．

スペクトルは産業技術研究所 SDBS より

IR スペクトル（KBr disc）

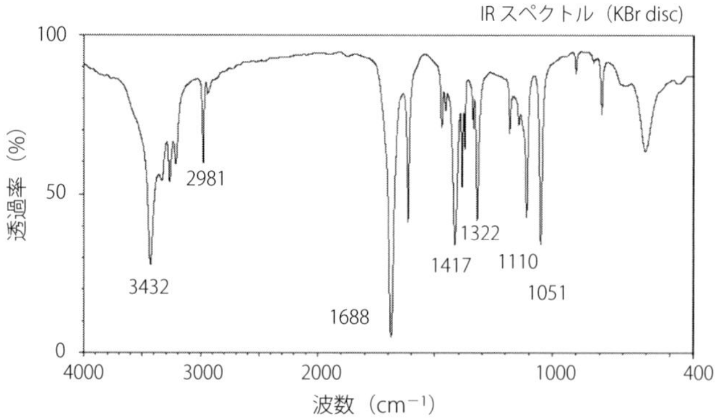

^{1}H-NMR スペクトル（90 MHz in $CDCl_3$）

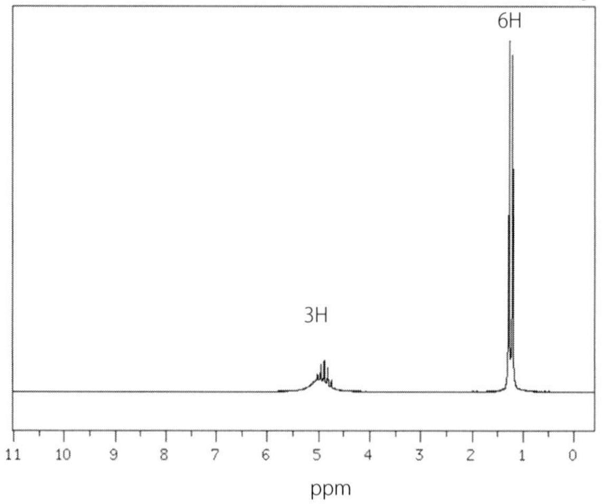

EI-MS スペクトル（75 eV, 240°C）

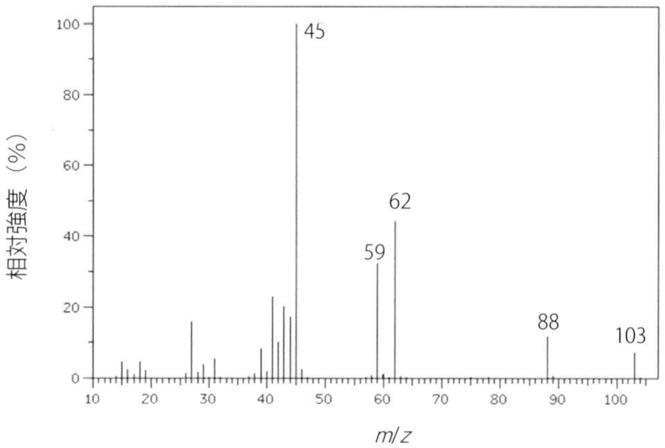

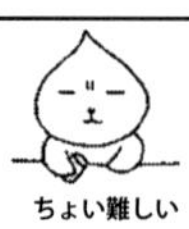

それぞれのスペクトルから詳細な情報を読み取る力が必要です．情報を上手に組み立てて構造を明らかにしていきましょう．

構造解析
総合問題
問9
解説p167

問9　次のスペクトルから，予想できる構造を示せ．

スペクトルは産業技術研究所 SDBS より

IR スペクトル（in CCl_4 solution）

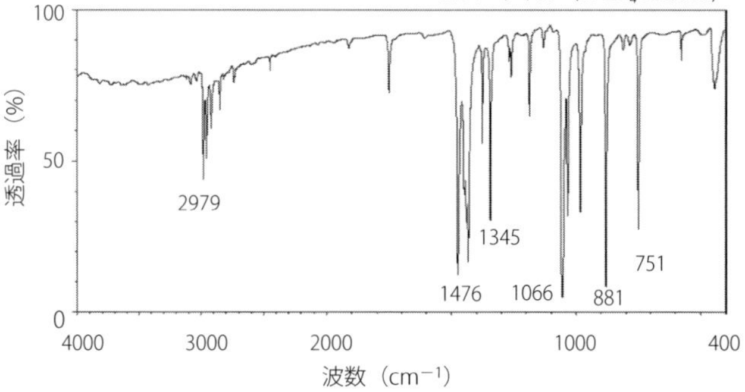

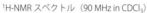

¹H-NMR スペクトル（90 MHz in $CDCl_3$）

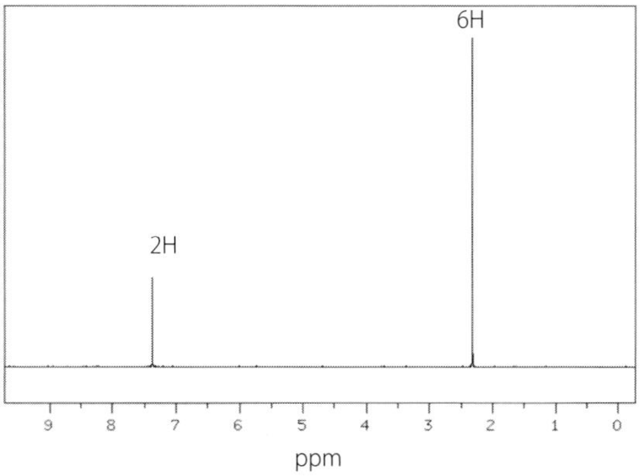

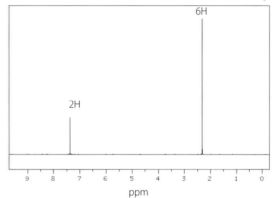

EI-MS スペクトル（75 eV, 280°C）

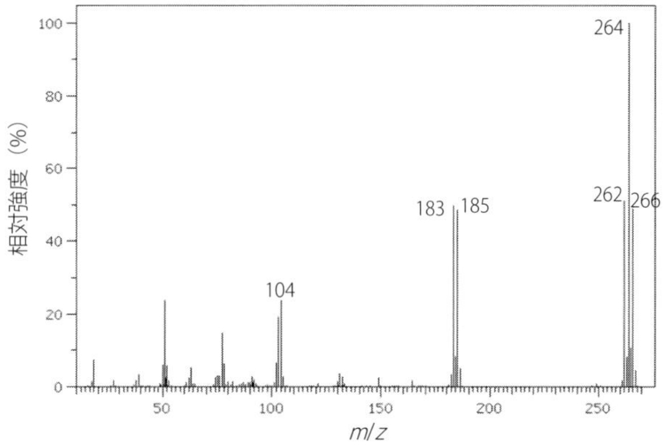

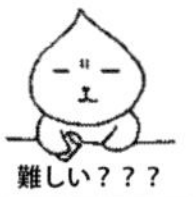
難しい？？？

これまでスペクトル解析から一義的に構造が決まりましたが，実際には決まらないことも多々あります．様々な可能性を考えましょう．

構造解析 ー総合演習問題ー の解答

詳しい解説は巻末にあります

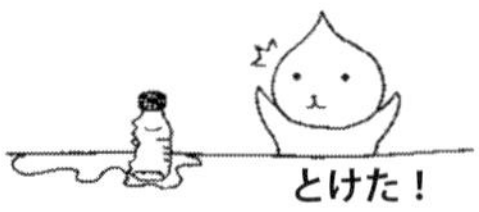

問 1

I

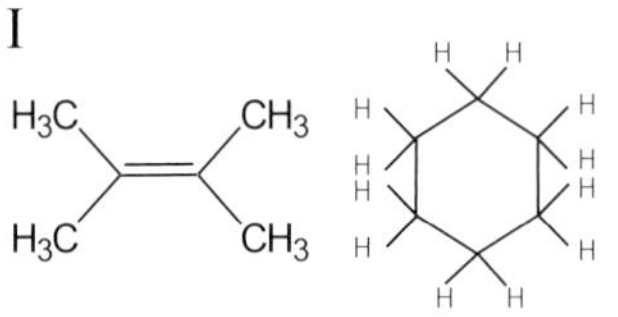

II

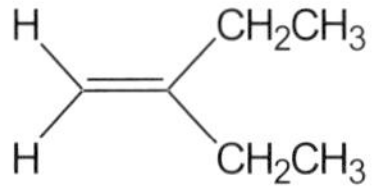

III

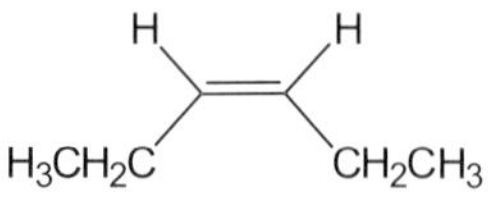

問 2

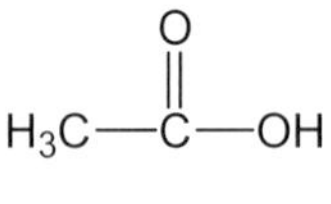

問 3

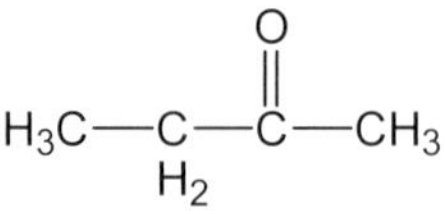

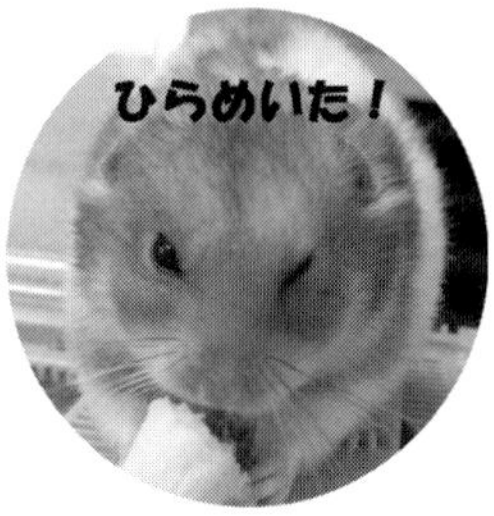

問 4

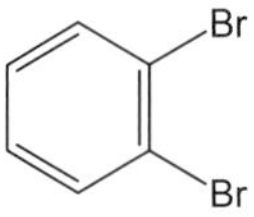

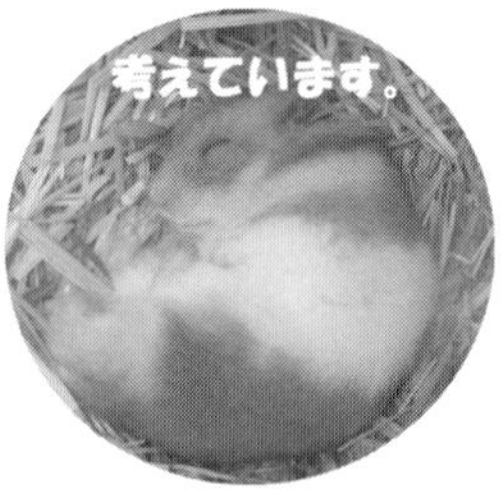

問 5

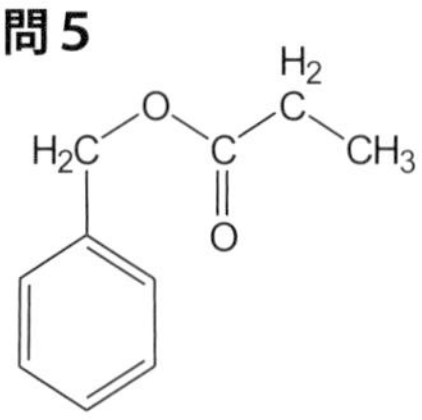

問 6

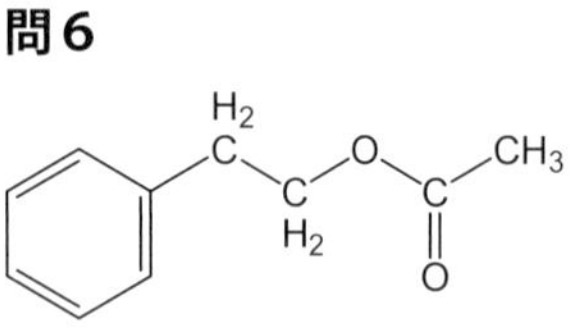

問 7

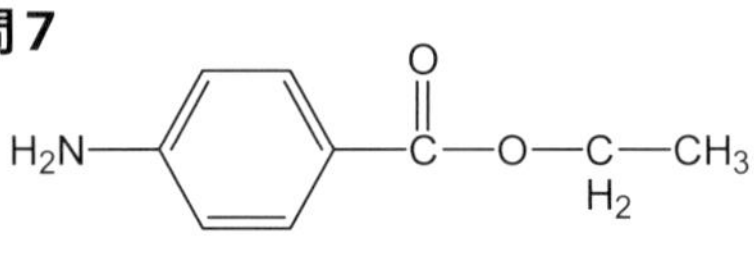

問 8

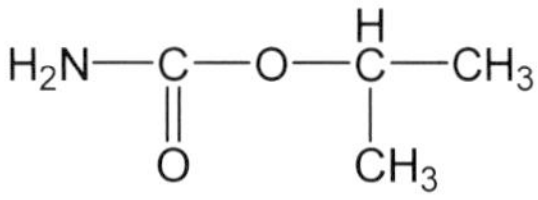

問 9

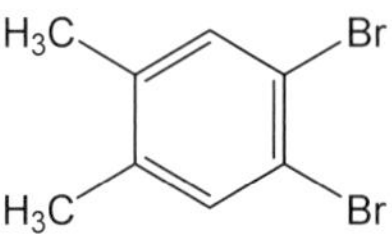

または

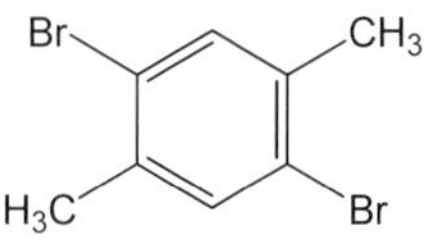

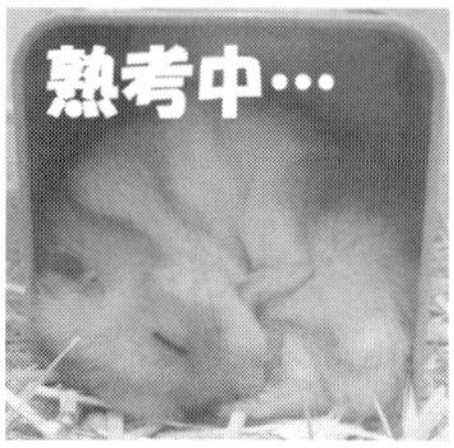

Chapter.5

その他の構造解析法

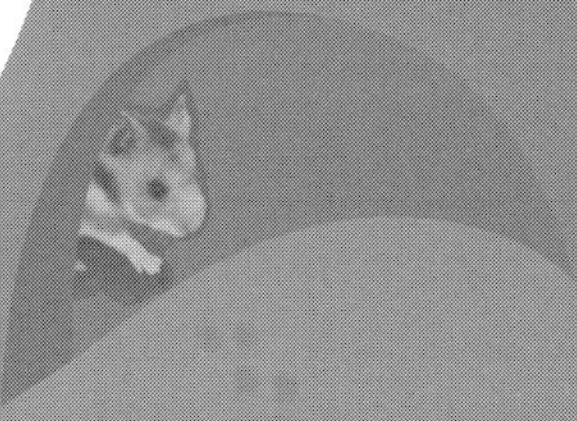

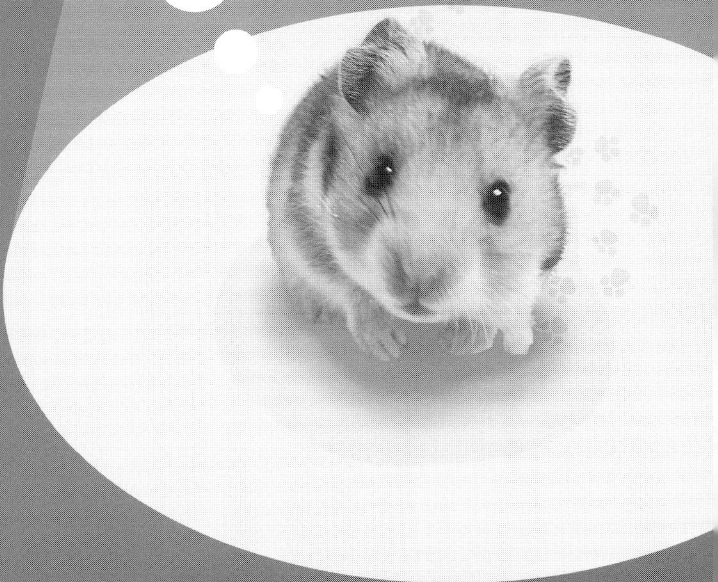

Chap. 5　その他の構造解析法

5.1　紫外可視吸収スペクトル測定法での構造解析法について理解しよう

到達目標
- 発色団と助色団という考え方で吸収スペクトル解析のしくみを説明できるようになろう．
- 共役二重結合の長さが深色効果，濃色効果に及ぼす影響を説明できるようになろう．

【発色団と助色団】

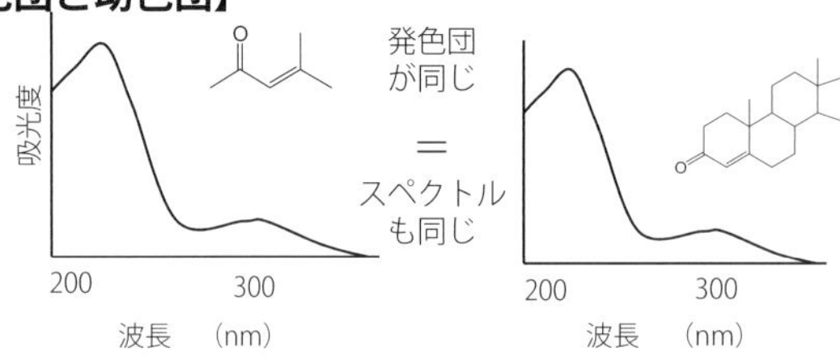

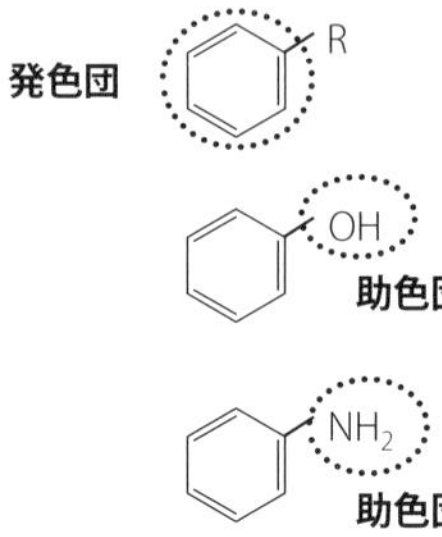

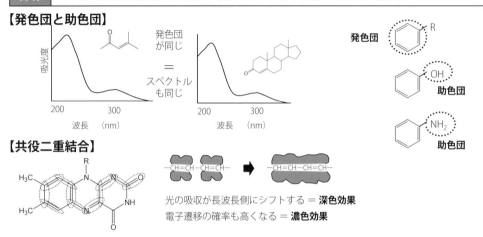

【共役二重結合】

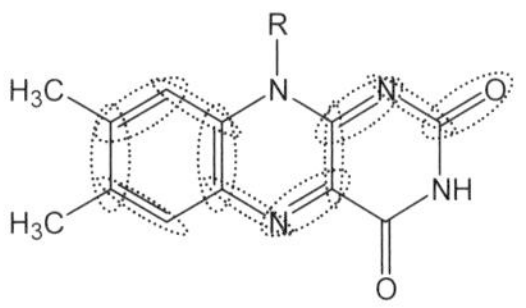

光の吸収が長波長側にシフトする = **深色効果**
電子遷移の確率も高くなる = **濃色効果**

【紫外可視吸収スペクトル測定法の原理】

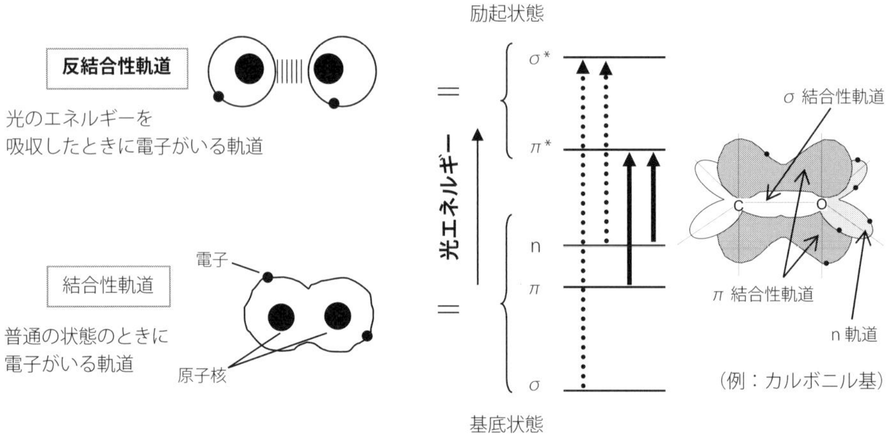

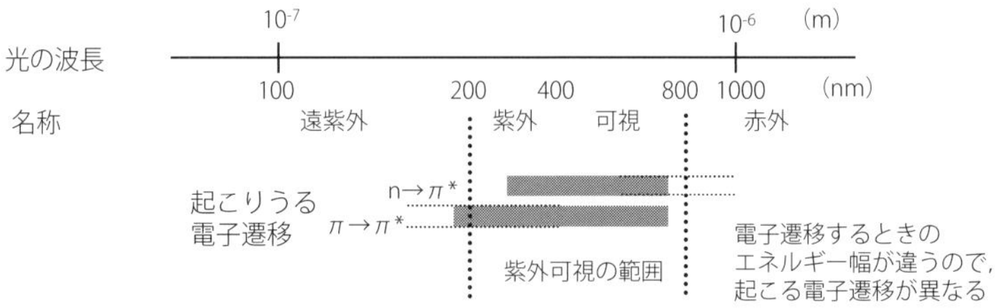

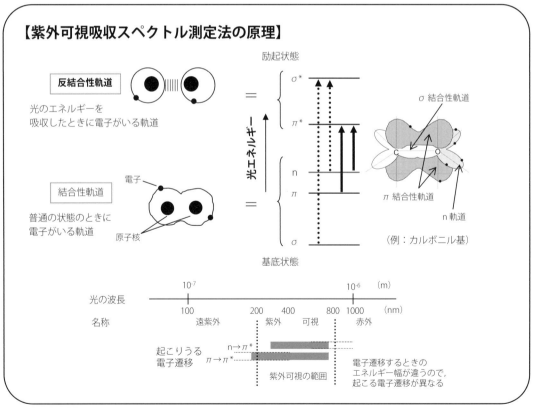

詳しくは「イメージから学ぶ分光分析法とクロマトグラフィー」の Chap. 1 を見てください

ー学習のポイントー

5.2　粉末 X 線回折測定法について理解しよう

到達目標
・測定する結晶面の間隔と同じくらいの波長の X 線を利用する意味を説明できるようになろう.
・X 線の入射角度から結晶形の情報が得られることをブラッグの法則で説明できるようになろう.

【使用する X 線】

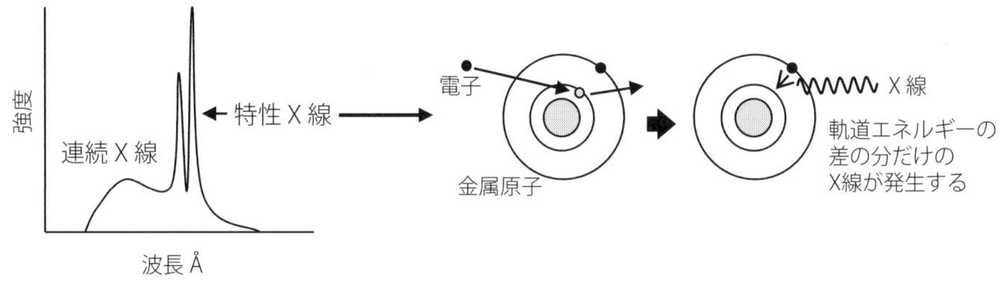

【ブラッグの法則】

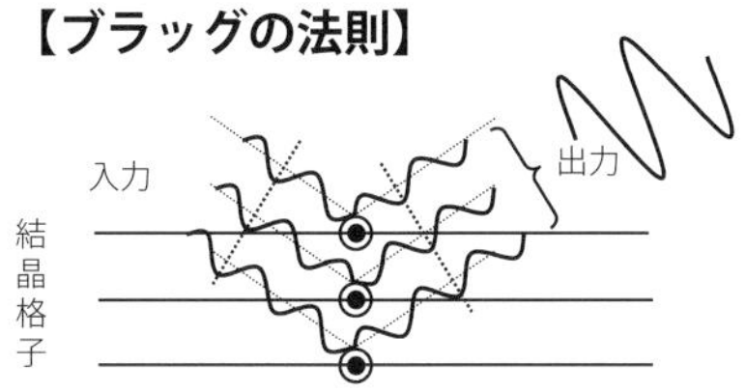

$2d\sin\theta \ = \ n\lambda$
（ただし，n は整数）
d：　結晶格子の面の間隔（原子間の距離）
λ：　X 線の波長

【回折パターン】

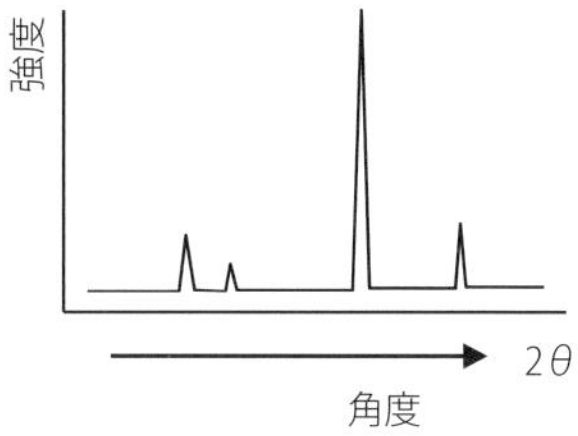

5.3　熱分析法について理解しよう

到達目標
・3 種類の熱分析法の原理について説明できるようになろう.
・シュウ酸カルシウム一水和物の熱分析結果について説明できるようになろう.

【熱重量測定法】

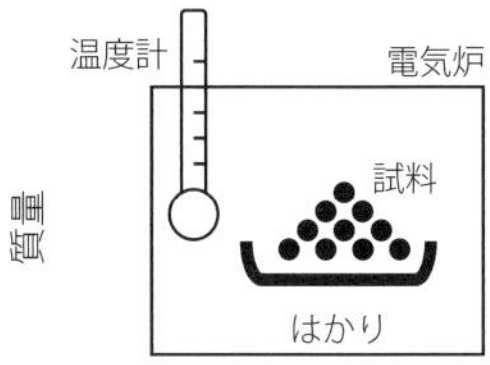

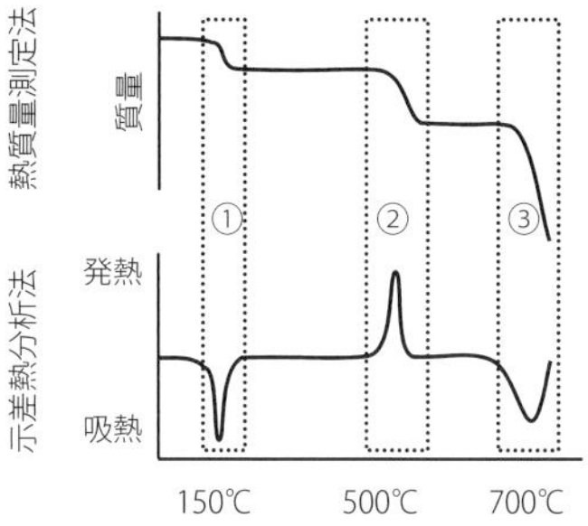

シュウ酸カルシウム一水和物

① $CaC_2O_4 \cdot H_2O \rightarrow CaC_2O_4 + H_2O$

② $CaC_2O_4 \rightarrow CaCO_3 + CO$
（$2CO + O_2 \rightarrow 2CO_2$）

③ $CaCO_3 \rightarrow CaO + CO_2$

【示差熱分析法】

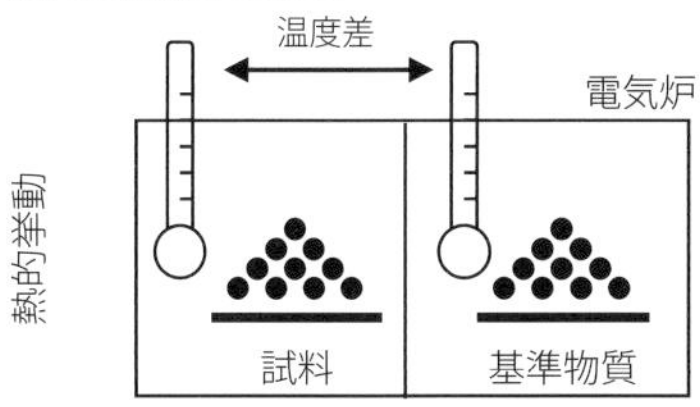

【示差走査熱量測定法】

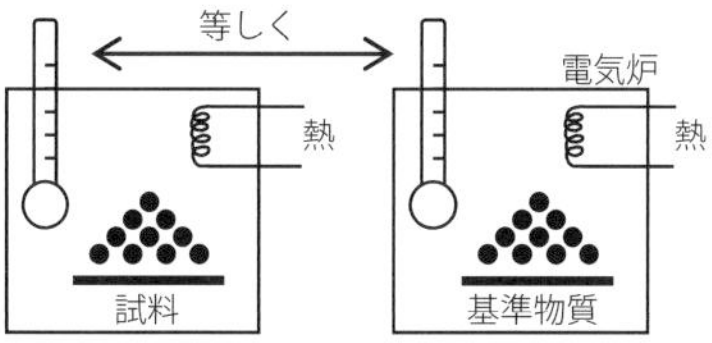

5.1 紫外可視吸収スペクトルでの構造解析法について理解しよう

紫外可視吸光度測定法は電子エネルギー遷移で吸収された光を測定する方法です．光を吸収することができる構造を発色団といいます．発色団がどんな光を吸収するのか決まっていますので，吸収スペクトルを測定することで構造を解析することができます．光の波長や強度は共役二重結合（二重結合と単結合の繰り返し）の長さや，助色団とよばれる構造が付加されることで大きく変化します．助色団は光を吸収しませんが，深色効果（λ_{max}の増加）や濃色効果（εの増大）を引き起こします．

5.1.1 発色団と助色団という考え方を理解して吸収スペクトルを解読しよう

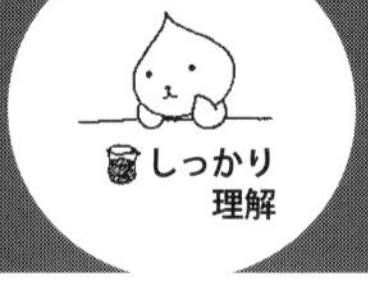

紫外可視吸収スペクトルの構造解析を発色団，助色団，共役二重結合というキーワードで説明できるようになりましょう．

吸収スペクトルの意味を理解しよう 電子遷移で使われた光をグラフにしたもの

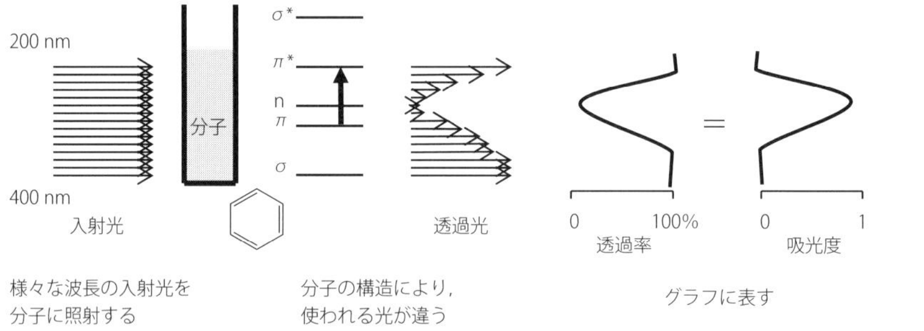

吸収スペクトルを見ると分子の構造がわかる 光が使われたのは吸収する構造があったから

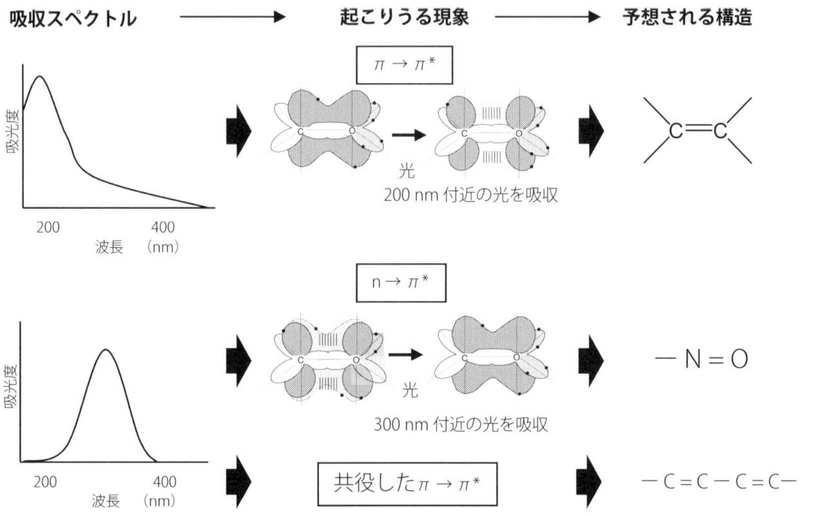

共役した構造については後で紹介するね．

発色団という考え方を理解しよう

光を吸収する構造

発色団

（例）化合物 A の吸収スペクトル

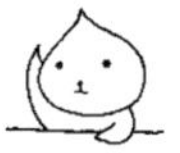
教えてください

どの部分が光を
吸収するのか教えてください.

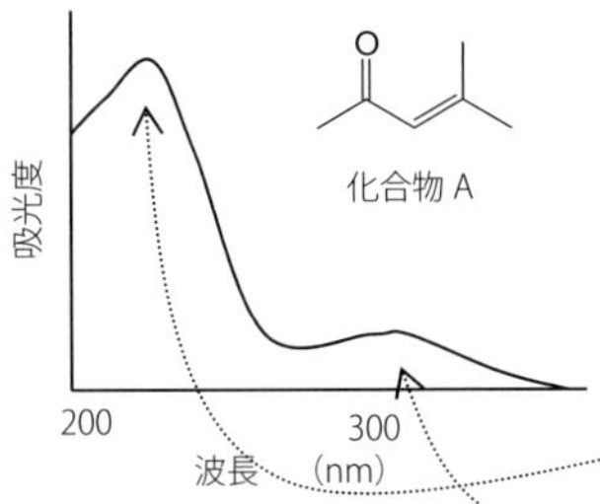

（答）紫外可視光で起こる電子エネルギー遷移は
π → π* と n → π* のみでしたよね.

共役二重結合もあるけど，今は触れないでおくね.

化合物 A の光の吸収は C = O と C = C で起こる.

π → π*　200 nm 付近の光を吸収

n → π*　300 nm 付近の光を吸収

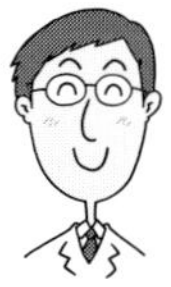

n → π* は禁制遷移なので,
モル吸光係数が小さかったね.

複雑な化合物の構造も光を吸収する構造だけに
注目すると，わかりやすいね

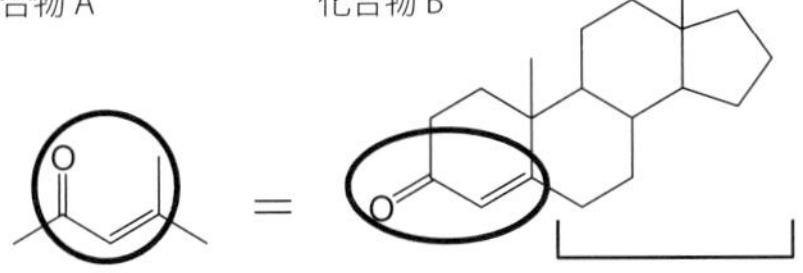
化合物 A
化合物 B
O
=
O
光を吸収する構造だけに
注目すると同じである
紫外可視光を
吸収しない

化合物 B の吸収スペクトル

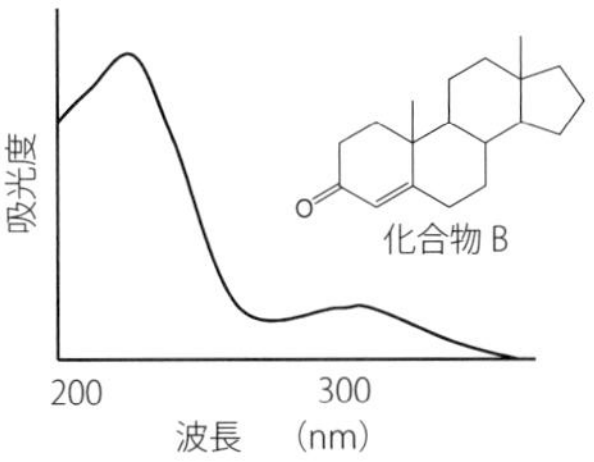

化合物 A の吸収スペクトルとほぼ同じ

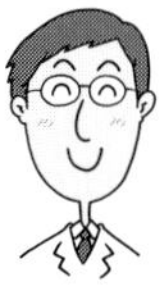

光を吸収する構造だけで考えるとわかりやすいね．このような
発色団という考え方で構造解析が可能だね.

発色団の構造について知ろう

紫外可視光で電子エネルギー遷移を引き起こす構造

おもな
発色団

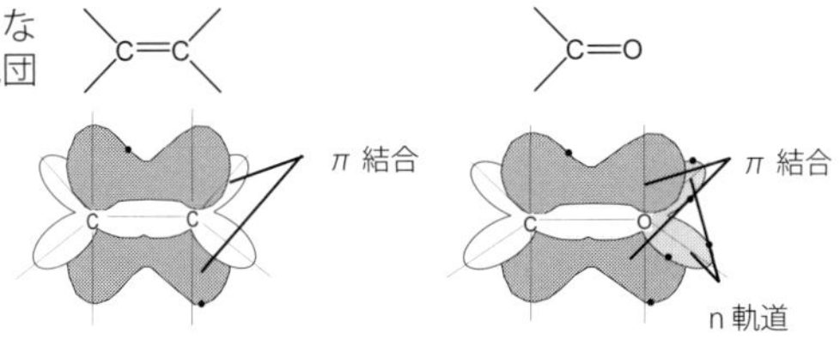

発色団は π 結合もしくは n 軌道をもつ構造

C=C		C=O
吸収 ～ 180 nm ε_{max} ～ 10000	π → π*	吸収 ～ 180 nm ε_{max} ～ 10000
なし	n → π*	吸収 ～ 290 nm ε_{max} ～ 10

アゾ基	－N＝N－	吸収 ～ 252nm ε_{max} ～ 8000
ニトロ基	$-NO_2$	吸収 ～ 270 nm ε_{max} ～ 14
ニトロソ基	－N＝O	吸収 ～ 300 nm ε_{max} ～ 100

共役した発色団は，長波長の光をたくさん吸収する

深色効果と濃色効果

共役二重結合

共役二重結合 → 単結合と二重結合が交互に配列した構造　—C=C—C=C—C=C—

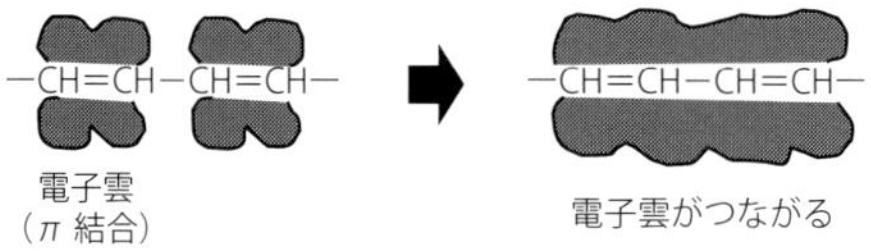

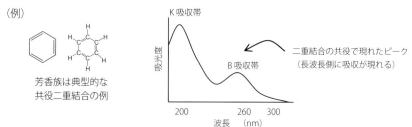

共役二重結合では π 結合の電子雲が全体で共有され不安定な状態になる

光の吸収が長波長側にシフトし，電子遷移の確率も高くなる

λ_{max} 増大 → **深色効果** とよぶ

ε_{max} 増大 → **濃色効果** とよぶ

不安定な電子雲なので遷移するエネルギーが小さい．また，遷移もしやすい．

深色効果

濃色効果

（例）

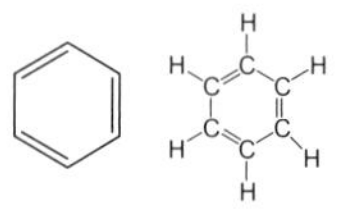

芳香族は典型的な共役二重結合の例

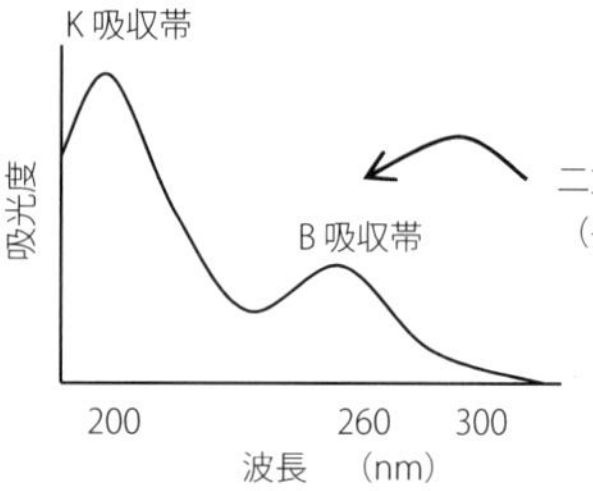

二重結合の共役で現れたピーク（長波長側に吸収が現れる）

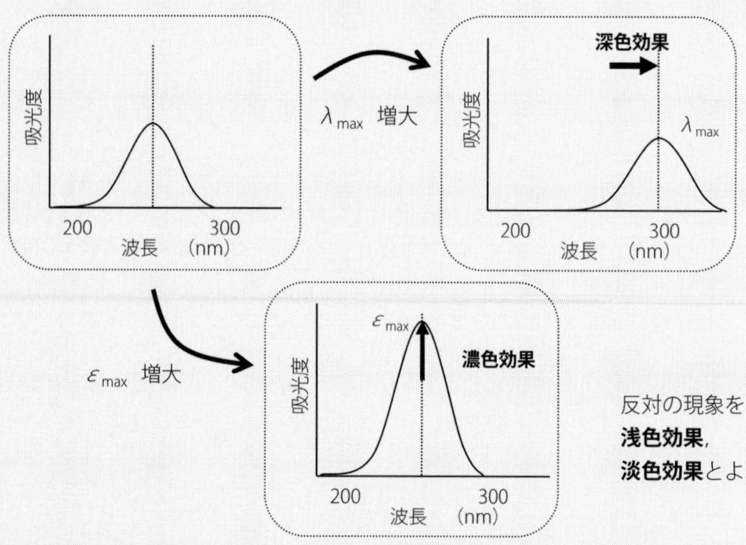

浅色効果

淡色効果

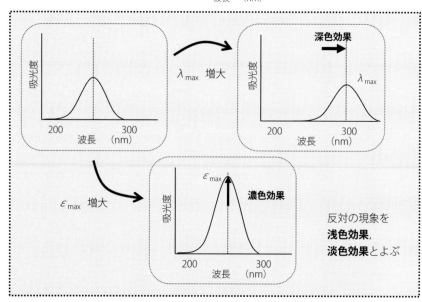

反対の現象を**浅色効果**，**淡色効果**とよぶ

共役二重結合の数が増えると深色効果と濃色効果が大きくなる

共役数		λ_{max}	ε_{max}
1	$CH_3-CH=CH-CHO$	217	15600
2	$CH_3-CH=CH-CH=CH-CHO$	270	27000
3	$CH_3-CH=CH-CH=CH-CH=CH-CHO$	312	40000

↓ 深色効果　↓ 濃色効果　**増大**

共役二重結合が消えると吸収も消える

共役二重結合で見えていた色が消える

リボフラビン

リボフラビン（ビタミン B_2）　→　共役二重結合の数が多い化合物
→　373 nm と 445 nm に吸収極大がある　→　色が付いている

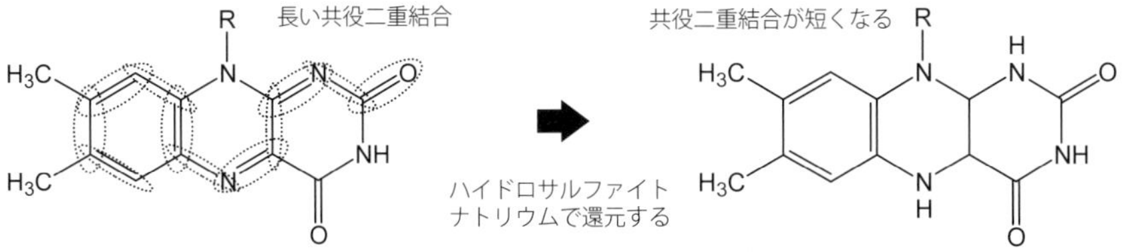

（黄色）　　（無色）
445 nm の吸収がなくなる

助色団とは何かを理解しよう

助色団で深色効果と濃色効果が起こる

助色団

→　吸収極大を長波長側にシフトさせ，電子遷移の確率を高くする官能基
（λ_{max}を大きくし，ε_{max}を増大させる官能基）

（例）　$-NH_2$，$-OH$，$-SH$，ハロゲン

→　助色団自身は光を吸収しない

	λ_{max}	ε_{max}
発色団 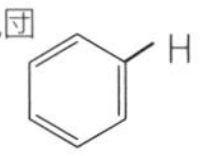	254 nm	204
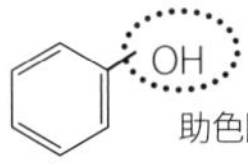 助色団	270 nm 深色効果	1450 濃色効果
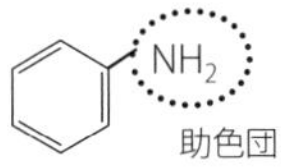 助色団	280 nm 深色効果	1430 濃色効果

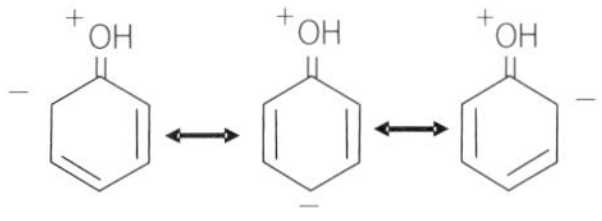

共鳴構造で
電子遷移の状態が変化する
⇩
深色効果と濃色効果

デヒドロコール酸　　酢酸クロルマジノン　　エナント酸テストステロン

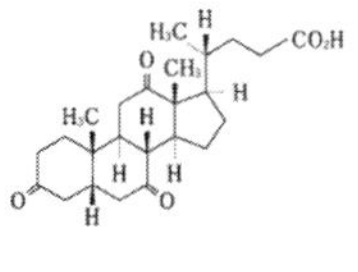

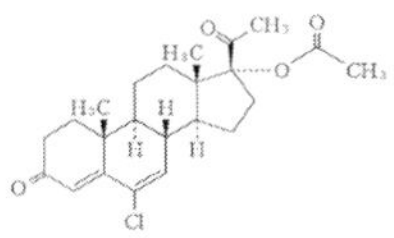

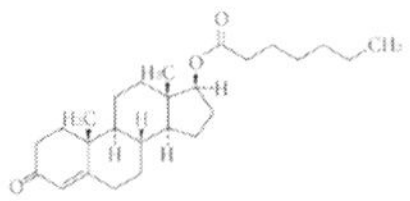

1）　上記の化合物のうち，230 nm 以上に吸収極大があるものを選べ

2）　上記の化合物のうち，吸収極大が一番長波長側にあるものを選べ

ヒント：　1）230 nm以上の光を吸収するためには，共役した二重結合が必要ですね
2）深色効果は，共役二重結合数の増加，助色団の結合などで起こりますね

5.2　粉末 X 線回折測定法について理解しよう

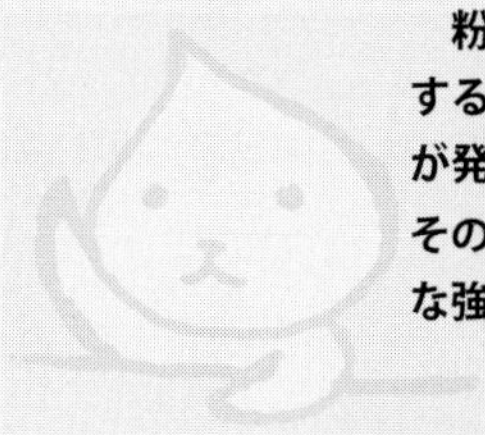

粉末 X 線回折測定法は粉末試料に X 線を照射し，結晶多形や溶媒和結晶の違いを確認する方法です．試料に X 線を照射すると電子が強制振動し，その結果，干渉性散乱 X 線が発生します．試料に照射するX 線の角度を変化させながら，X 線の強度を測定します．その結果をX 線回折パターンとして見ることができます．同じ角度のところに同じような強度の回折ピークがあれば，両者は同じ結晶形であることがわかります．

5.2.1　ブラッグの法則で試料の結晶形の違いがわかるしくみを理解しよう

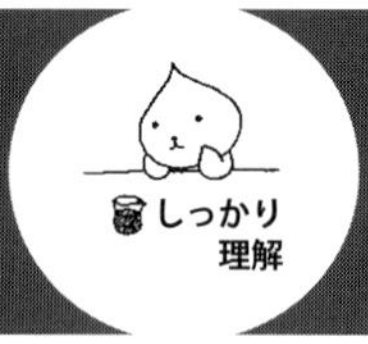

X 線を照射するとどんなことが起こるのか，そして何がわかるのかについて理解しましょう．

原子間の長さと同じくらいの波長の X 線を照射する　10^{-10} m くらいの X 線

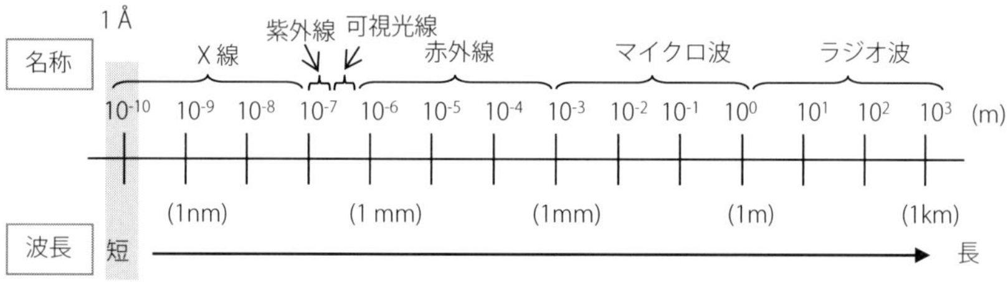

これらが一致する意味は後で説明するよ．

これくらいの長さがちょうど
原子と原子の間の距離と一致する

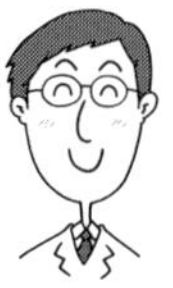

X 線の波長は Å（オングストローム；10^{-10} m）で表すね．

X 線は金属に電子をぶつけて発生させる　2 つの X 線が発生する

連続 X 線

連続 X 線　原子によって減速した電子の運動エネルギーの減少によって発生する X 線

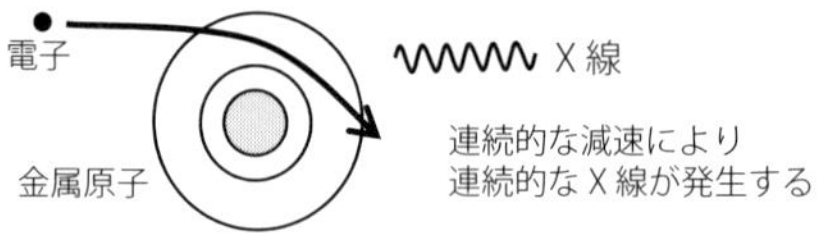

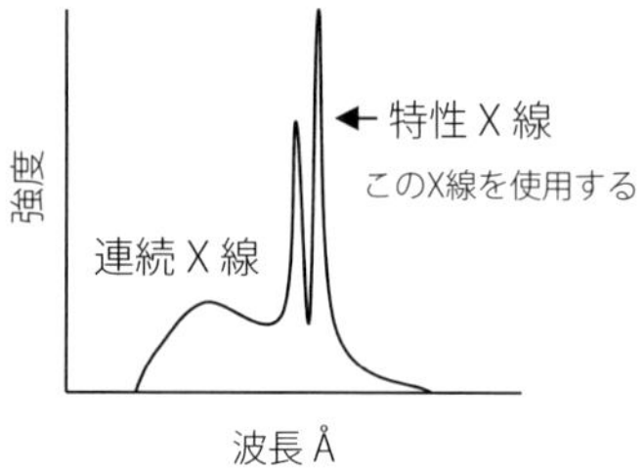

特性 X 線

特性 X 線　金属原子の電子が，飛んできた電子にぶつかり，はじき飛ばされる
その空軌道に外側の電子が遷移するときに発生する X 線

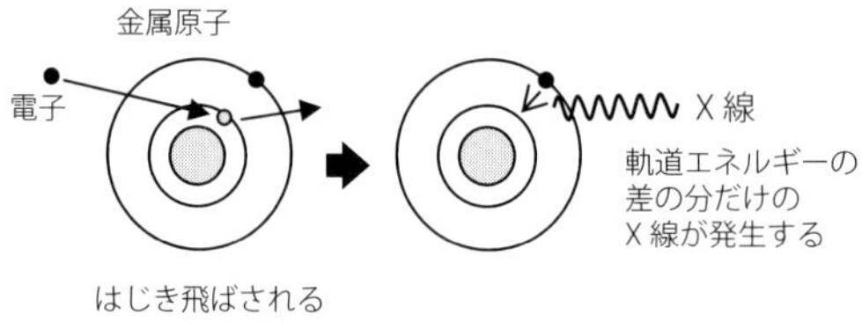

Cu（銅：原子番号 29）
→ 1.5 Å の X 線
Mo（モリブデン：原子番号 45）
→ 0.7 Å の X 線

金属の原子量が大きいほど，
エネルギーの大きい X 線を発生する

X線が原子にぶつかるとX線が散乱し干渉しあう

干渉性散乱光で解析する

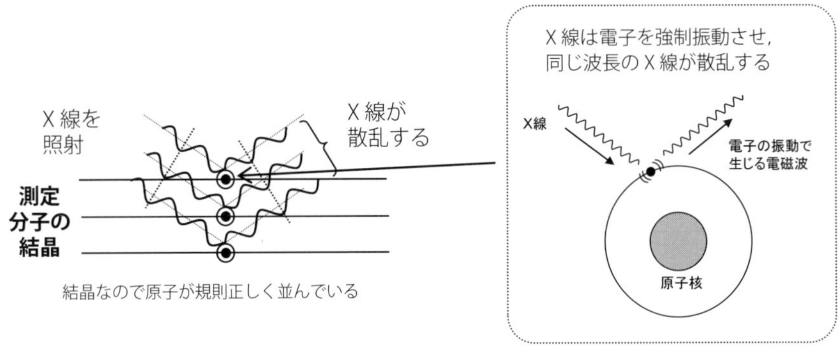

結晶なので原子が規則正しく並んでいる

散乱したX線は並んでいるので互いに干渉する　→ **干渉性散乱X線**とよぶ

干渉性散乱X線

波長の0.5倍だけずれたとき

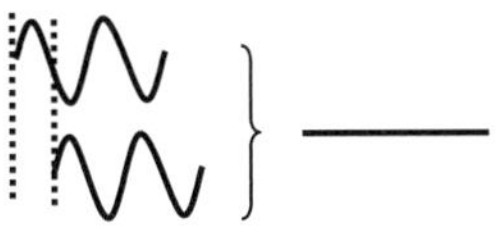

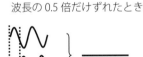

揃っていないので
合成波はなくなる

波長分だけずれたとき

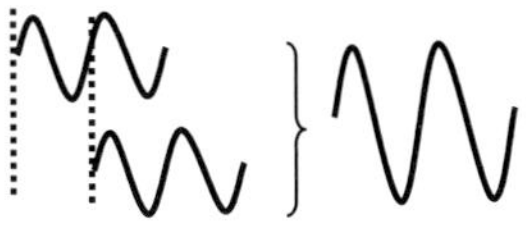

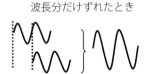

揃っているので
合成波は大きな波になる

強い回折X線はブラッグの法則が成り立つときに出現する

ブラッグの法則

ブラッグの法則
成り立つときに
大きな波を生じる

$$2d\sin\theta \quad = \quad n\lambda$$

（ただし，nは整数）

d：　結晶格子の面の間隔
（原子間の距離）

λ：　X線の波長

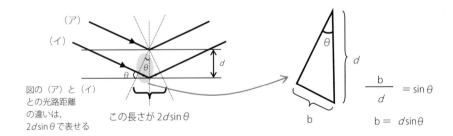

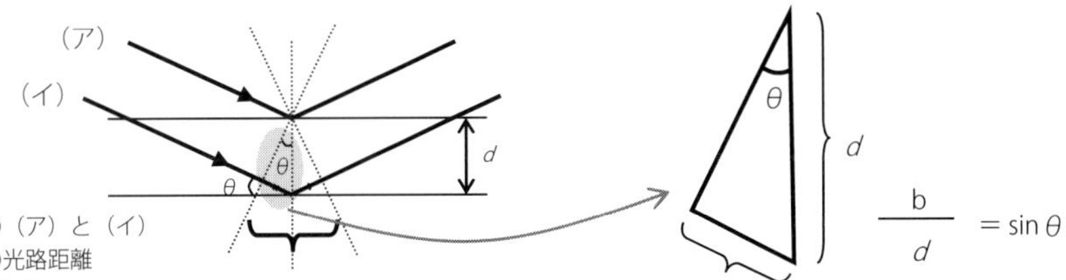

図の（ア）と（イ）
との光路距離
の違いは，
$2d\sin\theta$で表せる

この長さが $2d\sin\theta$

$$\frac{b}{d} = \sin\theta$$

$$b = d\sin\theta$$

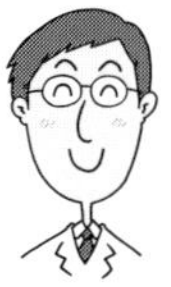

ブラッグの法則（$2d\sin\theta = n\lambda$）は，
次の結晶面との光路距離の差 ＝ 波長の整数倍という意味だね．

ブラッグの法則を具体的な例で考えてみよう

角度と干渉の関係を例で見よう

$d = \lambda$ の例で考えよう

$\theta = 30°$

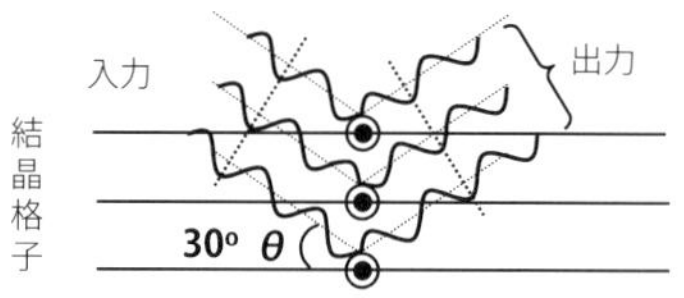

$\sin 30° = \frac{1}{2}$

なので，

$2d\sin\theta = d$

波長のずれは dとなり，
$d = \lambda$ なので波の位相は揃う

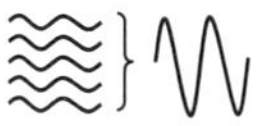

位相が揃って
大きな波になる

1 倍に限らず整数倍であれば位相は揃う

$\theta = 45°$

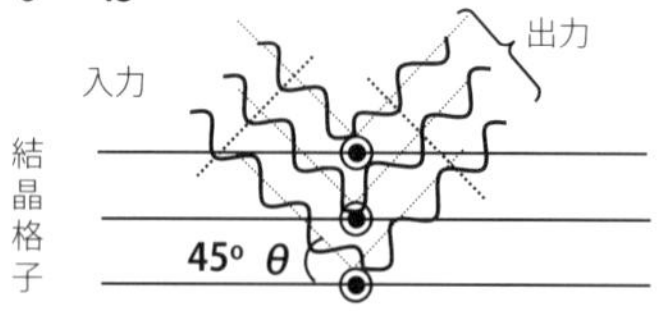

$\sin 45° = \frac{1}{\sqrt{2}}$

なので，

$2d\sin\theta = \sqrt{2}\,d$

波長のずれは $\sqrt{2}\,d$となり，
$d \neq \lambda$ なので波の位相は揃わない

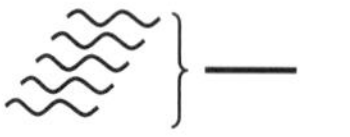

位相が揃わず
波がなくなる

原子間の距離と同じ位の波長の X 線を使う理由だね．

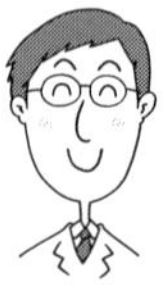

結晶面の間隔は分子によって異なるので，散乱する X 線が干渉する条件は違ってくるね．この違いで構造解析ができるね．
また，使用する X 線の波長が結晶面の間隔と同じくらいであれば，このような干渉現象が見やすくなるね．

粉末 X 線回折測定では同心円状のパターンが得られる

デバイ・シェラーリング

- 粉末X線回折測定法では，あらゆる方向の結晶が存在していると考える
- すなわち回折の条件を満たす面が，あらゆる方向に向いている
- そのため，回折像として同心円状のパターンが得られる

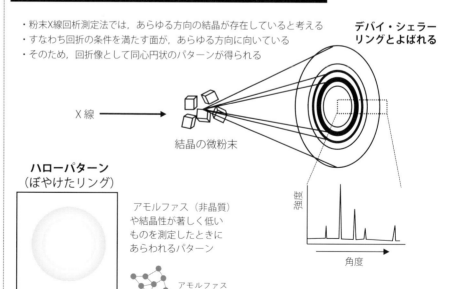

デバイ・シェラーリングとよばれる

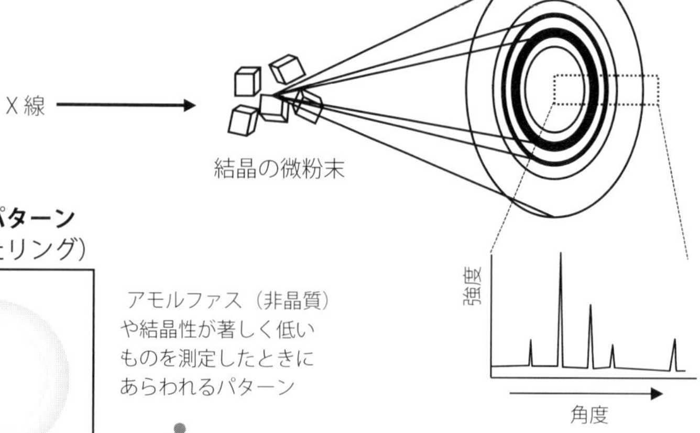

ハローパターン

ハローパターン
（ぼやけたリング）

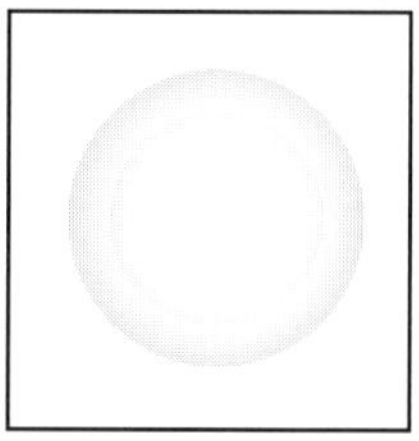

アモルファス（非晶質）や結晶性が著しく低いものを測定したときにあらわれるパターン

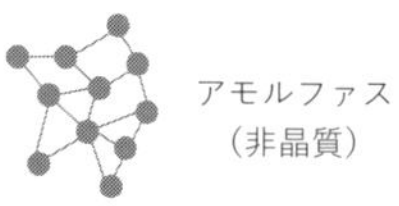

粉末 X 線回折測定装置の模式図

粉末 X 線回折測定装置では試料が回転して
X 線回折パターンを描く

（装置全体を**ディフラクトメーター**とよぶ）

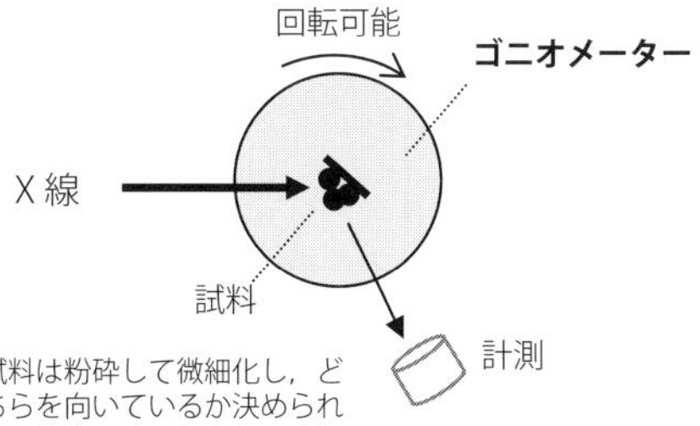

試料は粉砕して微細化し，どちらを向いているか決められない状態，すなわち無配向化していると考える

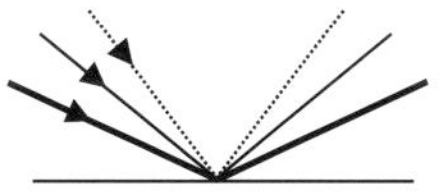

ゴニオメーターが回転すると
試料に照射する X 線の角度が変わる

位相が揃う角度で
強い干渉性散乱 X 線
を生じる

様々な角度（通常 5°から 40°）で
X 線を照射して測定

固体を測定
→　結晶多形，
　　溶媒和結晶などの
　　解析が可能

X 線回折パターン

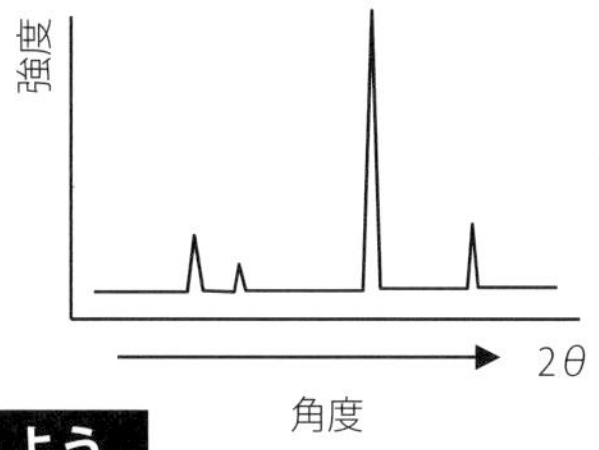

ディフラクトメーター

ゴニオメーター

デバイ・シェラーリングの濃い部分をスキャンすることと同じだね.

X 線回折パターンから得られる情報を理解しよう

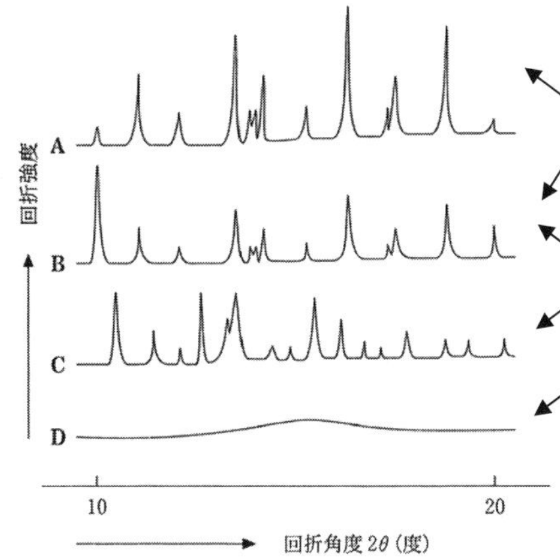

（薬剤師国家試験問題より）

回折角が同じ（ピークが出る角度が同じ）なので，同一の結晶と判断できる

回折角が異なるので，結晶多形である

ハローパターンであるので，非晶質である

1）ピークの位置
　→　格子定数に関する情報
2）ピークの幅
　→　結晶性に関する情報
3）ピーク強度
　→　定量分析，および試料中の粒子配向に関する情報

格子定数とは，結晶の形を決めるのに必要な定数のことです.

単結晶 X 線回析像

単結晶を試料として
X線回折を行ったときに
あらわれるパターン

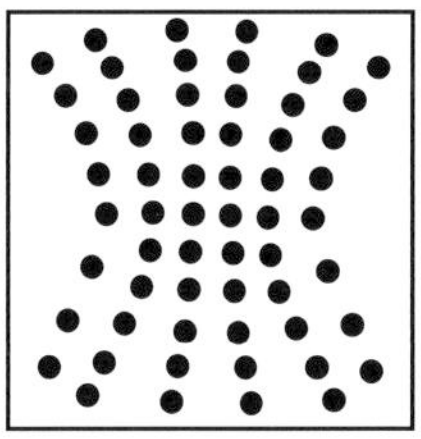

・構造の絶対配置を決める方法
・回折斑点の位置情報から
　格子定数を決めることできる
・タンパク質などの生体高分子でも
　立体構造を決めることができる

Chap. 5　練習問題（1）粉末 X 線回折

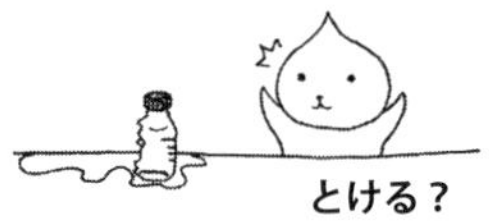

問 1　粉末 X 線回折測定法に関する次の文章の正誤を答えよ.

1. 結晶性の粉末試料に X 線を照射し，その物質中の原子核を強制振動させることにより生ずる干渉性散乱 X 線による回折強度を，各回折角について測定する方法である.
2. 波長 λ の X 線が面間隔 d の結晶に入射角 θ で入射するとき，$2n\sin\theta = d\lambda$ がみたされる方向のみに回折像が現れる．ただし，n は整数である.
3. 粉末 X 線回折パターンは，結晶，結晶多形および溶媒和結晶などの同定および判定に用いられる.
4. 未知化合物の立体構造が一義的に決定できる.
5. 有機物の回折実験に用いられる X 線源のターゲット（対陰極）には，Cu または Mo が用いられることが多い.
6. 測定には，特性 X 線を使用する.
7. 封入式 X 線管球から発生する連続 X 線の波長は，使用する対陰極の金属と関係する.
8. 原則として測定試料を微粉末にするのは，入射 X 線に対して試料の各結晶面がありとあらゆる方向に向いた結晶の集合体として取り扱えるからである.
9. 試料の調製の際には，平均粒子サイズを 10 μm 以上に整えることが望ましい.
10. 結晶構造に基づいた同心円状の回折像が得られる.
11. 明確な構造の規則性をもたない非晶質や結晶性の著しく低下した試料の場合，その X 線回折パターンは散漫性の極大をもつハローパターンを示す.

Chap. 5　練習問題（2）粉末 X 線回折

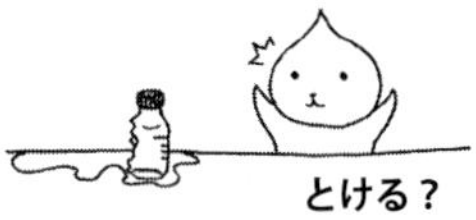

問 2　粉末 X 線回折パターン A ～ D は，同じ組成の固体を測定したものである．次の文章の正誤を答えよ．(92，114 回改)

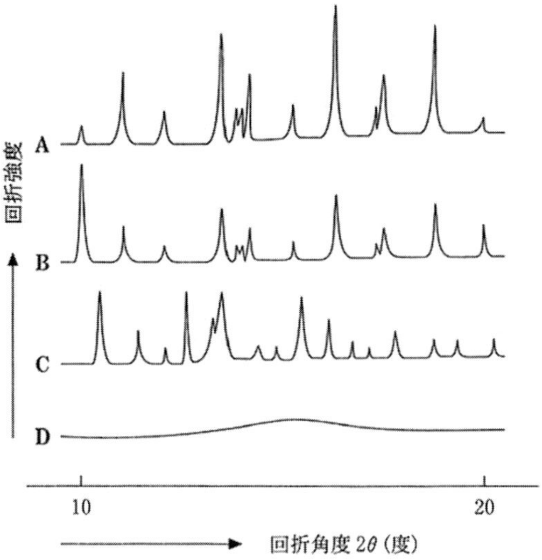

1.　固体 A と固体 B の回折パターンから，両者の結晶の単位格子の大きさが異なっていると判断できる．

2.　固体Aと固体Cの回折パターンから，固体Aの水分量は固体Cより多いと判断できる．

3.　固体 Cは固体 A の結晶多形であると判断できる．

4.　固体 B と固体 C の結晶構造は同じであるが，結晶の外観が異なる．

5.　固体 D の結晶性は著しく低いと判断できる．

5.3 熱分析法について理解しよう

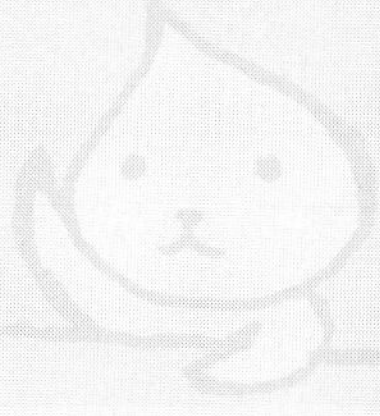

熱分析法は温度を変化させながら，測定試料の質量の変化や温度の変化を測定する分析法です．熱分析には，質量変化を測定する熱重量測定法，発熱や吸熱の挙動を測定する示差熱分析法および示差熱走査熱量測定法が含まれます．

熱重量測定法では，脱水，酸化，熱分解など試料の質量が変化する現象を見ることができます．熱的挙動を測定する方法では，融解，ガラス転移，結晶化，相転移，気化，昇華，脱水など様々な現象を見ることができます．

5.3.1 熱分析では温度を変化させながら質量や熱的挙動の変化を測定する

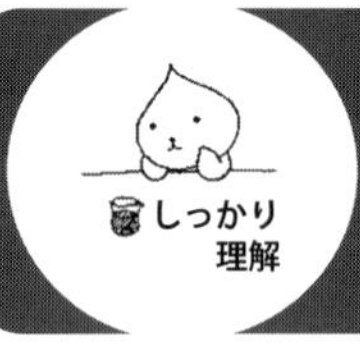

ここでは熱分析の 3 つの方法を取り上げます．どんなしくみで測定するのかを理解しましょう．

熱分析法には 3 種類ある 一定の温度プログラムで物質の温度を変化させて測定する

① 熱重量測定法（TG; thermogravimetry） → 試料の重さの変化を測定

② 示差熱分析法（DTA; differential thermal analysis） → 試料の温度差を測定

③ 示差走査熱量測定法（DSC; differential scanning calorimetry） → 温度差をなくす熱量を測定

熱重量測定法

熱重量測定法は試料の重さを測定する 試料を加熱したときの重さを測定する

装置

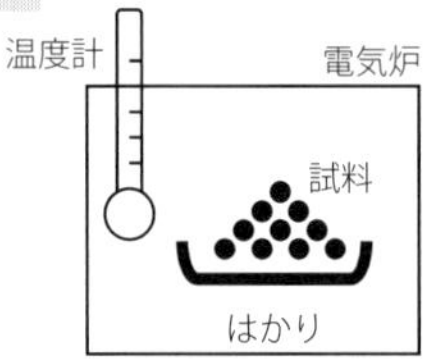

電気炉で過熱（冷却）しながら
はかりで質量を測定する

結果

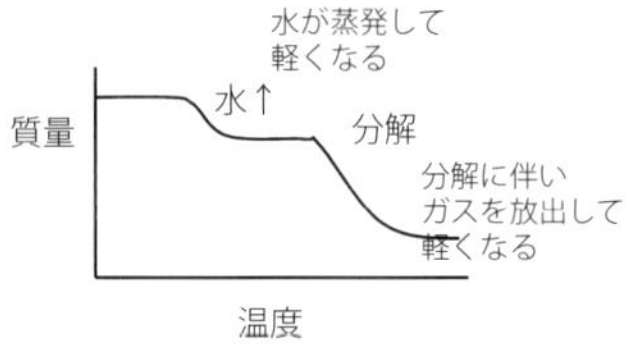

できること

- 無機物の結晶水の脱水過程の測定
- 付着水，結晶水，含水量の定量

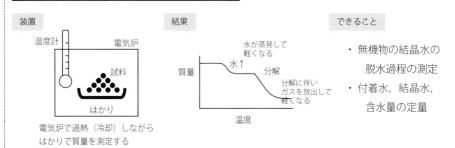

示差熱分析法

示差熱分析法は基準物質との温度差を測定する 試料と基準物質とで温度差を生じる

装置 電気炉で過熱（冷却）しながら，試料と基準物質が入っている容器の温度差を測定する

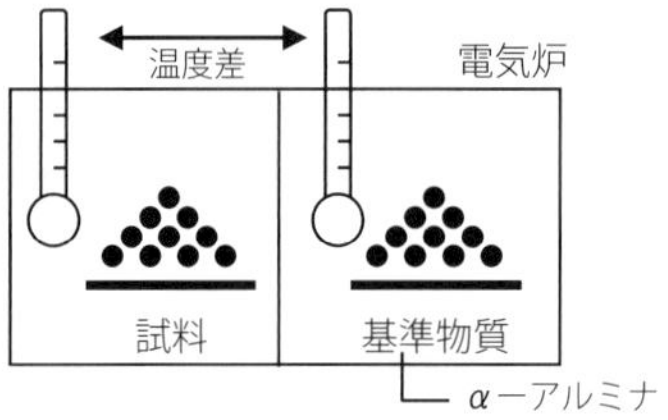

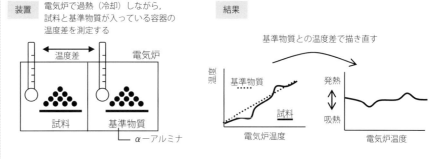

結果

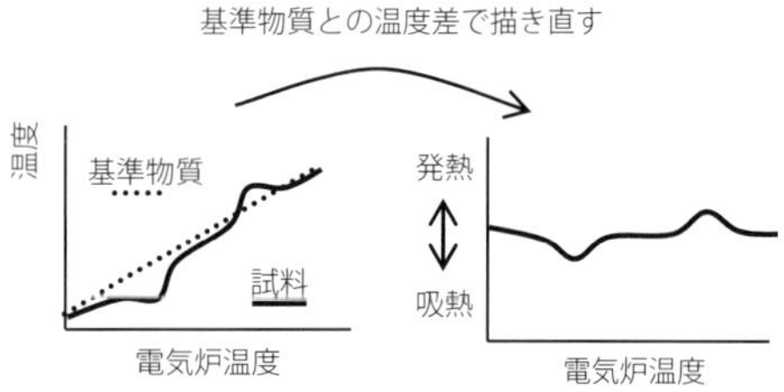

できること 融解，ガラス転移，結晶化，相転移，気化，昇華，脱水，分解，酸化などの分析
（基準物質では上記の変化は起こらない）

シュウ酸カルシウム一水和物の熱分析結果で考える

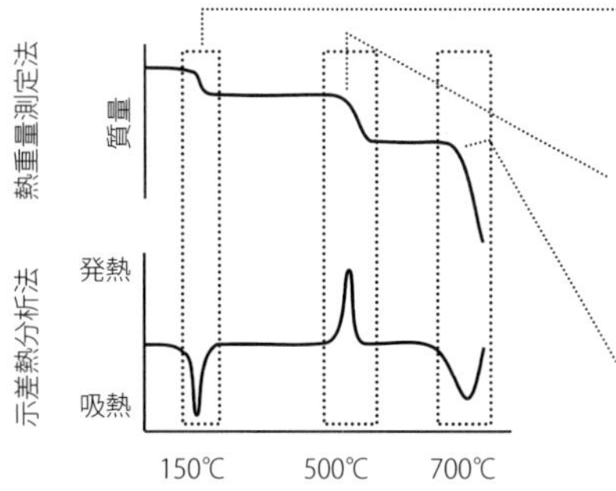

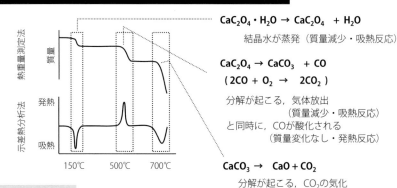

$CaC_2O_4 \cdot H_2O \rightarrow CaC_2O_4 + H_2O$

結晶水が蒸発（質量減少・吸熱反応）

$CaC_2O_4 \rightarrow CaCO_3 + CO$

$(2CO + O_2 \rightarrow 2CO_2)$

分解が起こる，気体放出
（質量減少・吸熱反応）
と同時に，COが酸化される
（質量変化なし・発熱反応）

$CaCO_3 \rightarrow CaO + CO_2$

分解が起こる，CO_2の気化
（質量減少・吸熱反応）

基本的な考え方

質量の減少
- 結晶水の蒸発
- ガス放出（CO_2）
- 分解

質量の増加
- 酸化

化合 → 発熱反応　分解 → 吸熱反応
水蒸発，融解，気化 も吸熱反応

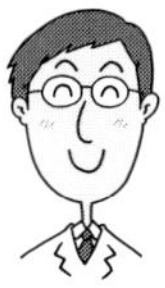

熱重量測定法と示差熱分析法を組み合わせると，様々な現象を分析することができるね．

示差走査熱量測定法は温度差を 0 にする熱量を測定する

エンタルピーの測定

示差走査熱量測定法

装置　試料と基準物質を加熱（冷却）し
双方の容器で温度差が生じたら
電熱線で両者の温度を揃える
このときに必要な熱量を測定する

（入力補償型示差走査熱量測定装置）

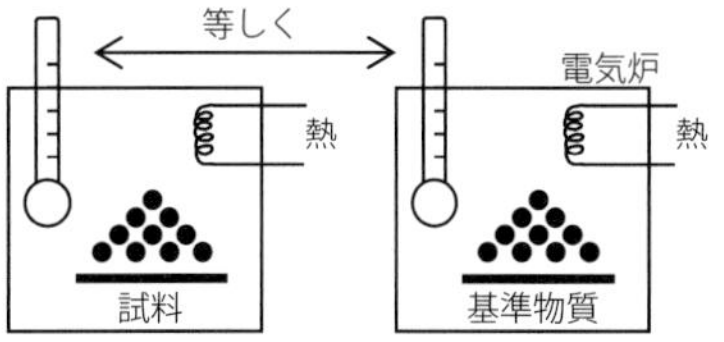

結果

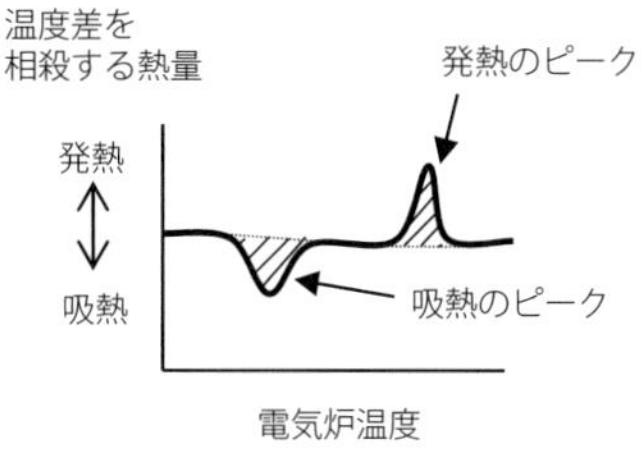

ピークの面積が熱量を示す
→ エンタルピーが測定できる

この他に熱流束示差走査熱量測定装置がある
単位時間に単位面積を通過する熱エネルギー（熱流束）の差を測定する

できること　ガラス転移，固相転移，結晶化，融点測定，比熱などを分析できる
タンパク質の熱安定性や生体膜の相転移など生体高分子の解析にも応用されている

熱分析法は結晶多形を分析できる

結晶多形を分析できる方法をまとめてみよう

結晶多形

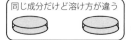

結晶多形とは？

同じ成分だけど溶け方が違う

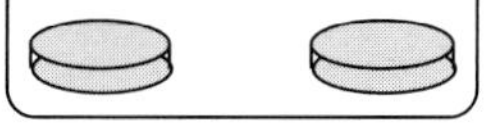

固体のまま
測定できる方法 →

本書で取り上げた分析法のなかでは

- **熱分析法**
- **粉末 X 線回折測定法**
- **赤外吸収スペクトル測定法**

結晶多形とは，同一分子でありながら結晶中での分子の配列の仕方が異なるものをいう．固体医薬品のなかで結晶多形が重要なのは，それぞれの結晶多形間で溶解性，バイオアベイラビリティー，安定性が異なるためである．結晶多形が生じる理由は，溶液から結晶が析出する段階でエネルギー状態の異なった状態で結晶化するためである．（薬学用語解説より，日本薬学会 HP）

Chap. 5　練習問題　熱分析法

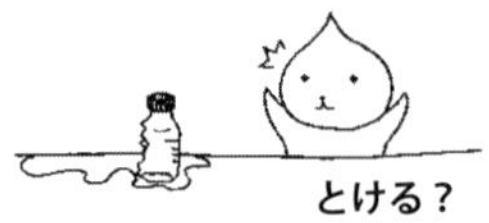

問１　熱分析法に関する次の文章の正誤を答えよ．

1. 熱重量測定法（TG）では，温度に対する試料の重量変化を測定する．
2. TG は，医薬品中の付着水や結晶水の定量に用いることができる．
3. TG は，高分子のガラス転移現象を測定することができる．
4. 示差熱分析法（DTA）では，試料と基準物質を加熱あるいは冷却したときに生じる両者間の温度差（吸熱または発熱）を測定する．
5. DTA は，医薬品の純度測定や結晶多形の確認に利用される．
6. 熱分析法で，化合物の結晶多形と溶媒和結晶の区別ができる．
7. 熱分析法では，通例基準物質として熱分析用 α-アルミナが用いられるが，これは通常の測定温度範囲内で熱変化しないことによる．
8. 通例，α-アルミナを基準物質として用いるが，単に空容器を基準とすることもある．

問２　（89 回改）下図に関する次の文章の正誤を答えよ．

1. 温度 a は化合物水和物の脱水温度を示している．
2. 温度 b に対応する DSC ピーク面積は，化合物の融解エンタルピーを示している．
3. 温度 c は化合物の分解し始める温度を示している．

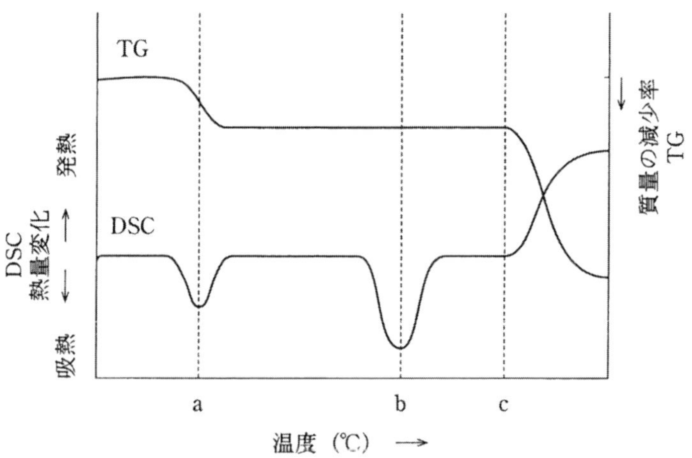

TG曲線およびDSC曲線

Chap. 1　練習問題の解答

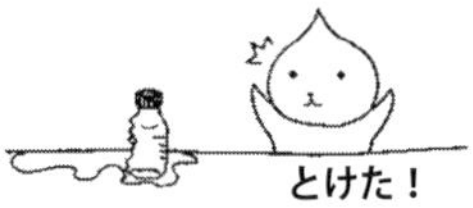

問 1

1.　「正」

2.　「誤」　波長が m 単位のラジオ波を使うので，エネルギーは紫外線よりも小さい.

3.　「誤」　原子核の歳差運動の回転速度は，外部磁場の強度に比例して速くなる.

4.　「誤」　同じ磁場強度でも元素の種類で歳差運動の速度が異なる．このおかげで 2 つの原子核を別々に分析することができる.

5.　「正」

6.　「誤」　NMR スペクトル測定法で ^{1}H が対象原子核としてよく用いられるのは次の 3 つの理由がある．^{1}H のスピン量子数が ½ であるから，^{1}H の天然存在比が 99.9 % であるから，有機化合物のほとんどが水素を含んでいるから，である.

7.　「誤」　周辺の電子状態も化学シフトに影響を与える.

8.　「誤」　外部磁場強度が異なる NMR 測定装置でスペクトルを測定しても，化学シフト値は変化しない.

9.　「正」

10.　「誤」　エタノール CH_3CH_2OH のメチレン（CH_2）プロトンは，メチル（CH_3）プロトンより，隣の酸素の影響で磁場的遮へいが小さい．磁気的遮へいとは，電子でどれだけ外部磁場が妨害されるかという意味だと考えればよい．磁気的遮へいが小さいと低磁場側にシグナルが現れる.

11.　「誤」　ベンゼン環の π 電子による環電流効果で誘起磁場を生じ低磁場側にシグナルが現れる．このような誘起磁場の効果がプラスにはたらくことを反遮へい効果という.

12.　「誤」　重水添加でシグナルを消失できるプロトンは，交換可能なOH 基や NH 基のプロトンである．炭素に結合したプロトンは交換できない.

13.　「誤」　重水素のスピン量子数は 1 である．スピン量子数が ½ 以外の原子核ではシグナルを得にくい.

14.　「正」

15.　「誤」　スピン－スピン結合は隣のプロトンの核磁気モーメントにより生じるものであり，スピン－スピン結合定数は外部磁場に影響されない.

16.　「正」

17.　「正」

18.　「正」　^{19}F はスピン量子数が ½ であり，存在率も100%であるのでNMRを測定できる.

Chap. 1　練習問題の解答

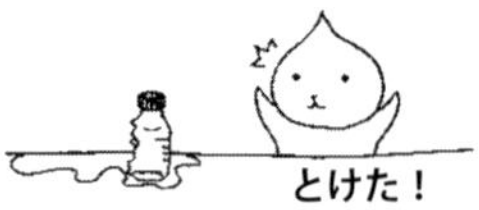

問2　1～4のどれか.

答　1

【見るポイント】 スペクトルの 9H 分のシグナルは等価なプロトンが 9 個あることを示している

各化合物で、等価なプロトンを○で囲む　→　化合物 **1** に等価なプロトンが 9 つある

1
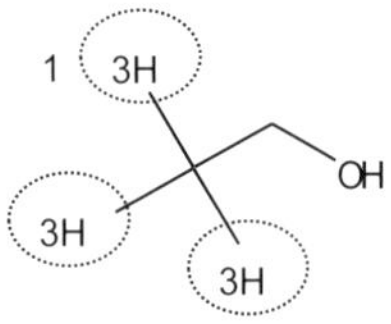

2
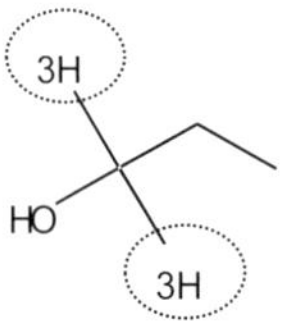

3
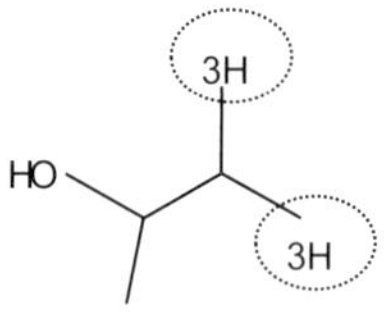

4
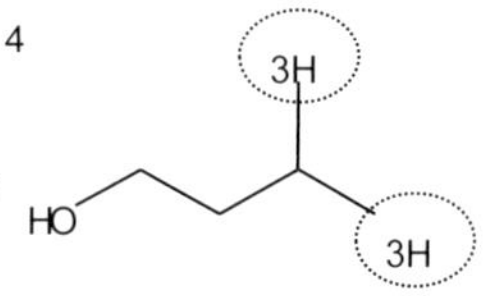

問3　正しく組み合わせよ.

答　a：ウ　b：イ

【解法手順】 スペクトル **b**

パターン②：6～8 ppm に現れる 2 本－2 本のカニ足シグナルは，パラ位置換のシグナルパターンだ

スペクトル **b** は カニ足のシグナルがあるので，
化合物 **イ** または **エ** のスペクトルであると予想できる

解析のポイント：分裂していないシグナルは注目すべきである

スペクトル **b** の 2 ppm 付近の分裂していない 3H 分のシグナルに注目する
① 隣にプロトンがないメチル基（$-CH_3$）と予想 ← スピン－スピン結合と面積から
② メチル基（$-CH_3$）の隣はカルボニルか芳香族と予想 ← 化学シフトから

これらを満たす構造をもつものは化合物 **イ** である

【解法手順】 スペクトル **a**

解析のポイント：次の構造と化学シフトは暗記する	**～2 ppm：** $-C(=O)-CH_3$	**～4 ppm：** $-O-CH_3$

スペクトル **a** の 4 ppm 付近の分裂していない 3H 分のシグナルに注目する

→ 隣にプロトンがない $-O-CH_3$ と考えられる

パラ位に置換基をもたない化合物 **ア** と **ウ** のなかで，
$-OCH_3$ をもつものは化合物 **ウ** である

Chap. 1　練習問題の解答

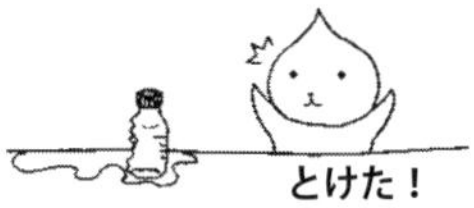

問4　正しく組み合わせよ.

答　a：イ　b：ウ　c：ア

【解法手順】

① シグナルの面積に注目する

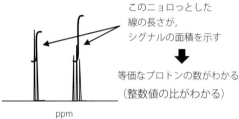

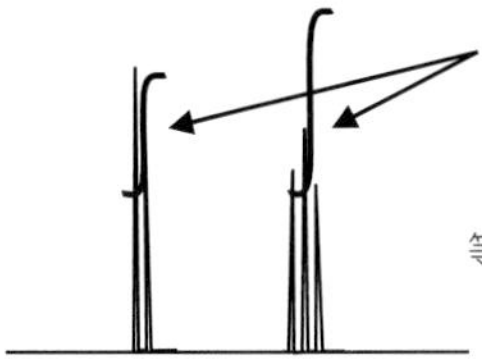

ppm

等価なプロトンの数がわかる
（整数値の比がわかる）

② ベンゼン環上のプロトンの数を決めよう

トルエンのメチル基のシグナル
（2.5 ppm 付近）を基準に数を決める

（スペクトル **a**、**b**、**c** の 2.5 ppm 付近の
シグナルはいずれも 3H 分のシグナルである）

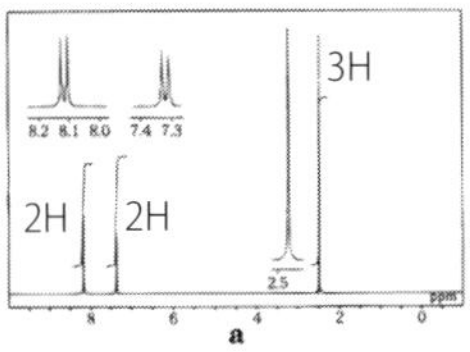

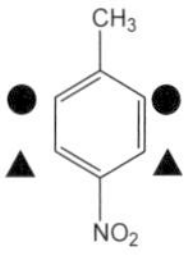

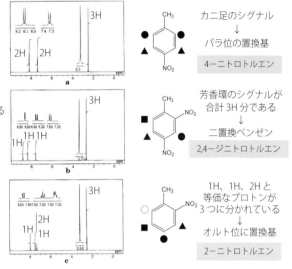

カニ足のシグナル
↓
パラ位の置換基

4−ニトロトルエン

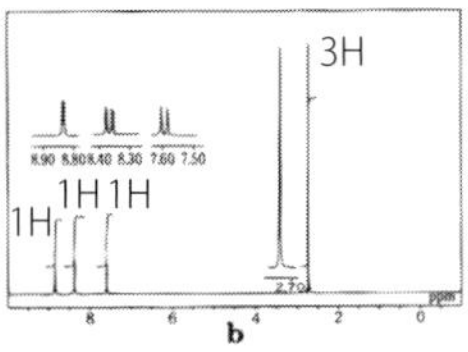

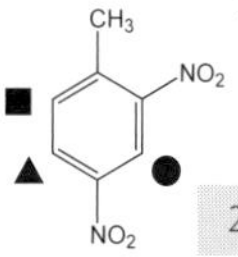

芳香環のシグナルが
合計 3H 分である
↓
二置換ベンゼン

2,4−ジニトロトルエン

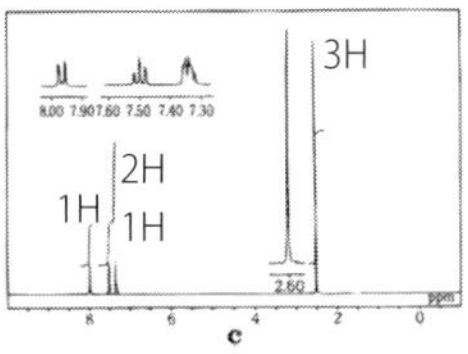

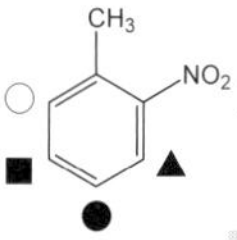

1H、1H、2H と
等価なプロトンが
3 つに分かれている
↓
オルト位に置換基

2−ニトロトルエン

ベンゼン環上の「図形」は等価なプロトンを示している

問5　1〜5 のどれか.

答　4

【解法手順】 問題文をしっかりと読む　→　面積に注目

3.25 ppm 付近の 4H 分のシグナルは重水（D_2O）添加により消失した

⇩

スペクトルの
プロトン数が 13 なので　消えるプロトン：4H　消えないプロトン：9H（そのうちベンゼン環のプロトンは 3H）

⇩

1

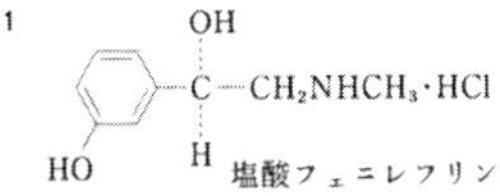

2

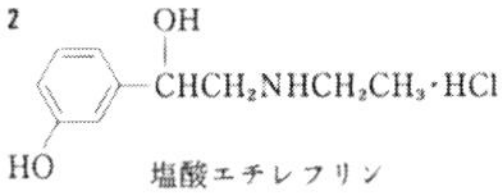

3 置換のベンゼン環＝ **3**，**4**，**5** のどれか

消える＝3H，消えない＝10H　　消える＝3H，消えない＝12H

3

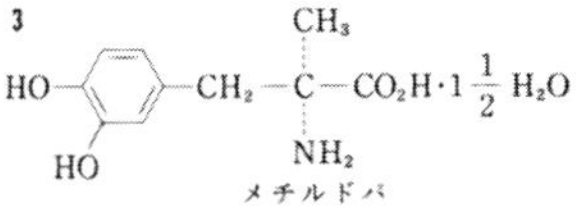

4　**一致**

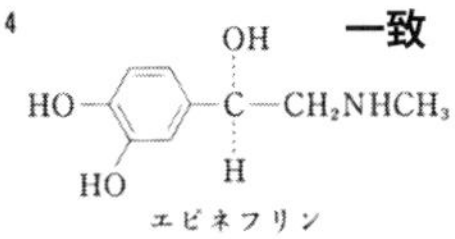

5

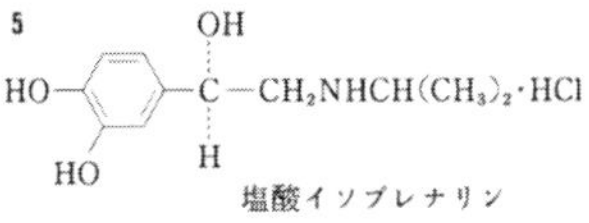

消える＝5H，消えない＝8H　　消える＝4H，消えない＝9H　　消える＝4H，消えない＝13H

Chap. 1　練習問題の解答

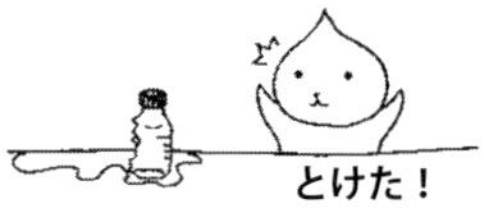

問6　正しく組み合わせよ.

答　A−ウ,　B−ア,　C−イ

問題文 ： 十分に乾燥した重ジメチルスルホキシド溶液中で測定した

→ OH のプロトンもスピン−スピン結合する　←（特別な例，1.3.3 を参照）

【解法手順】 各化合物について化学シフトとスピン−スピン結合を考える

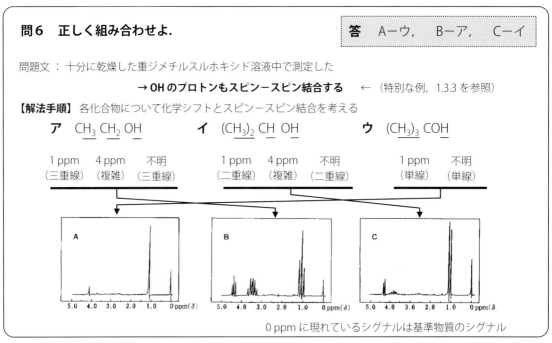

ア　$CH_3\ CH_2\ OH$　　**イ**　$(CH_3)_2\ CH\ \ OH$　　**ウ**　$(CH_3)_3\ COH$

ア			イ			ウ	
1 ppm（三重線）	4 ppm（複雑）	不明（三重線）	1 ppm（二重線）	4 ppm（複雑）	不明（二重線）	1 ppm（単線）	不明（単線）

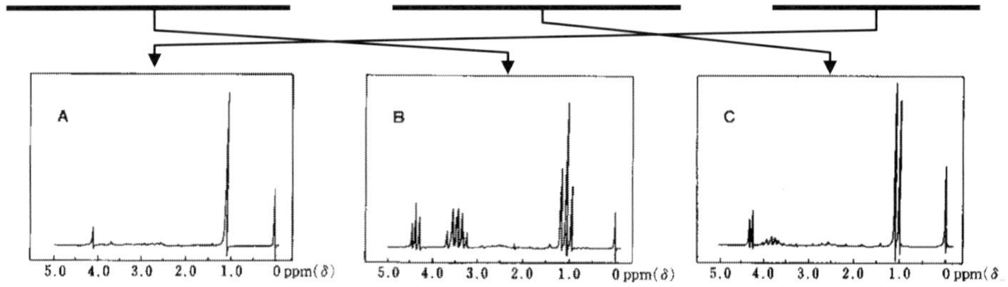

0 ppm に現れているシグナルは基準物質のシグナル

問7　正しく組み合わせよ.

答　A−b,　B−c,　C−a

解析のポイント：
次の構造と化学シフトは暗記する　**〜2 ppm：** $-C(=O)-CH_3$　**〜4 ppm：** $-O-CH_3$

等価なプロトンを丸で囲む

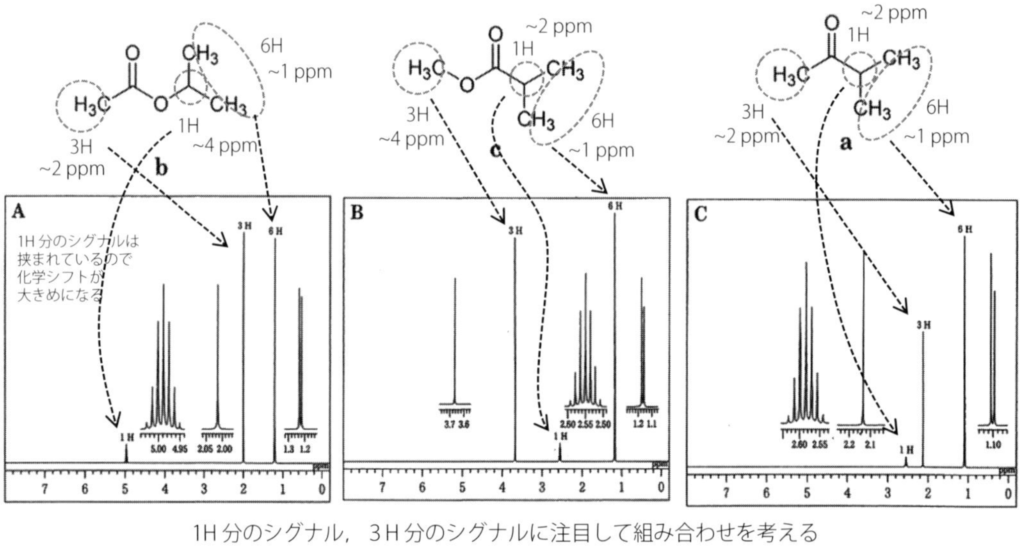

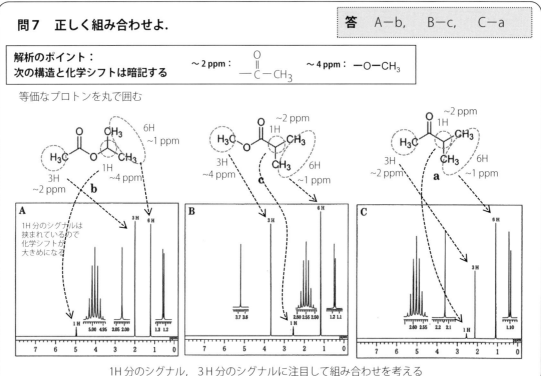

1H 分のシグナル，3H 分のシグナルに注目して組み合わせを考える

Chap. 1　練習問題の解答

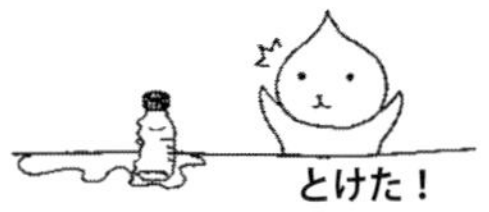

問8　1〜6のどれか.

答　5

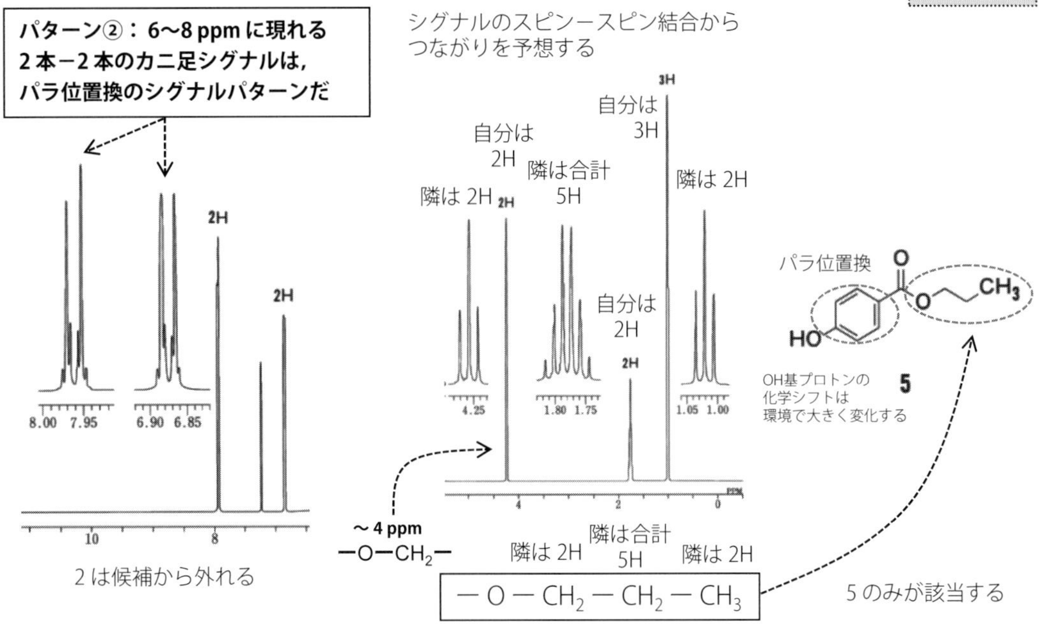

問9　1〜6のどれか.

答　2

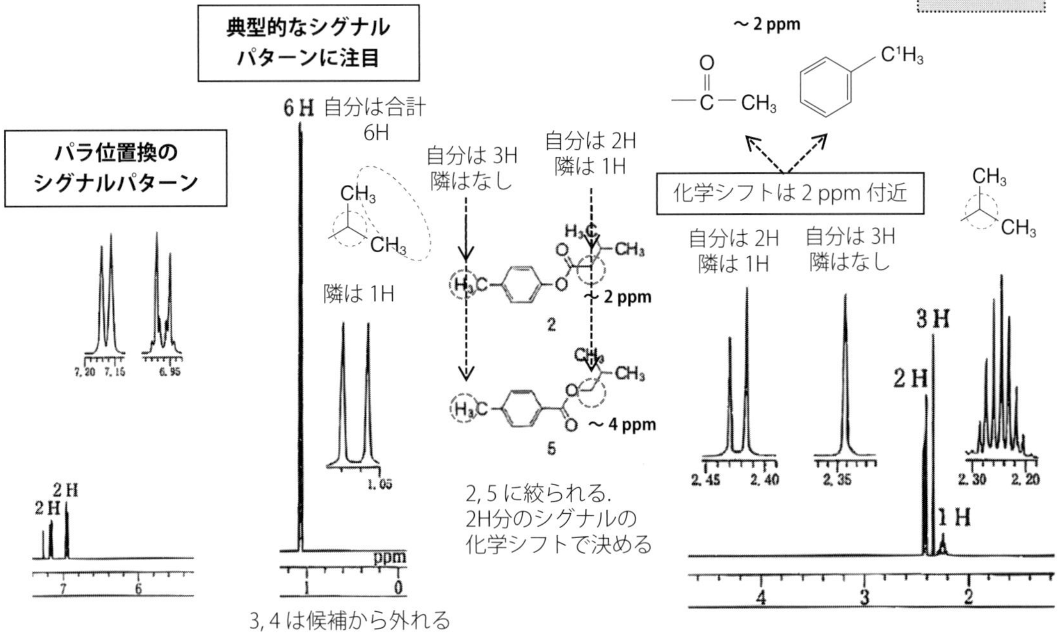

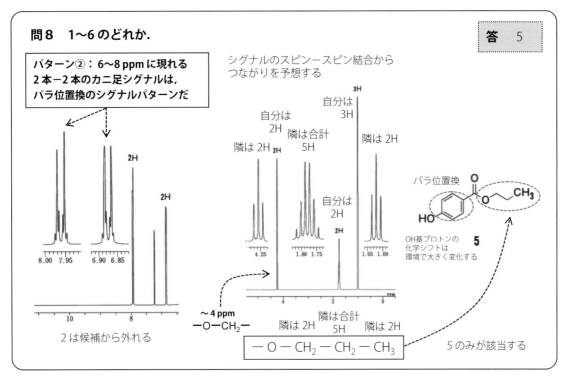

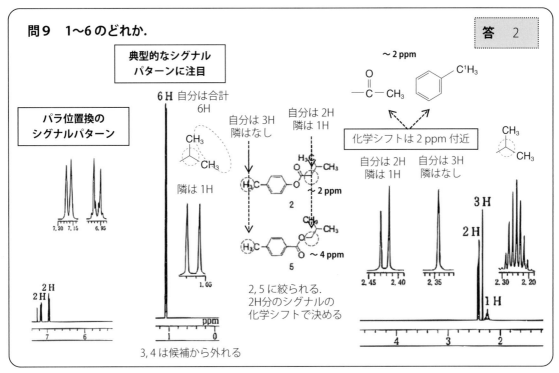

Chap. 1　練習問題の解答

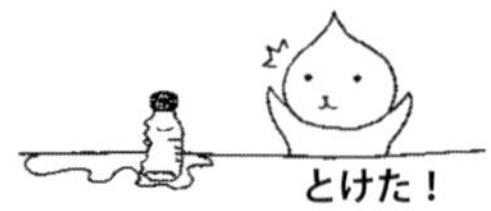

問10　正しく組み合わせよ.

答　a：エ　b：ア　c：ウ

【解法手順】　シグナルパターンを認識しよう

【スペクトル】　　【化合物】

a, c

パターン①：3 本と 4 本の分裂シグナルが 1 ppm と 4 ppm に現れたら, $-O-CH_2-CH_3$ のシグナルパターンだ

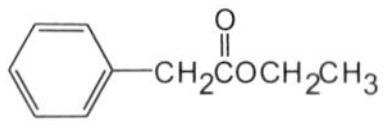

ウ　フェニル酢酸エチル

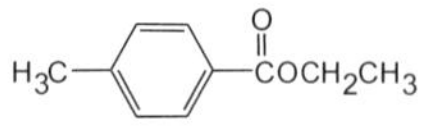

エ　4-メチル安息香酸エチル

a

パターン②：6〜8 ppm に現れる 2 本－2 本のカニ足シグナルは, パラ位置換のシグナルパターンだ

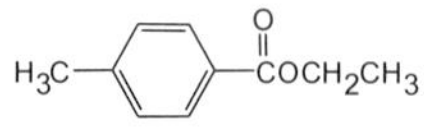

エ　4-メチル安息香酸エチル

これらから, a → エ, c → ウと決まる

スペクトル **b**

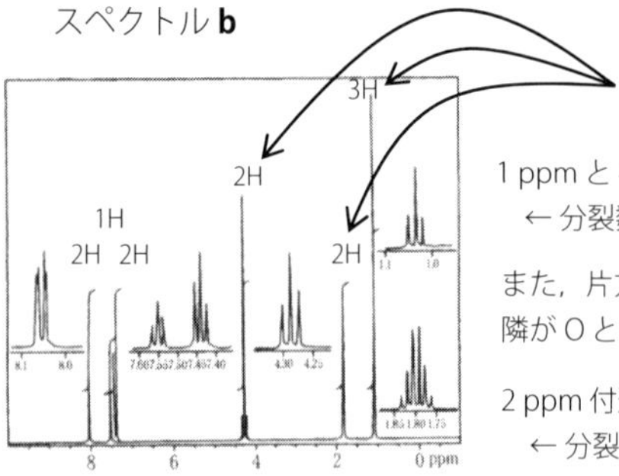

1～4 ppm に現れる 3 つのシグナルはつながっていると考えられる

1 ppm と 4 ppm付近のシグナルは両端のシグナル
　← 分裂数がともに 3 つなので

また，片方は 4 ppm に現れているので，
隣が O と考えられる

2 ppm 付近のシグナルは真ん中のシグナル
　← 分裂数が複数なので

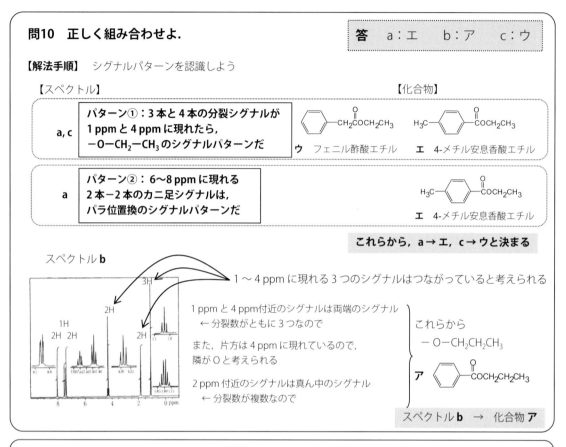

これらから
$-O-CH_2CH_2CH_3$

ア

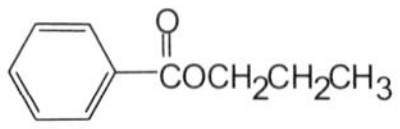

スペクトル **b**　→　化合物 **ア**

問11　1〜5 のどれか.

答　2

特徴的なシグナルに注目する

一重線の
シグナルは
同定しやすい

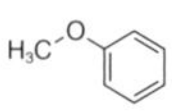

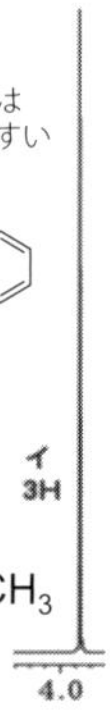

～4 ppm

$-O-CH_3$

1, 3が外れる

等価なプロトンの数で考えてみる

7 ppm付近の 1H（キ）と2H（カ）→ ベンゼン環上のプロトン

その他の 1H（オ）, 1H（エ）, 2H（ウ）, 3H（イ）, 2H（ア）

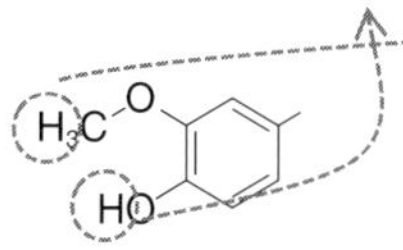

残りは，1H, 2H, 2H ＝

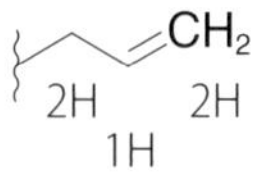

1, 2 が該当する

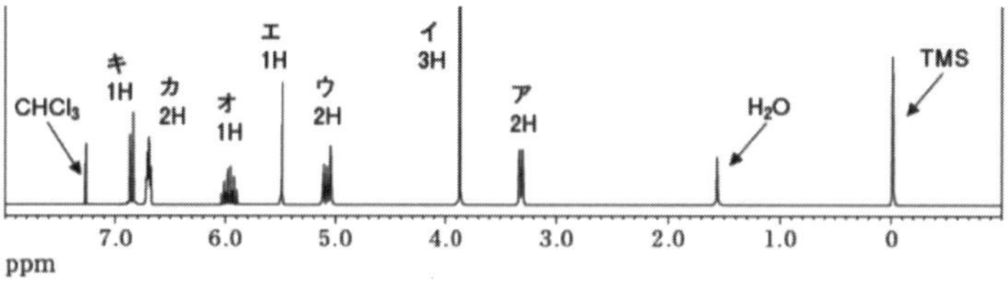

2 が下の
構造を両方もつ

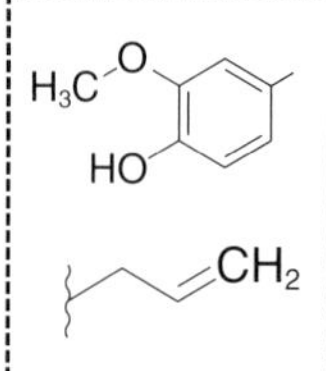

Chap. 1　練習問題の解答

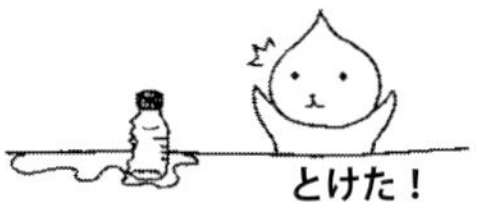

問11（補足）スピン－スピン結合について

オのプロトンは隣の2H分のアと等価でない2つのウのプロトンの影響で複雑にシグナルになる

ウのプロトンは等価でないので，隣のオのプロトンでそれぞれが2つに分裂するため複雑にシグナルになる

アのプロトンは隣のオのプロトンで2つに分裂する

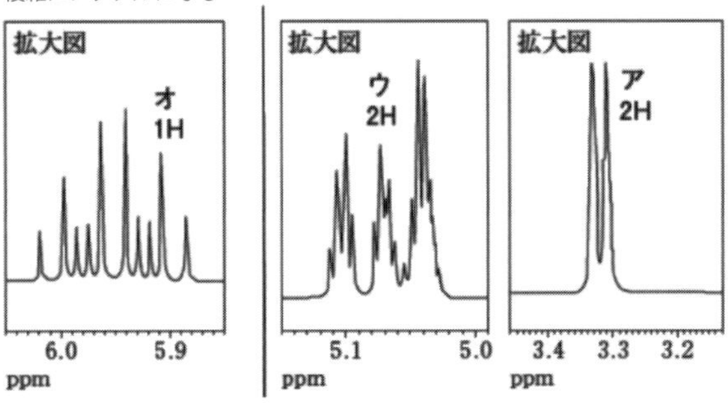

回転できないのでウのプロトンは等価でなくなる

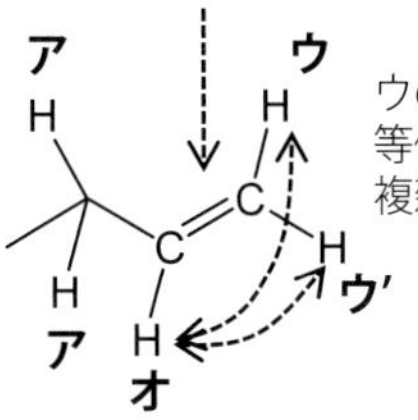

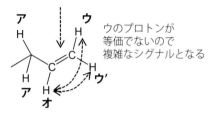

ウのプロトンが等価でないので複雑なシグナルとなる

問12　1～5のどれか.

答　1

特徴的なシグナルパターンに注目

ベンゼン環上のプロトンについても配向性をもとに考えてみよう

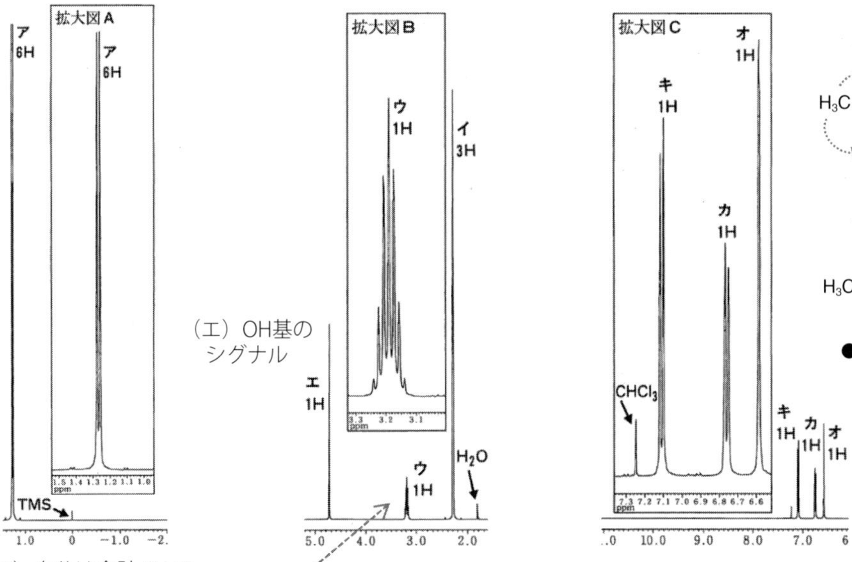

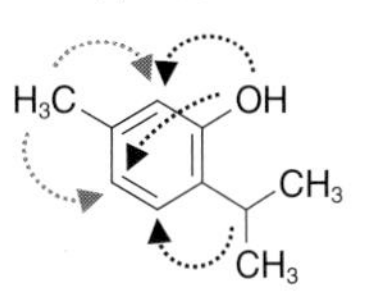

電子の濃い所

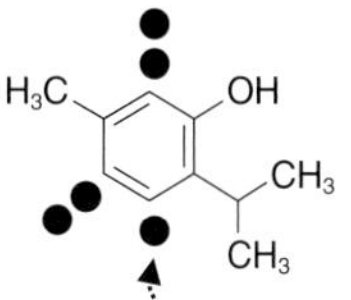

電子が薄いので低磁場側（キ）

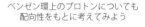

（ア）自分は合計6Hで2本に分裂（隣は1H）

（ウ）1Hで複雑な分裂

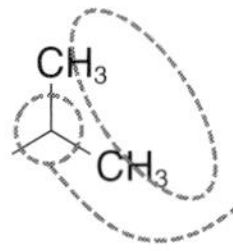

1, 2に絞られる

（イ）3Hで分裂なし 2 ppm付近

～2 ppm

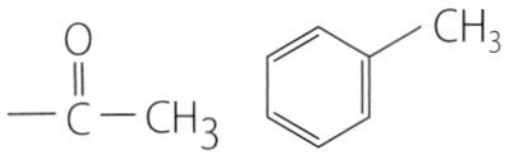

1が候補となる

隣がないので分裂しない（オ）

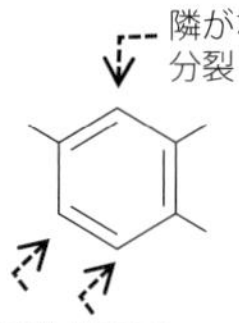

隣が1Hなので2つに分裂（カ，キ）

Chap. 1　練習問題の解答

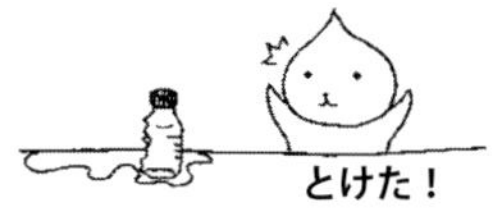

問13　1〜5 のどれか.

答　1

重水で消失するシグナル＝1H と 2H その他のシグナル＝1H, 1H, 1H, 1H

⬅ 各化合物からどのようなシグナルが得られるか想像して，比較する

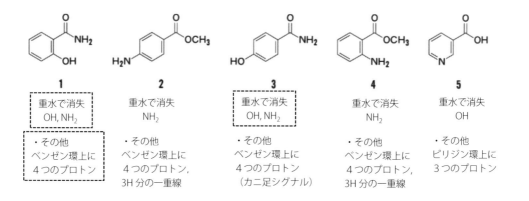

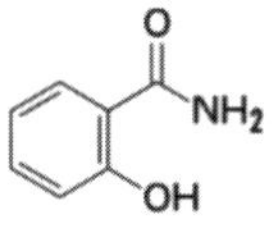

1

重水で消失
OH, NH_2

・その他
ベンゼン環上に
4つのプロトン

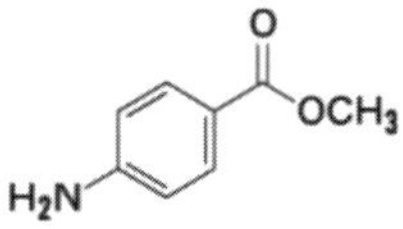

2

重水で消失
NH_2

・その他
ベンゼン環上に
4つのプロトン，
3H 分の一重線

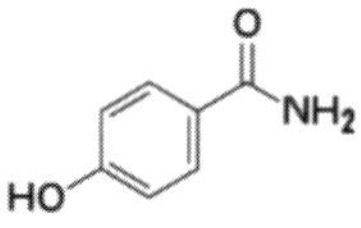

3

重水で消失
OH, NH_2

・その他
ベンゼン環上に
4つのプロトン
（カニ足シグナル）

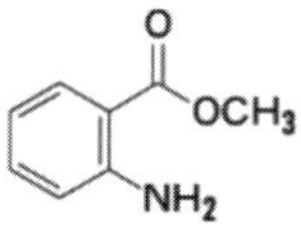

4

重水で消失
NH_2

・その他
ベンゼン環上に
4つのプロトン，
3H 分の一重線

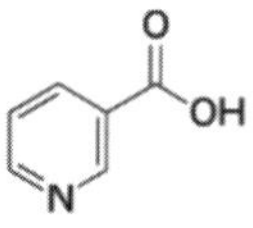

5

重水で消失
OH

・その他
ピリジン環上に
3つのプロトン

➡ 重水で消失するシグナルとベンゼン環上のシグナルから，1 が候補となる

ベンゼン環上のプロトンについても配向性と分裂パターンで考えてみよう

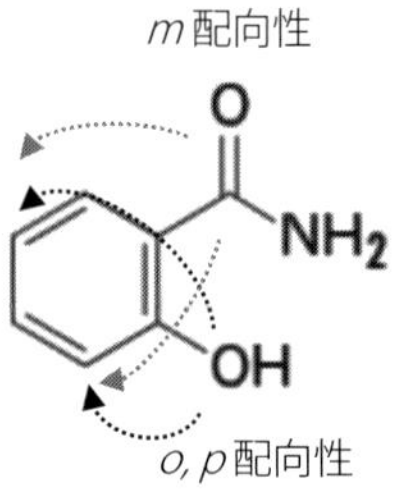

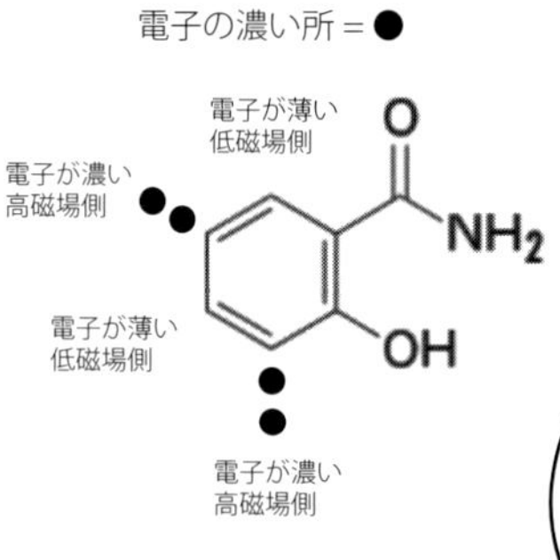

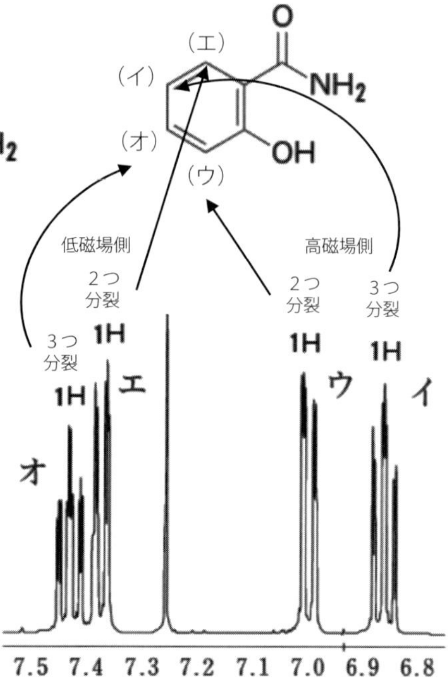

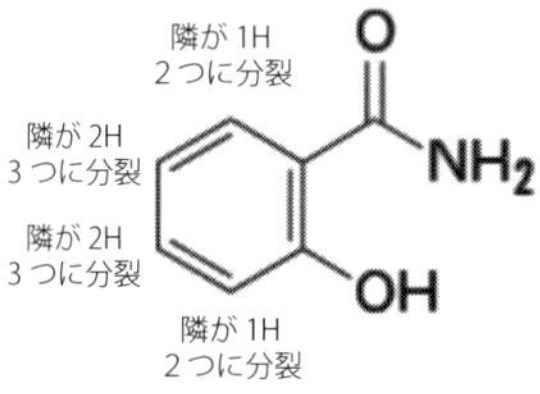

Chap. 1　練習問題の解答

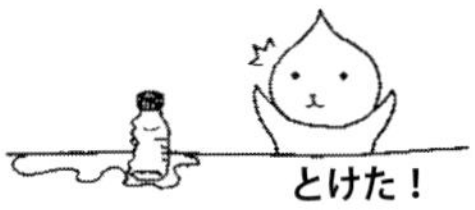

問14　正しく組み合わせよ.

答　a：イ　b：ウ　c：ア　d：オ　e：エ

【解法手順】① まず問題文をよく読もう！

- 4.8 ppm 付近のシグナルは H_2O 由来である　→　スペクトル解析では無視しなさいという意味
- NH_2 基と COOH 基のプロトンは D_2O（重水）交換で消失している　→　NH_2 基と COOH 基のプロトンは考える必要がないという意味

（アミノ酸 **イ** と **オ** の側鎖にある OH のプロトンも重水交換でシグナルが消えていることに注意しよう）

② 自分が ^{1}H-NMR 測定装置になったつもりでスペクトルを予想しよう

- ピーク面積，化学シフトについてスペクトルを予想しよう（スピン−スピン結合については今回は考えないことにする）

（点線の丸）：アミノ酸骨格で共通のプロトン（1H 分シグナル）
→　隣が C＝O と N なので 2〜3 ppmよりも低磁場に出ると考えられる

（×印）：重水処理で消えるプロトン
→　スペクトルには現れない

一番わかりやすいスペクトル　ベンゼン環上のプロトンが特徴的

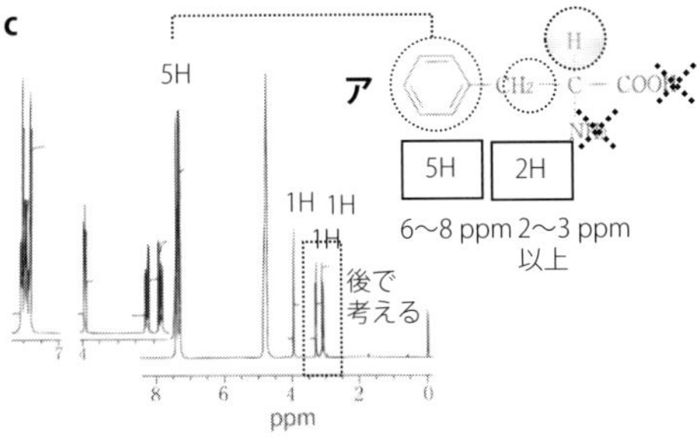

単純なスペクトル　→　側鎖の単純なアミノ酸

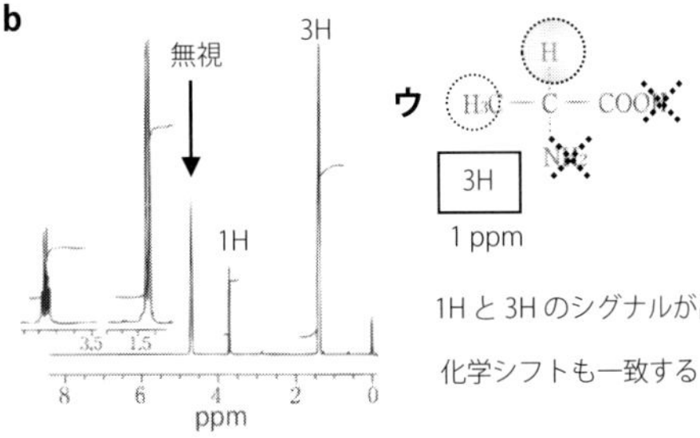

1H と 3H のシグナルが出る

化学シフトも一致する

単純なスペクトル　→　側鎖の単純なアミノ酸

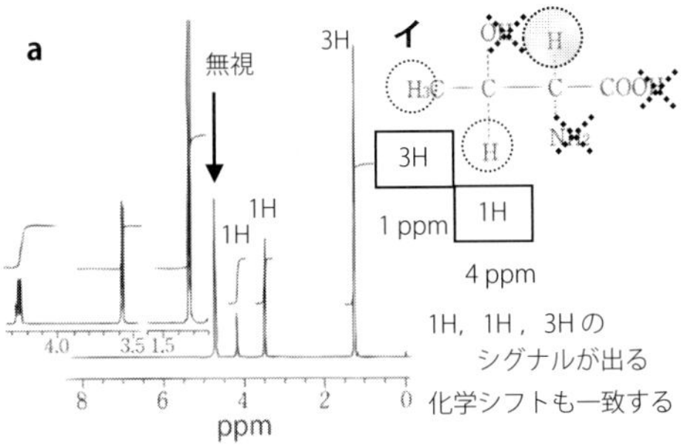

1H，1H，3H の
シグナルが出る
化学シフトも一致する

特徴を見極める　→　側鎖に等価なプロトンが 6H 分ある

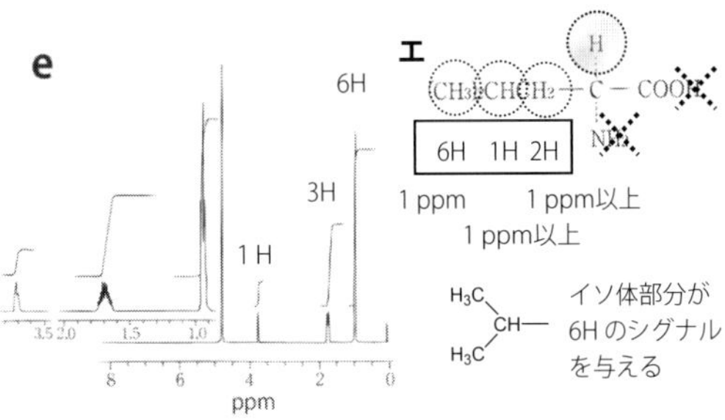

イソ体部分が
6H のシグナル
を与える

- 6H 分のシグナルの面積と化学シフトが一致する
- スペクトルでの 3H 分のシグナルがあるが，
これは側鎖の 1H と 2H のシグナルが重なっていると考える

複雑なスペクトル　→　消去法で選択し，よく考えてみる

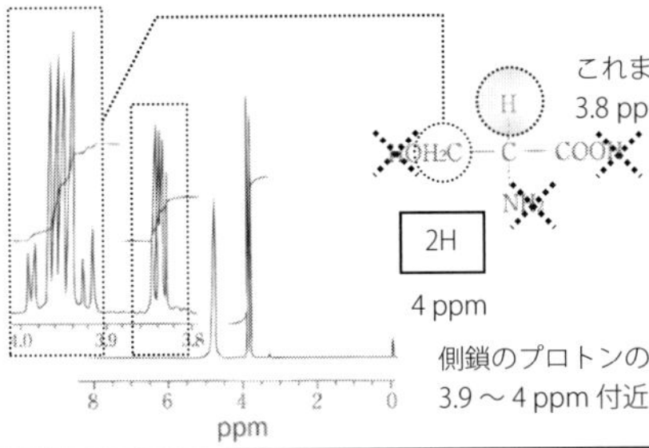

これまでのスペクトル解析の結果から，
3.8 ppm 付近に現れているシグナルが，アミノ酸共通のシグナルだと考えられる

側鎖のプロトンのシグナルは，
3.9 〜 4 ppm 付近のシグナル

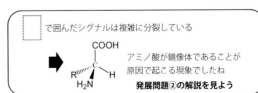

（点線の四角）で囲んだシグナルは複雑に分裂している

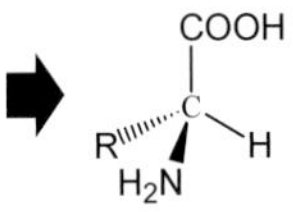

アミノ酸が鏡像体であることが
原因で起こる現象でしたね
発展問題②の解説を見よう

Chap. 1　練習問題の解答

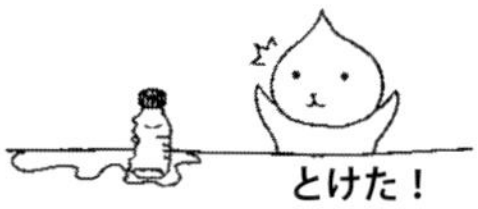

問15　構造式中の H_A ～ H_L のプロトンをシグナル ア～オ に帰属せよ.

答　ア：H_E, H_K　イ：H_D, H_L　ウ：H_F, H_J　エ：H_A, H_B, H_C　オ：H_G, H_H, H_I

【解法手順】

① まず等価なプロトンを区別する
② おおよその化学シフトを予想する
③ スピン－スピン結合を予想する

【ベンゼン環上のプロトンについて】

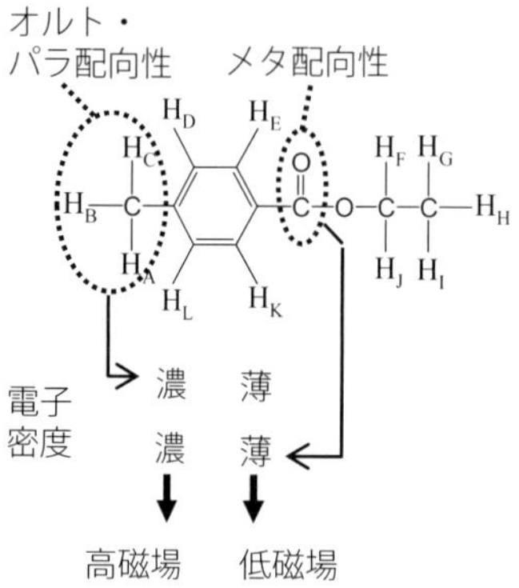

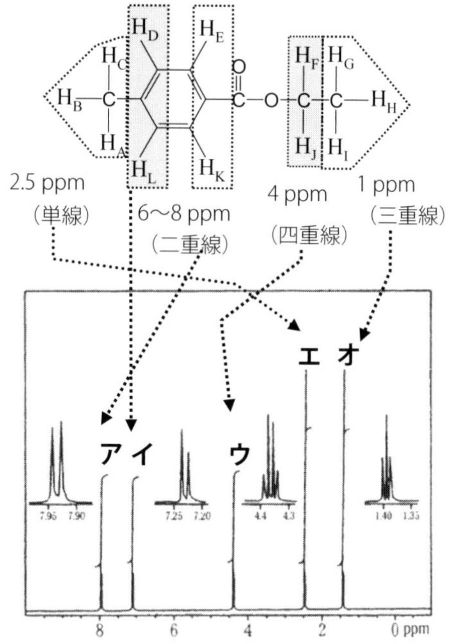

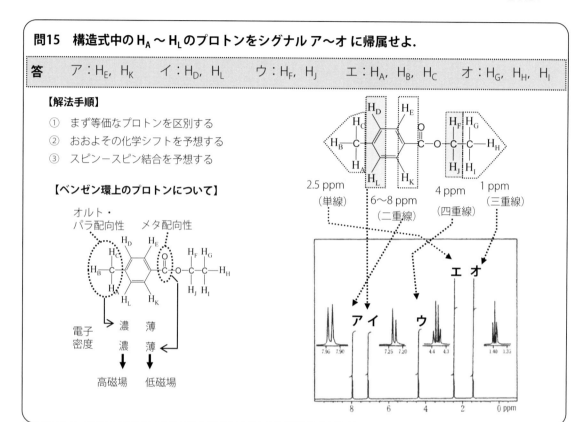

Chap. 1　練習問題の解答

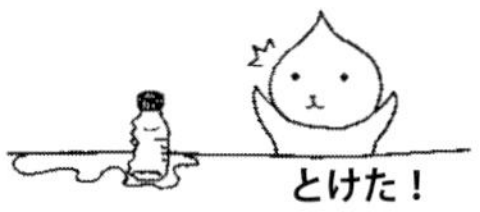

問16　構造式中の ア ～ コのプロトンをシグナル a～f に帰属せよ．

答　a：ク，コ　b：ア　c：ケ　d：キ　e：イ　f：ウ，エ，オ，カ

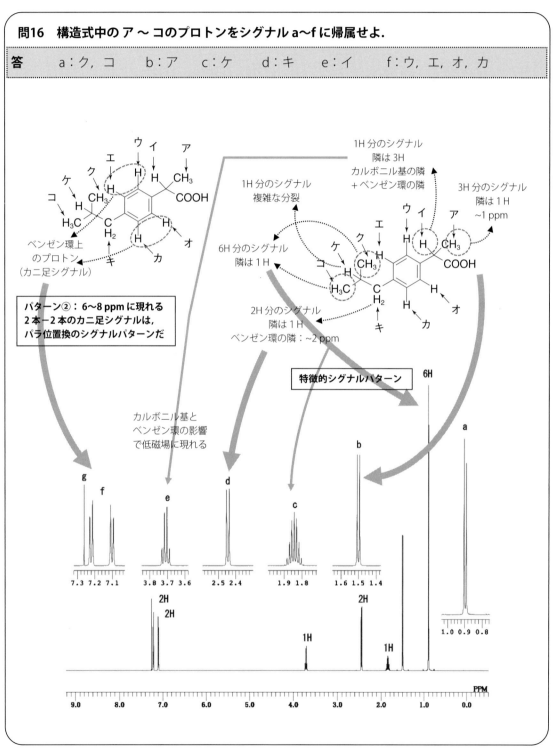

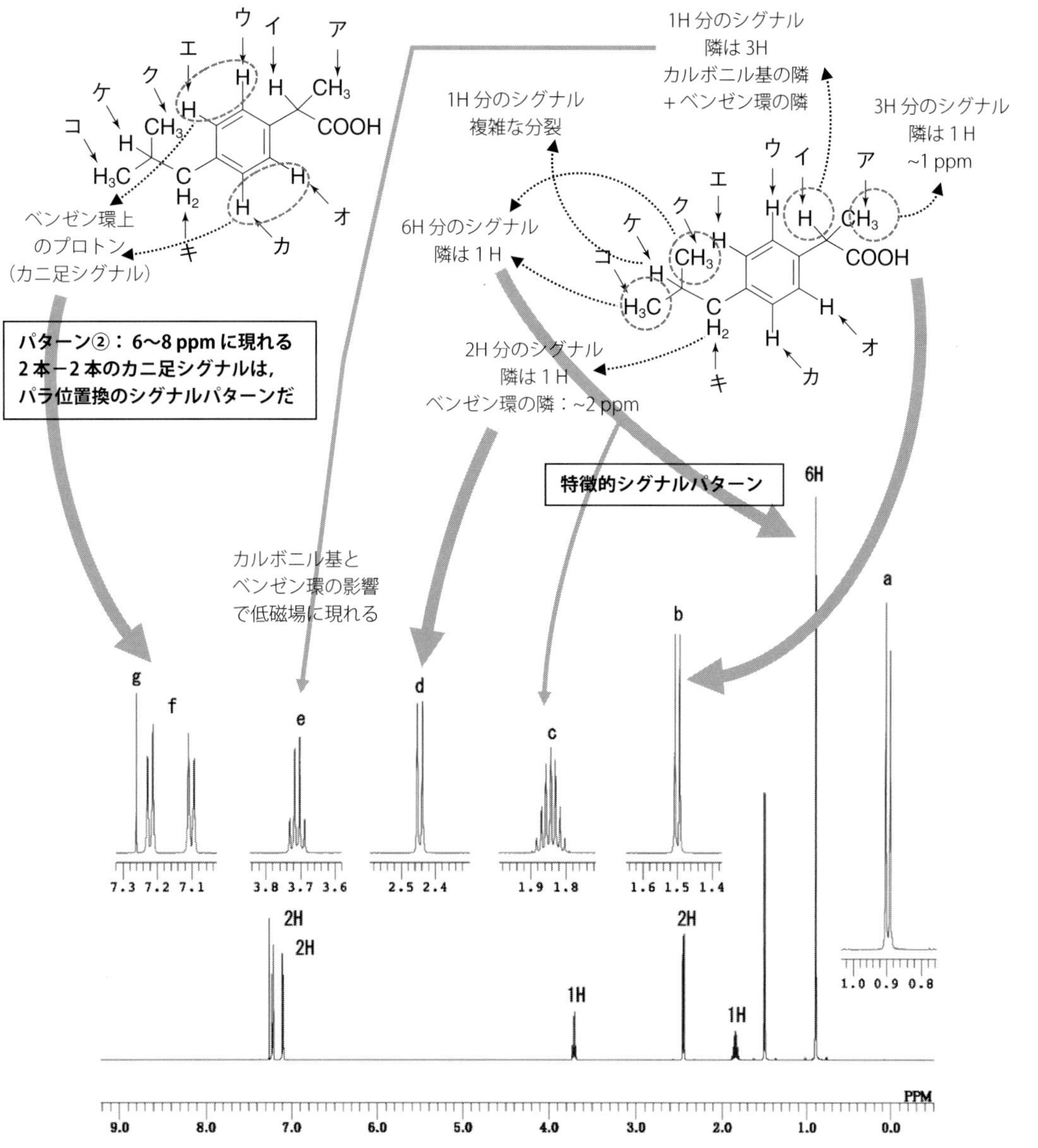

Chap. 1　練習問題の解答

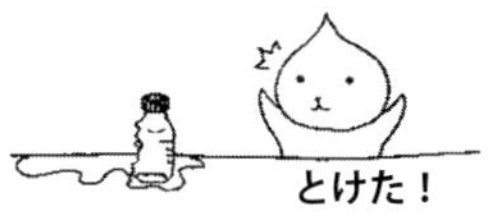

問17　構造式中のa～jのプロトンをシグナル ア～ケ（キは除く）に帰属せよ.

答　ア：h　イ：i　ウ：a　エ：b　オ：c　カ：j　ク：e,f　ケ：d,g

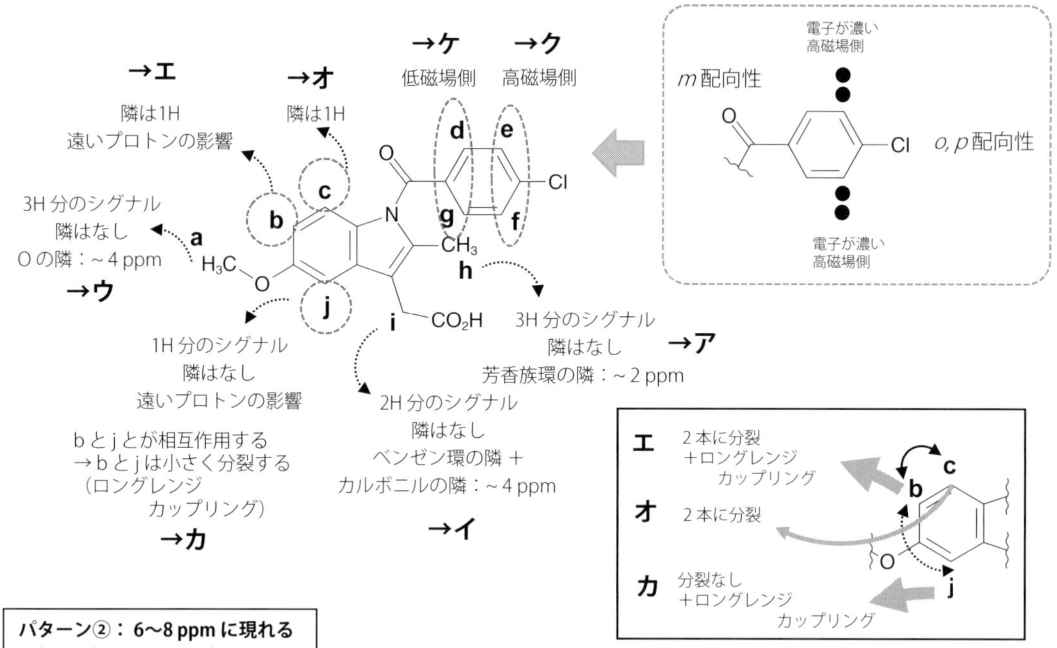

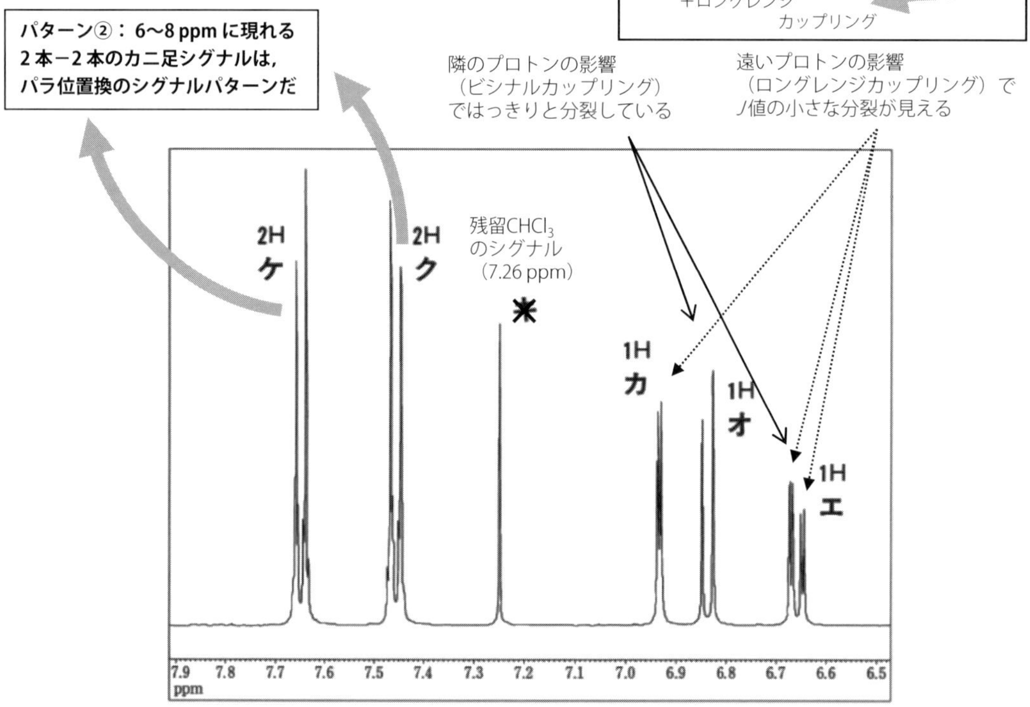

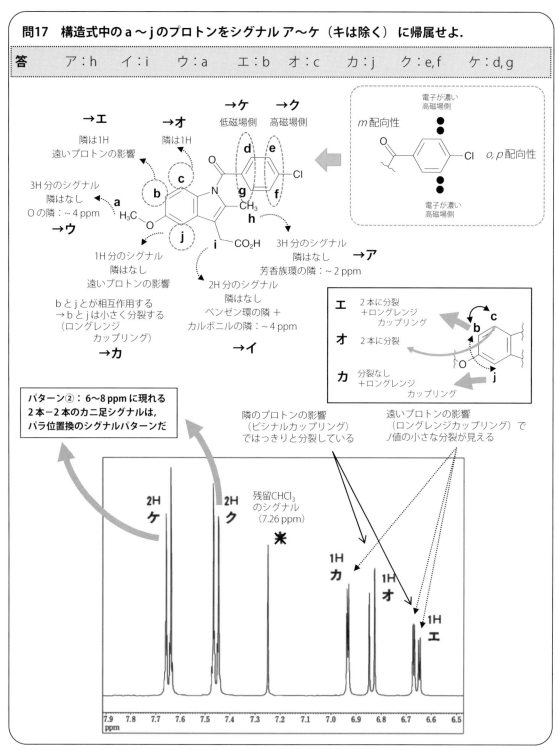

Chap. 2　練習問題の解答

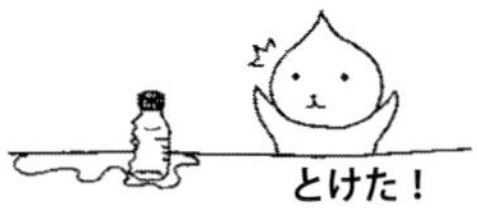

問 1

1. 「正」
2. 「誤」　各イオンがどのような原子からなっているかを表す組成式はわかるが，示性式を知ることはできない.
3. 「誤」　横軸は質量電荷比である．質量分布比はクロマトグラフィーで用いる用語.
4. 「誤」　質量が大きいと慣性の法則により，曲がりにくい.
5. 「誤」　イオン化は絶対に必要である.
6. 「正」　電子イオン化法だけがプロトン不可を伴わないイオンを生じる.
7. 「誤」　高速原子衝撃法は 1 万程度の分子がイオン化の限界の大きさである.
8. 「正」
9. 「正」
10. 「正」
11. ［正］
12. 「正」
13. 「誤」　気体や液体を試料にすることができる．イオン化の方法で扱える試料の形態が異なる.
14. 「誤」　イオン化され飛ばされるので再利用はできない.
15. 「正」
16. 「正」
17. 「誤」　精密質量は，天然存在比が一番大きい原子の質量を利用して計算される．平均原子量（同位体の比を考慮に入れた原子量）は使わない.
18. 「誤」　モノアイソトピック質量とは，天然存在比が一番大きい原子の質量を利用して計算される質量である．選択肢の記述は，平均質量のことである.
19. 「正」　両者の違いが 0.1，もとの質量が 1000 であるので，$0.1 / 1000 = 10000$ の分解能が必要.
20. 「誤」　同位体が 3 : 1 で存在する塩素が 2 つあれば，質量数が M、M+2、M+4 の 3 本のピークは 9：6：1 で出現する．1：2：1 は臭素が 2 つある化合物の場合である.
21. 「誤」　重水素は安定同位体であり，放射性はない.
22. 「正」
23. 「誤」　質量分離部はコリジョンセルを挟んで，直列でつながっている.
24. 「誤」　コリジョンセル内でガスと衝突させて断片化している．衝突誘起解離という.
25. 「正」　液体クロマトグラフィーと連結したタンデム型質量分析計を用いると，代謝物の一斉分析が可能である.

Chap. 2　練習問題の解答

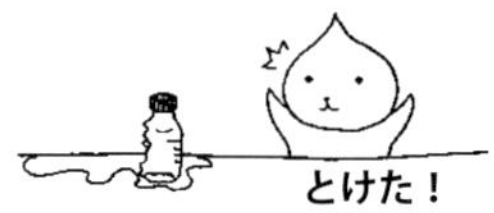

問 2　A ～ C のどれか．

答　A

①　*m/z* 86 の分子イオンと *m/z* 58 との差は 28 であるので，マクラファティー転位が予想できる

マクラファティー転位は化合物 A でしか起こらない（← 六角形ができるかどうか）

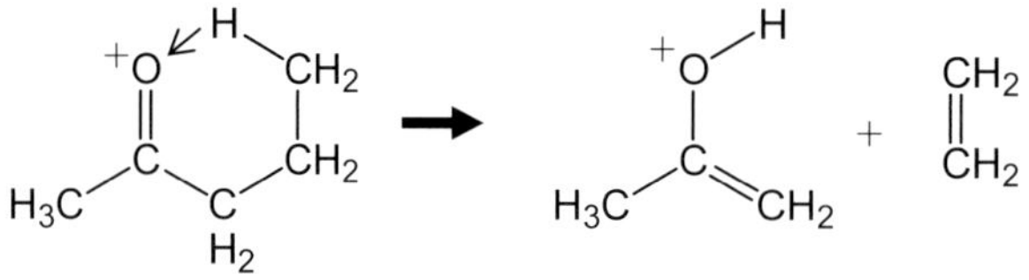

−28 の断片化が起こるのは化合物 A しかない

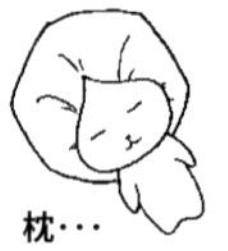

②　基準ピーク *m/z* 43 の構造を考える．43 の構造が断片化されて出てくるのは化合物 A しかない．「損はすぐ切れ」で考える

43 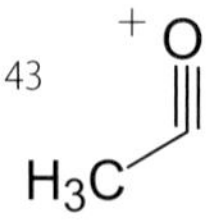

問 3　1 ～ 5 のどれか．

答　4

マクラファティー転位とオニウム反応が読み取れるかがポイントです

①　88−73＝15，88−61＝27，88−60＝28 と分子イオンピークから引き算してみる．質量 15 は CH_3 がなくなったものであり，質量 28 はマクラファティー転位の結果 CH_2CH_2 がなくなったものと考えられる

マクラファティー転位は化合物 2 と 4 の構造で起こると考えられる

②　マクラファティー転位で生じる *m/z* 60 の断片構造は化合物 2，4 の両方で出現するが，分子イオンピークとの差が 27 である *m/z* 61 の断片構造は，オニウム反応が起こる化合物 4 でしか起こらない

2

4

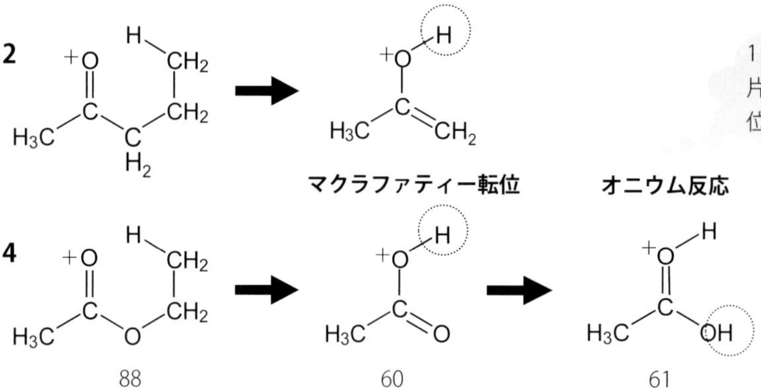

1 ～ 5 の構造で，−28 の断片化はマクラファティー転位以外では考えにくい

Chap. 2　練習問題の解答

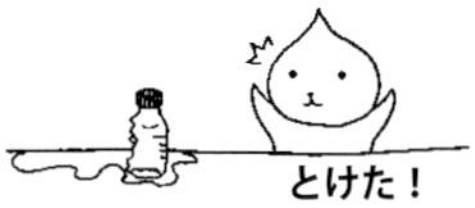

問4　1～4のどれか.

答　4

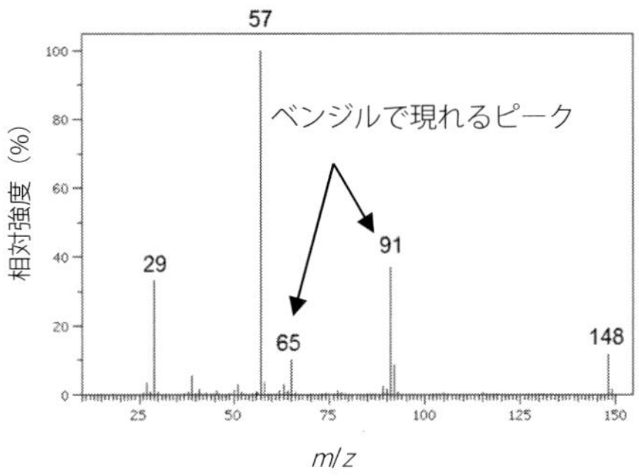

① *m/z*91 と *m/z*65 のピークに注目すると，ベンジルをもつ構造といえる

→　化合物 3 と 4 が候補となる

② *m/z*29 に注目する化合物 3 からは生じない．化合物 4 からは，C=Oが解離してCH_3CH_2 が現れる．「損はすぐ切れ，CO が飛んでいく」で考える

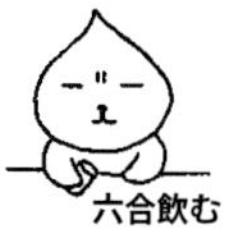

29

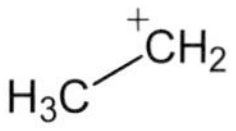

57

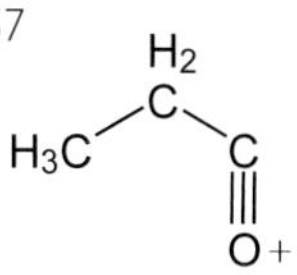

65

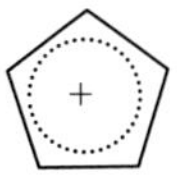

91

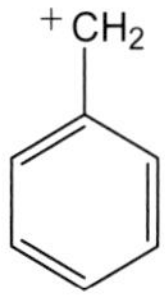

問5　A～Cのどれか.

答　B

同位体のピークから臭素が含まれる化合物であることがわかる

① 4 つの *m/z*228 と 230，*m/z*200 と 202，*m/z*183 と 185，*m/z*155 と 157 のピーク強度比が 1：1 であるので，これらの構造（断片構造）には臭素が 1 つ含まれていることがわかる．分子イオンピークから引き算してみると，228－200＝28，228－183＝45，228－155＝73 の構造がなくなっていることがわかる

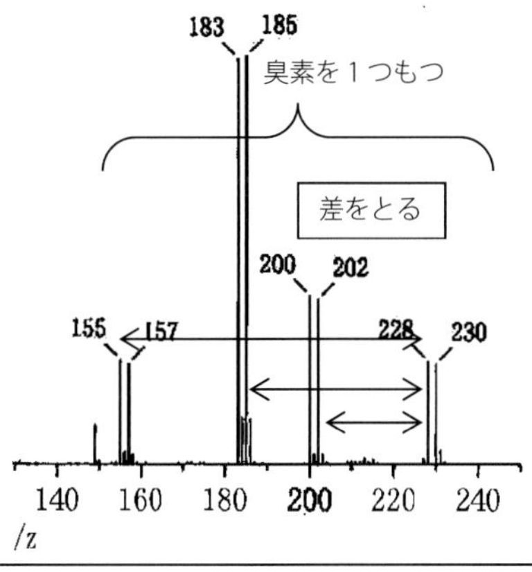

② 28 の質量がなくなるのはマクラファティー転位を予想させる
それ以外に 28 の質量がなくなる断片化は選択肢の構造に見あたらない．マクラファティー転位ができる化合物は **B** しかない

③ 45 の質量がなくなる断片化は化合物は **B** でしか起こらない
B の OCH_2CH_3 が切断されると予想される

73 の質量がなくなる断片化は化合物 **B** および **C** で予想できます.

Chap. 2　練習問題の解答

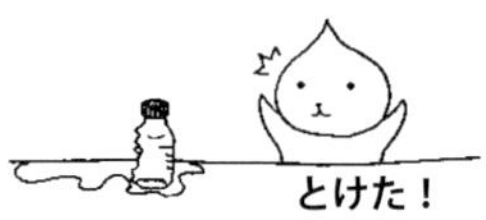

問6　1～6のどれか.

答　2

同位体のピークから塩素が含まれる化合物であることがわかる

①　3つの *m/z* 154，*m/z* 139，*m/z* 111 とその同位体ピークと思われるピークの強度比が 3：1 であるので，これらの構造には塩素が 1 つ含まれていることがわかる．分子イオンピークから引き算してみると，154−139＝15，154−111＝43の構造がなくなっていることがわかる

②　15 の質量がなくなる断片化は CH_3 の脱離が考えられる．可能性がある化合物は **2**，**3**，**5** であるが，43 の質量が切断される構造は化合物 **2** でしかみつからない．化合物 **2** の $COCH_3$ が切断されると考えられる

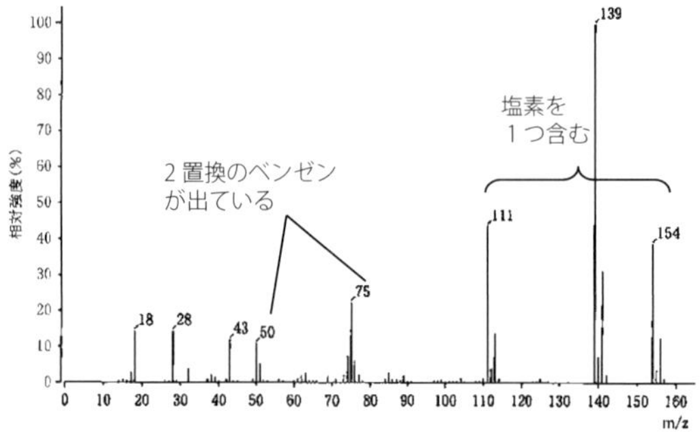

各化合物の分子量を塩素を 35 として計算すると，化合物 1 と6 は 156 の質量をもつので，分子イオンピークが異なり排除できる.

問7　A～Dのどれか.

答　B

①　*m/z* 91 と *m/z* 65 のピークに注目すると，ベンジルをもつ構造といえる　→　候補は A または B

②　*m/z* 108 のピークについて考える（分子量との差は 42 である）

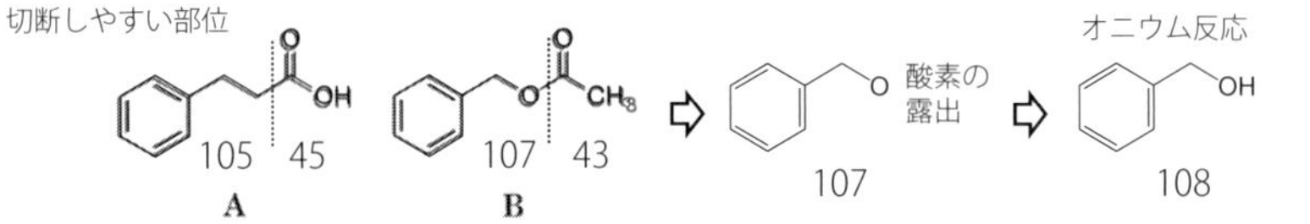

構造 B は，オニウム反応により 108 の構造ができる

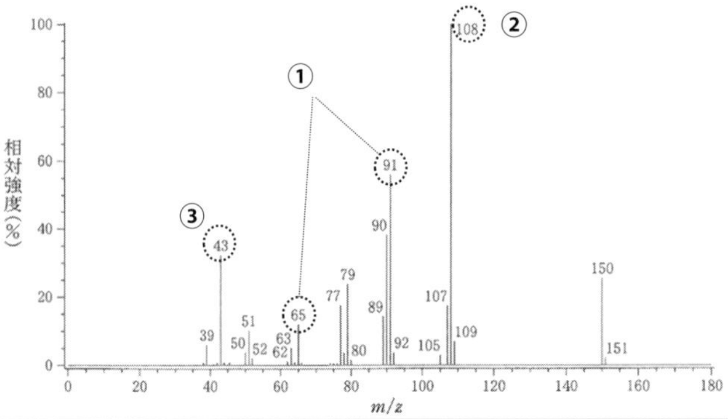

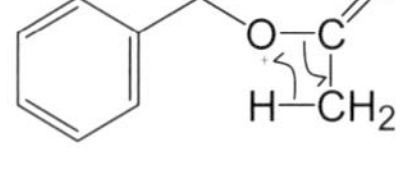

m/z 108のピークの出現は，水素の移動により切断を生じたためとも考えられる

③　*m/z* 43のピークが出現するのは，構造 B か C である

Chap. 3　練習問題の解答

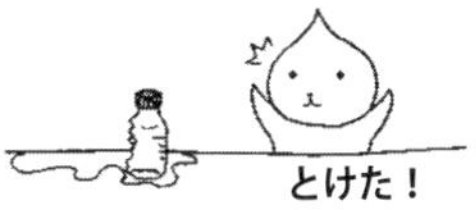

問 1

1.　「正」

2.　「誤」　単結合は二重結合よりも低波数側に吸収ピークが現れる（C−O と C=O とを比べる）.

3.　「誤」　原子番号が大きいものほど吸収波数は小さい（C−H と C−O とを比べる）.

4.　「誤」　水素結合により低波数側にピークがシフトする．ピークも幅広くなる.

5.　「誤」　分子内の水素結合の強さは化合物の濃度に影響されないので，O−H のピークもシフトしない.

6.　「誤」　O−H が O−D となると水素の質量は2 倍になるので吸収波数は約 $\frac{1}{\sqrt{2}}$ になる.

7.　「正」

8.　「正」　環が小さいほどひずみが大きくなり，吸収波数が大きくなる.

9.　「正」　「ルール ② 両端の原子の質量が大きくなると，吸収波数が小さくなる」で考える.

問 2　正しく組み合わせよ.

答：　a → ウ，b → イ，c → ア

解法のポイント　① 次の 1）か 2）の手順で考える

1）赤外吸収波数と構造との関係を暗記しておいて考える

2）ルール①とルール②を駆使して考える

② いずれのやり方にしても，

化合物 **ア** は CN 基，化合物 **イ** は C=O 基，化合物 **ウ** は NO_2 基に注目する

方法①

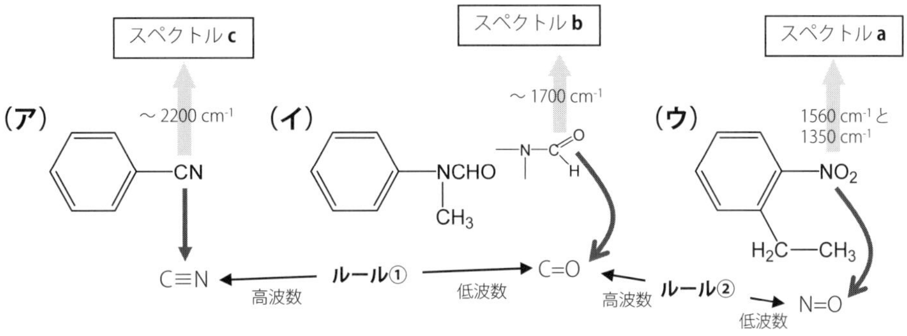

方法②　C=O が 1700 cm^{-1} 付近に現れることを基準にすると，
C≡N は 1700 cm^{-1}より高波数側に，N=O は低波数側に現れる

特徴的なピークが，スペクトル **a** では 1500 と 1300 cm^{-1} 付近に，スペクトル **b** では 1700 cm^{-1} 付近に，スペクトル **a** では 2200 cm^{-1} 付近に現れている

以上のことから，
スペクトル **a** は化合物 **ウ**，スペクトル **b** は化合物 **イ**，スペクトル **c** は化合物 **ア** であるといえる

Chap. 3　練習問題の解答

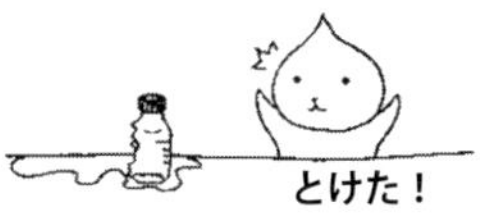

問 3　正しく組み合わせよ.

答：　a → イ，b → ア

解法のポイント　① 特徴的な構造，ここでは O─H と C=O の伸縮振動に注目する

（ア）

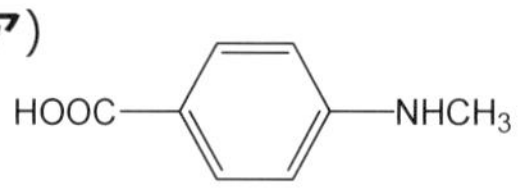

O─H と C=O　～ 3000 cm⁻¹ 幅の広いピーク
＋　～ 1700 cm⁻¹ のピーク

スペクトル **b**　～ 1700 cm⁻¹ 付近にピークあり

（イ）

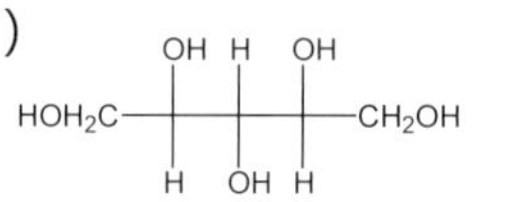

多数の O─H　～ 3000 cm⁻¹ 幅の広いピーク

スペクトル **a**　～ 1700 cm⁻¹ 付近にピークなし
～ 3000 cm⁻¹ 付近のピークが大きい

問 4　正しく組み合わせよ.

答：　ア → c，イ → d，ウ → b，エ → a

解法のポイント

① 1700 cm⁻¹ 付近のピークの数に注目する

1）スペクトル **ア**：3 つのピークがある
2）スペクトル **イ**：1 つのピークがある
3）スペクトル **ウ**：ピークなし
4）スペクトル **エ**：2 つのピークがある

② 構造式中のカルボニル基を○で囲もう

1）化合物 **a**：2 つのカルボニル基がある
2）化合物 **b**：カルボニル基がない
3）化合物 **c**：3 つのカルボニル基がある
4）化合物 **d**：1 つのカルボニル基がある

③ ピークの出る位置と構造とを比較する

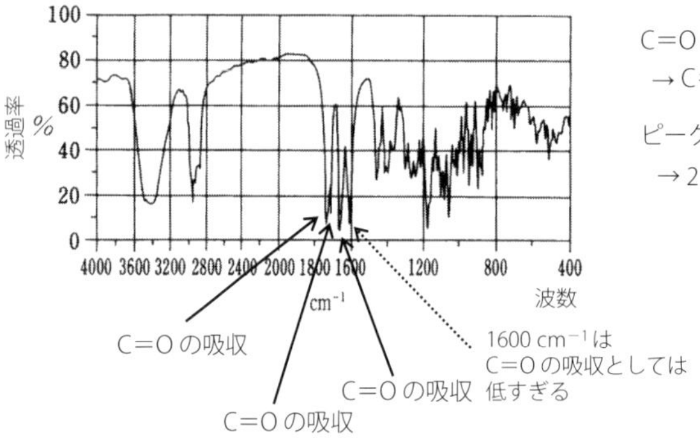

C=O の吸収ピークが 3 本ある
→ C=O を 3 つ（以上）含む化合物だと考えられる

ピークの出る位置をよく見る
→ 2 つは同じような環境，1 つは異なった環境と考えられる

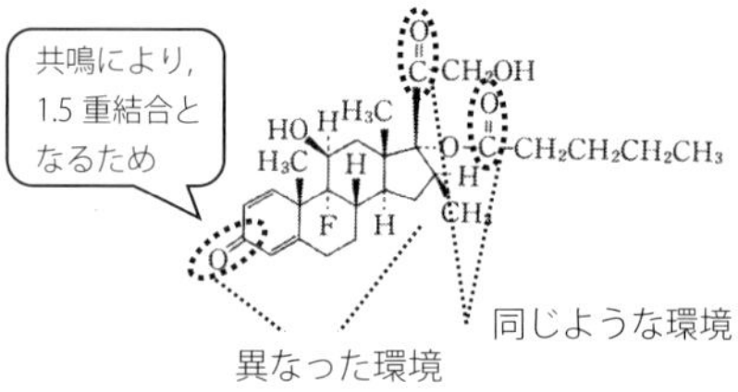

④ その他のピークにも注目して解答を確認しよう

1）スペクトル **エ** には，2500 cm⁻¹ 付近に幅広のピークがあり，化合物 **a** のアミノ基の塩酸塩のピークと考えられる

2）スペクトル **ア** には，3000 cm⁻¹ 付近に 2 つの幅広のピークがあり，化合物 **c** の 2 つの水酸基のピークと考えられる

Chap. 3　練習問題の解答

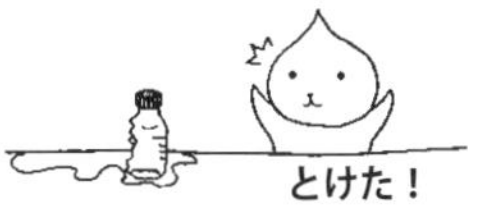

問 5　1 つずつ選べ.

答：　A→ア，B→オ，C→エ，D→ウ

解法のポイント　① 官能基と波数の関係から予想する

おもな伸縮振動と吸収波数

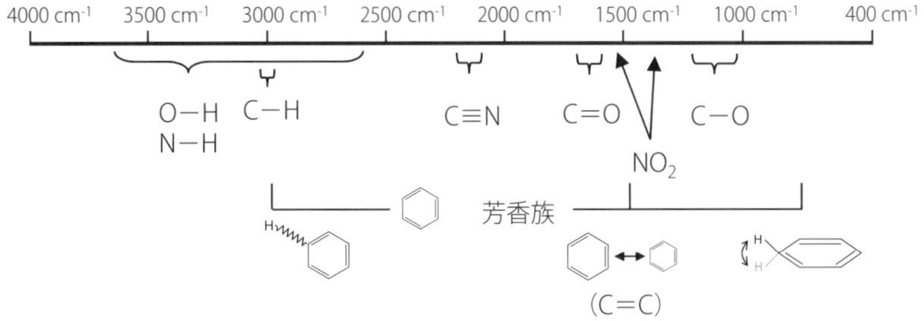

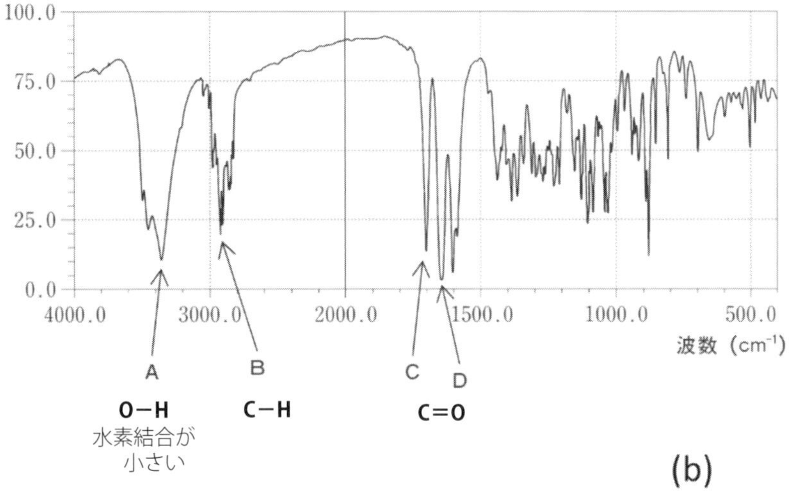

② カルボニル基の置かれた環境から吸収波数を考える

吸収波数

カルボニル基 (a) ＜ **カルボニル基 (b)**

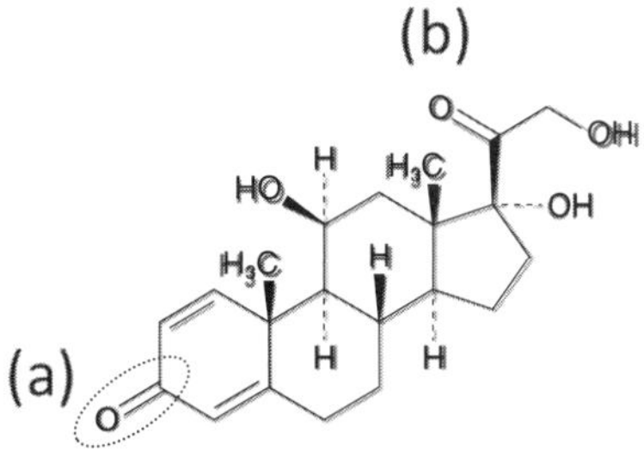

共鳴により，
1.5 重結合となる

ルール①　結合力が強くなると，吸収波数が大きくなる
＝結合力が弱いと，吸収波数が小さくなる

Chap. 3　練習問題の解答

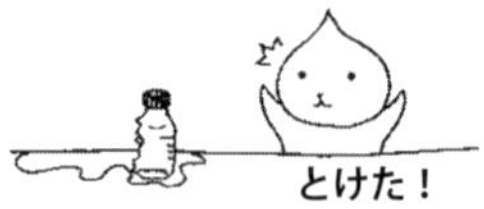

問 6　正しく組み合わせよ.

答：　a → ウ，b → ア，c → イ

解法のポイント　① O—H と C=O の伸縮振動に注目する

② C=O のピークの数に注目し，構造式中のカルボニル基を○で囲む

（ア）

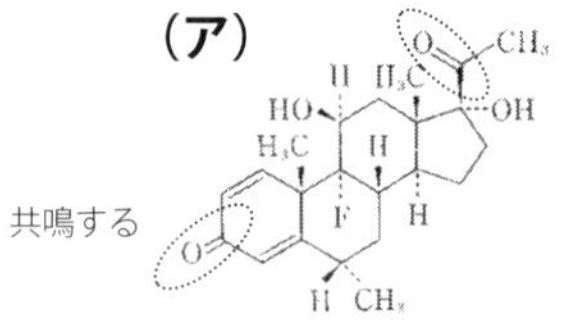

（イ）

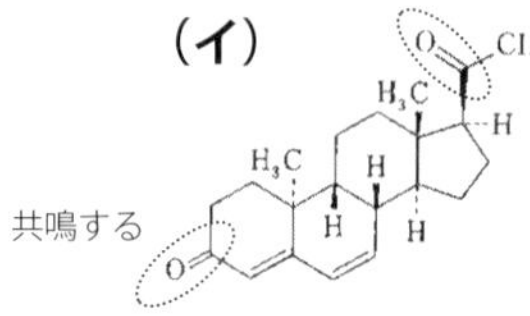

（ウ）

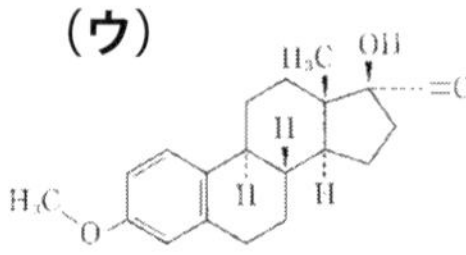

（ア）		（イ）	（ウ）
OH あり C=O　2 つ	← 2 つのカルボニル基の性質は大きく異なるので，それらは離れて現れる →	OH なし C=O　2 つ	OH あり C=O なし
スペクトル **b**		スペクトル **c**	スペクトル **a**
～ 3400 cm^{-1} 付近に幅広いピーク			～ 3400 cm^{-1} 付近に幅広いピーク
～ 1700 cm^{-1} 付近に 2 本のピーク		～ 1700 cm^{-1} 付近に 2 本のピーク	（1600 cm^{-1} 付近にピークがあるが，これは C=O のピークではない）

問 7　正しく組み合わせよ.

答：　a → イ，b → ウ，c → ア

解法のポイント　問 6 と同様に考えてみよう

（ア）

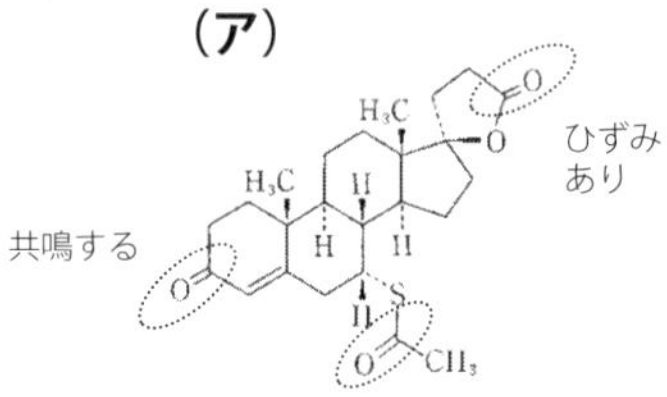

（イ）

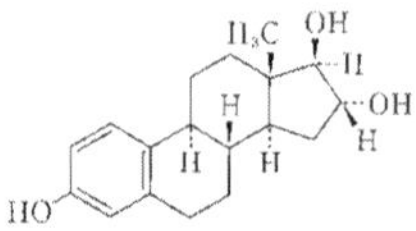

（ウ）

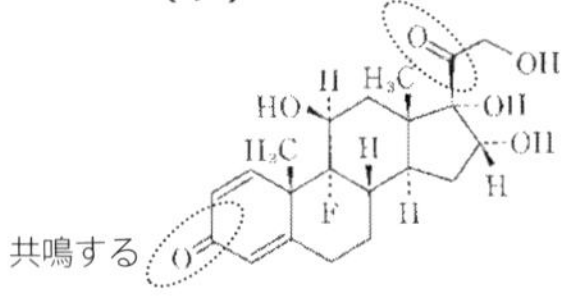

（ア）	（イ）	（ウ）
OH なし C=O　3 つ	OH あり C=O なし	OH あり C=O　2 つ
スペクトル **c**	スペクトル **a**	スペクトル **b**
	～ 3400 cm^{-1} 付近に幅広いピーク	～ 3400 cm^{-1} 付近に幅広いピーク
～ 1700 cm^{-1} 付近に 3 本のピーク	（1600 cm^{-1} 付近にピークがあるが，これは C=O のピークではない）	～ 1700 cm^{-1} 付近に 2 本のピーク

化合物 ア には γ-ラクトン環があり，
1 つの C=O が高波数側に現れている

Chap.4
総合問題

解答と解説

問1

解答

【解法のポイント①】 単純なスペクトルは対称性のある構造からつくられる

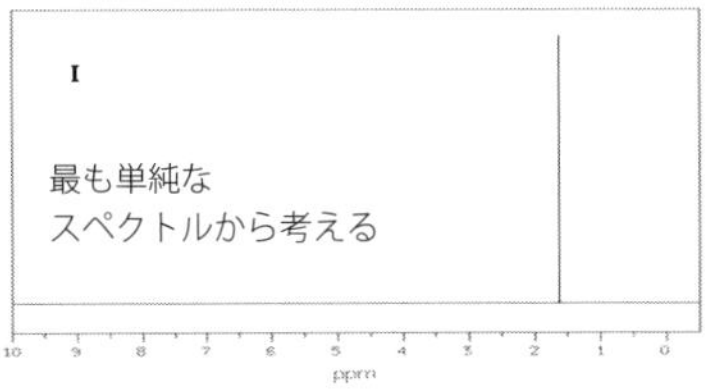

シグナルが1本 ⇨ すべてが等価なプロトンである

C_6H_{12} なので二重結合が1つ
（ただし環状になるとすべて単結合の構造）

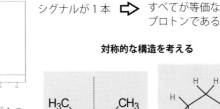

対称的な構造を考える

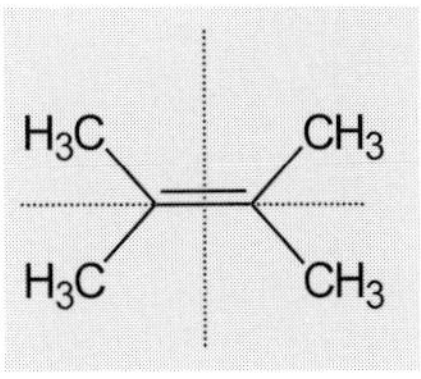

対称面をつくって考えてみると，すべてが等価なプロトンであることがわかる

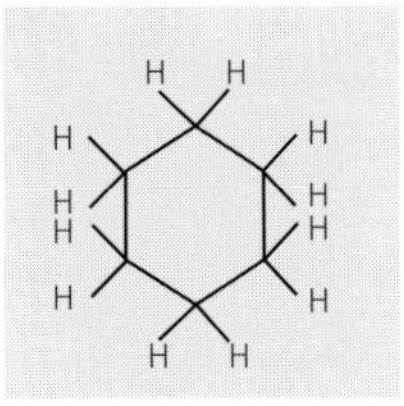

シクロヘキサンのプロトンは，すべて等価なプロトンである（回転させれば同じだから）

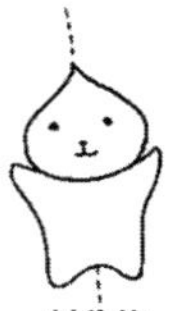

対称的

スペクトルⅠの2つの解答

【解法のポイント②】 典型的なパターンから部分構造を予想する

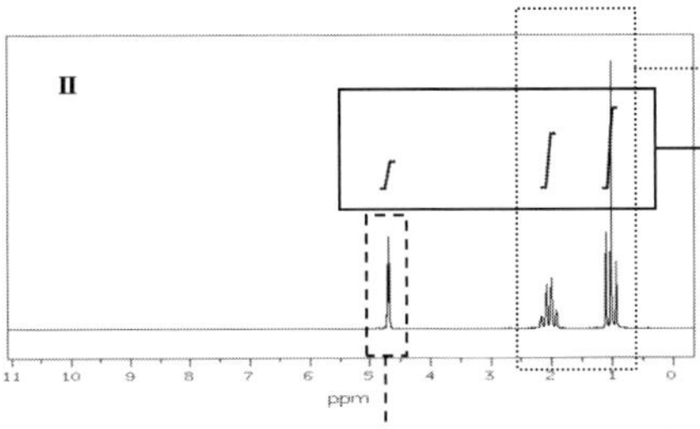

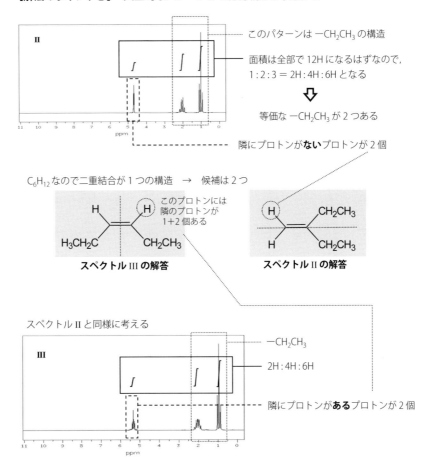

このパターンは $-CH_2CH_3$ の構造

面積は全部で12Hになるはずなので，1:2:3 = 2H:4H:6Hとなる

⇩

等価な $-CH_2CH_3$ が2つある

隣にプロトンが**ない**プロトンが2個

C_6H_{12} なので二重結合が1つの構造 → 候補は2つ

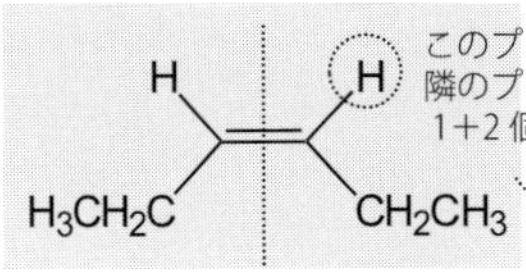

スペクトルⅢの解答

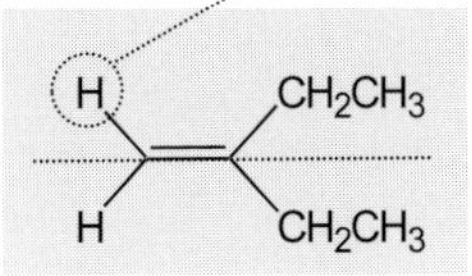

スペクトルⅡの解答

解答

スペクトルⅡと同様に考える

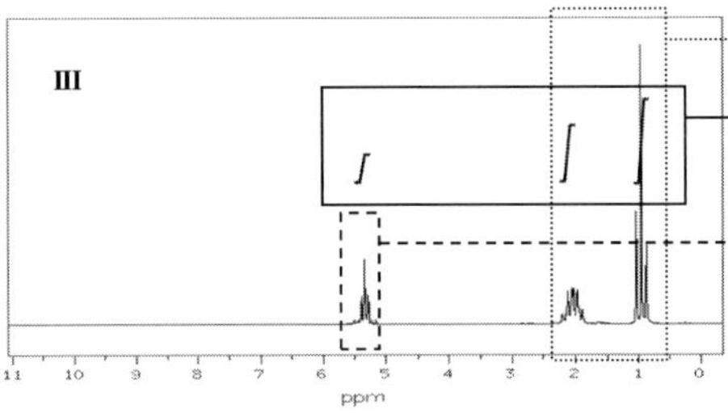

$-CH_2CH_3$

2H:4H:6H

隣にプロトンが**ある**プロトンが2個

Chap.4
総合問題

解答と解説

問2

官能基の情報は赤外吸収スペクトルから得ることができます.

【解法のポイント①】 赤外吸収（IR）スペクトルで官能基の情報を得る

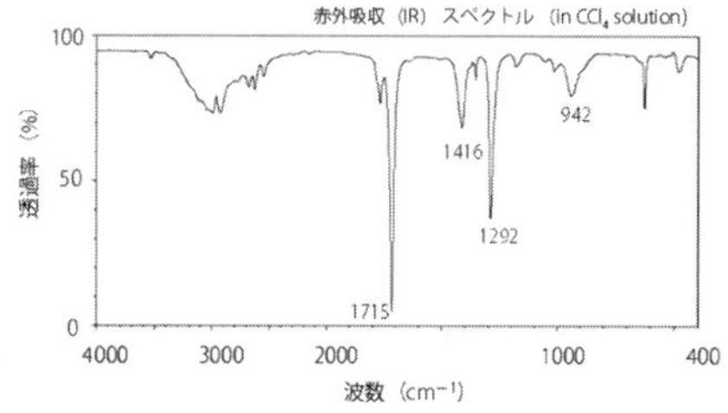

1292 cm^{-1} のシグナル → C−O の伸縮の吸収

1715 cm^{-1} のシグナル → C=O の伸縮の吸収

3000 cm^{-1} 付近のシグナル → OH か NH の伸縮の吸収

⇩

これらの特徴から
カルボン酸（COOH）が予想できる

【解法のポイント②】 ^{1}H-NMR スペクトルから部分構造のつながりを予想する

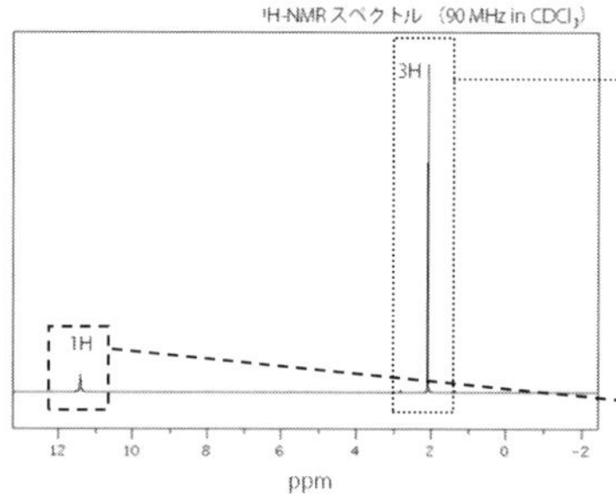

2 ppm 付近，3H 分のシグナル，分裂なし

⇨ CH_3，隣が C=O か芳香族

芳香族の可能性はない．何故なら ^{1}H-NMR スペクトルで 6 〜 8 ppm にシグナルが現れないからである．

11 ppm 付近，1H 分のシグナル，分裂なし

⇨ 非常に低磁場に現れているので，COOH か CHO のプロトンのシグナルと予想

CH_3 の隣が C=O で，カルボン酸（COOH）をもつ構造 ⇨ 酢酸（CH_3COOH）と予想

【解法のポイント③】 EI-MS スペクトルから全体像を明らかにする

MS スペクトルから分子量がわかります.

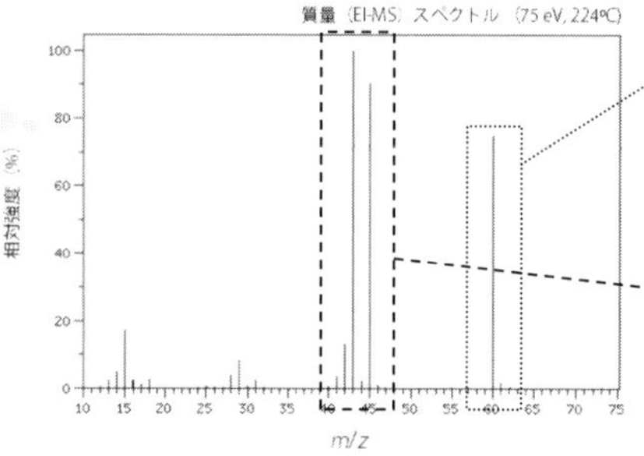

（分子イオンピーク）
測定化合物の分子量は 60 である

⇨ 酢酸の分子量は 60 で一致する

（分子量が 60 であるので芳香族の可能性はなくなる）

m/z 45 は CH_3 が切断された残りで，
m/z 43 は OH が切断された残りと予想する

⇨ 酢酸の構造と一致する

解答

総合的に考えて酢酸と予想される

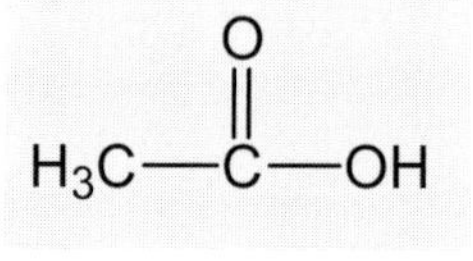

Chap.4 総合問題

解答と解説

問3

【解法のポイント①】 赤外吸収（IR）スペクトルで官能基の情報を得る

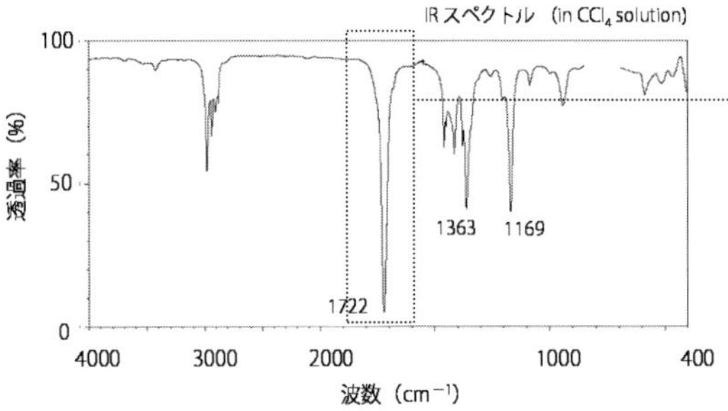

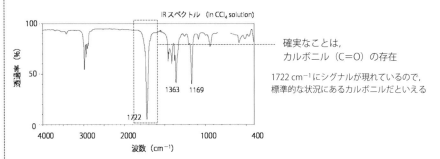

確実なことは，カルボニル（C=O）の存在

1722 cm^{-1} にシグナルが現れているので，標準的な状況にあるカルボニルだといえる

【解法のポイント②】 ^{1}H-NMR スペクトルから部分構造のつながりを予想する

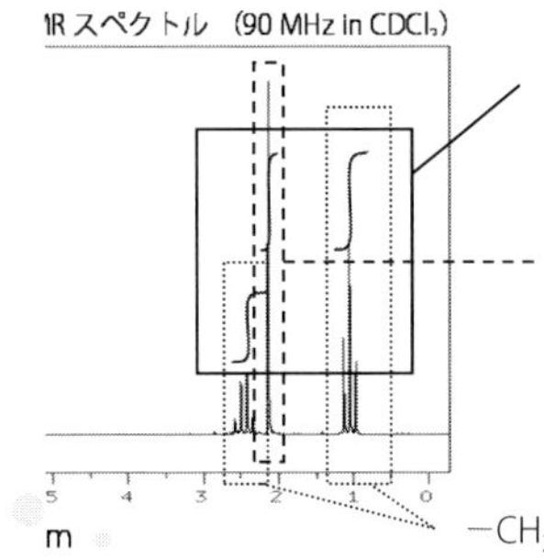

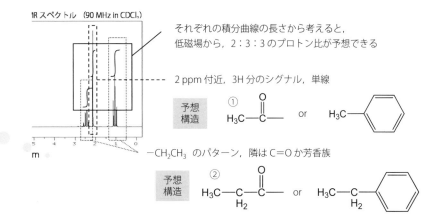

それぞれの積分曲線の長さから考えると，低磁場から，2：3：3 のプロトン比が予想できる

2 ppm 付近，3H 分のシグナル，単線

予想構造 ①

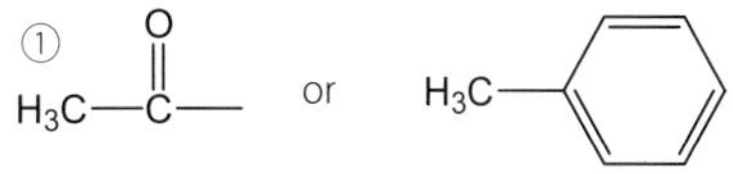

$-CH_2CH_3$ のパターン，隣は C=O か芳香族

予想構造 ②

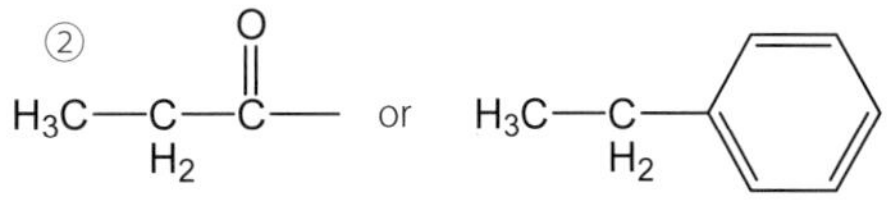

^{1}H-NMR スペクトルで 6〜8 ppm にシグナルが現れないから芳香族の可能性はないね．

【解法のポイント③】 ^{13}C-NMR と EI-MS スペクトルから全体像を明らかにする

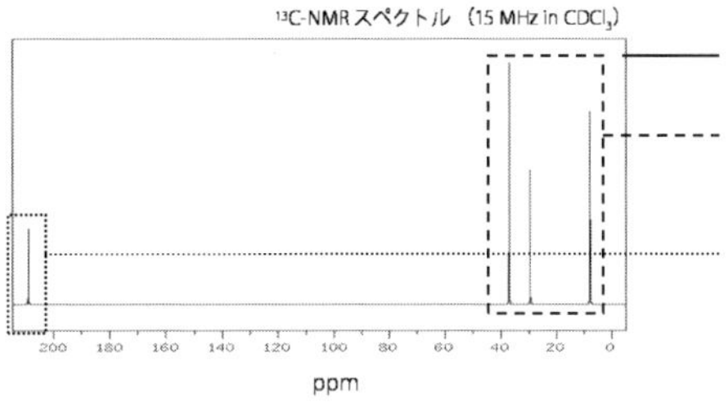

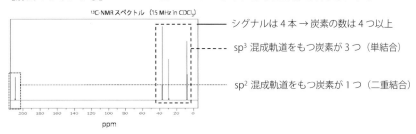

シグナルは 4 本 → 炭素の数は 4 つ以上

sp^3 混成軌道をもつ炭素が 3 つ（単結合）

sp^2 混成軌道をもつ炭素が 1 つ（二重結合）

NMR の予想構造①と②を連結した化合物がスペクトル情報と一致する

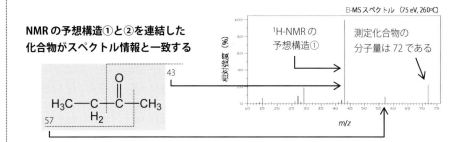

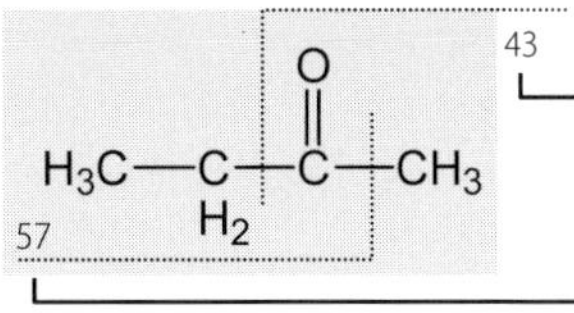

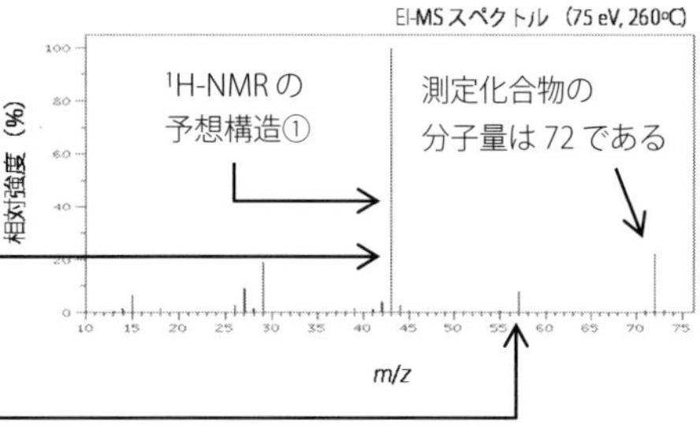

解答

解答と解説

問4

特徴的なスペクトルパターンを示すものから考えましょう.

2置換の芳香族の置換基が外れると76になり，CHCH（26）がなくなり50の構造になる.

【解法のポイント①】 EI-MSスペクトルの特徴的な同位体パターンにまず注目する

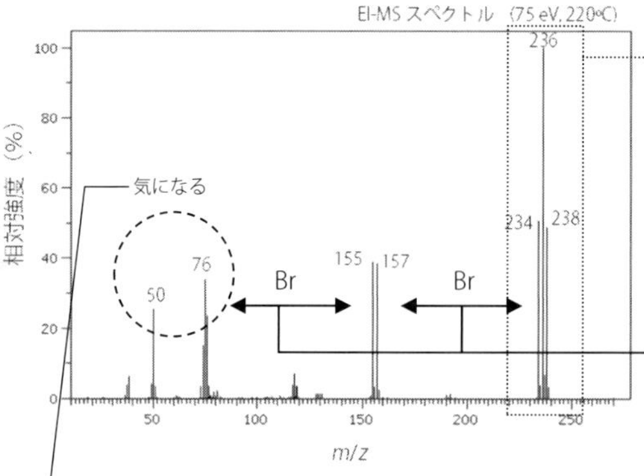

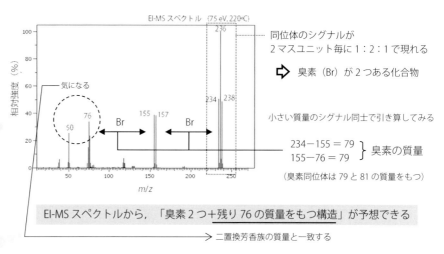

同位体のシグナルが
2マスユニット毎に1：2：1で現れる

⇨ 臭素（Br）が2つある化合物

小さい質量のシグナル同士で引き算してみる

234－155＝79
155－76＝79
} 臭素の質量

（臭素同位体は79と81の質量をもつ）

EI-MSスペクトルから，「臭素2つ＋残り76の質量をもつ構造」が予想できる

→ 二置換芳香族の質量と一致する

【解法のポイント②】 ¹H-NMRスペクトルから置換位置を決定する

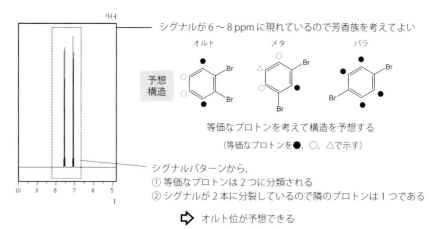

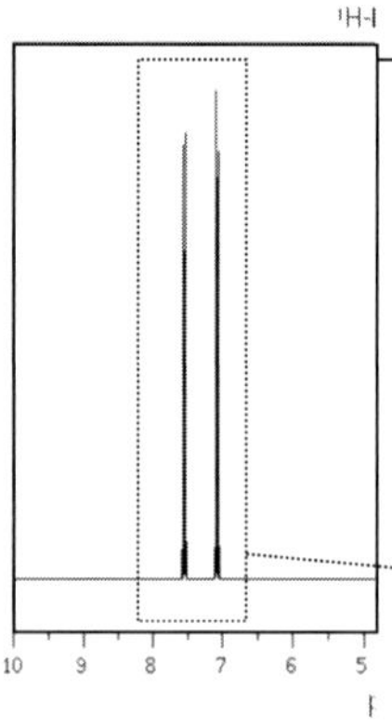

シグナルが6～8 ppmに現れているので芳香族を考えてよい

予想構造

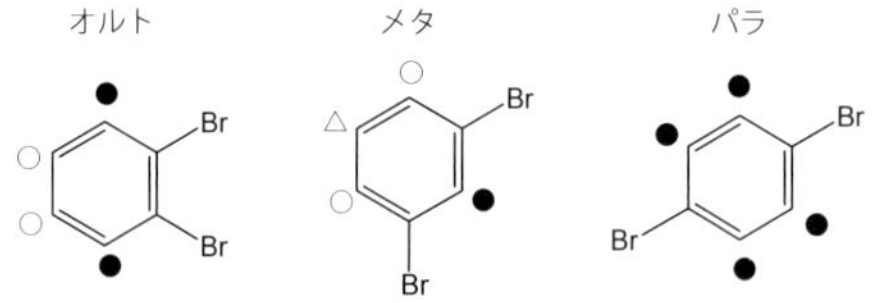

等価なプロトンを考えて構造を予想する

（等価なプロトンを●，○，△で示す）

シグナルパターンから，
① 等価なプロトンは2つに分類される
② シグナルが2本に分裂しているので隣のプロトンは1つである

⇨ オルト位が予想できる

2本－2本のカニ足シグナルをみてすぐに，パラ位だと決めてはいけません.

解答

¹H-NMRスペクトルから
オルト位が置換されたジブロモベンゼンと予想される

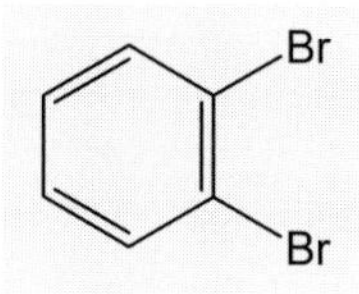

IRスペクトルからも置換基位置の情報が得られる.

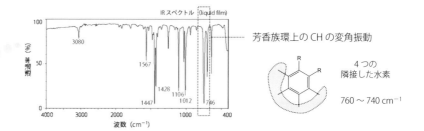

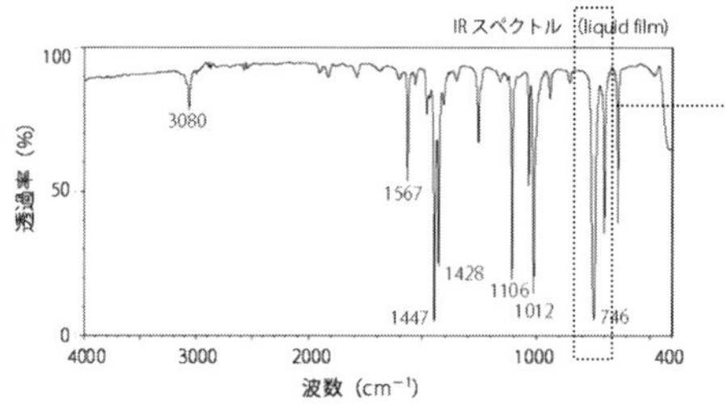

芳香族環上のCHの変角振動

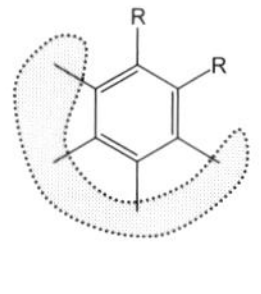

4つの
隣接した水素

760～740 cm⁻¹

【解法のポイント①】 赤外吸収（IR）スペクトルで官能基の情報を得る

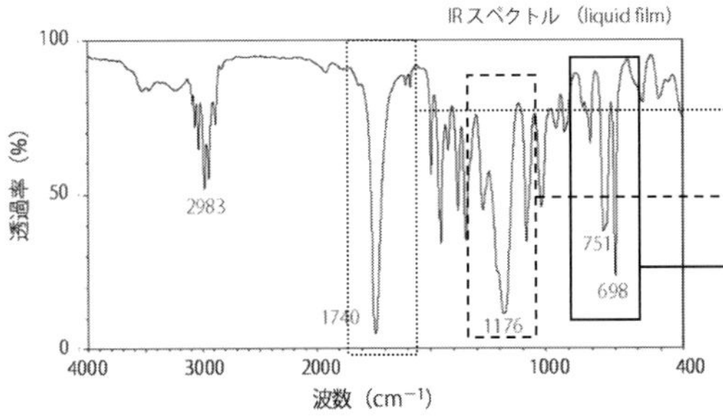

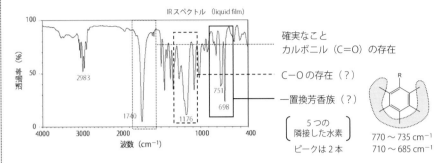

確実なこと
カルボニル（C=O）の存在

C−O の存在（？）

一置換芳香族（？）

（5 つの隣接した水素）
ピークは 2 本

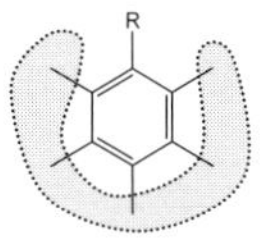

770 ～ 735 cm⁻¹
710 ～ 685 cm⁻¹

【解法のポイント②】 ¹H-NMR スペクトルを緻密に解析する

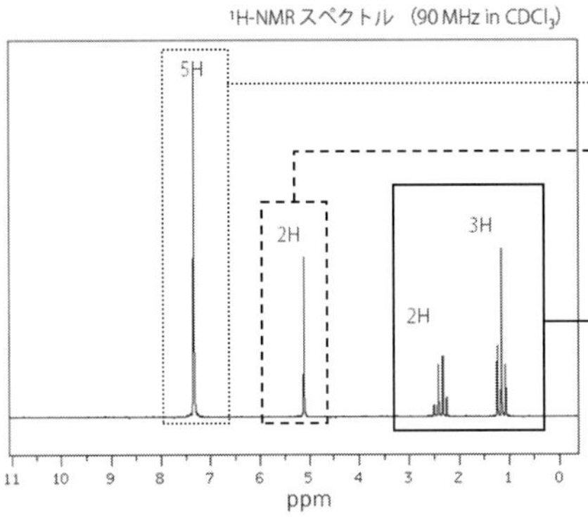

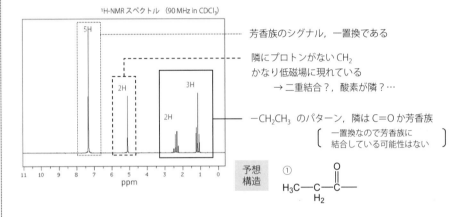

芳香族のシグナル，一置換である

隣にプロトンがない CH_2
かなり低磁場に現れている
→ 二重結合？，酸素が隣？…

$-CH_2CH_3$ のパターン，隣は C=O か芳香族
（一置換なので芳香族に結合している可能性はない）

予想構造 ①

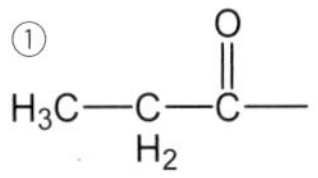

芳香族であることは EI-MS スペクトルでもわかる．91 と 65 はベンジルのサイン．

【解法のポイント③】 EI-MS スペクトルと ¹H-NMR スペクトルを見比べて全体像をつかむ

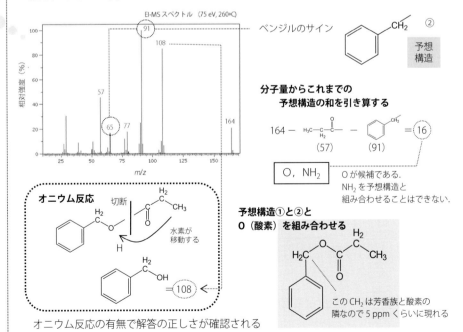

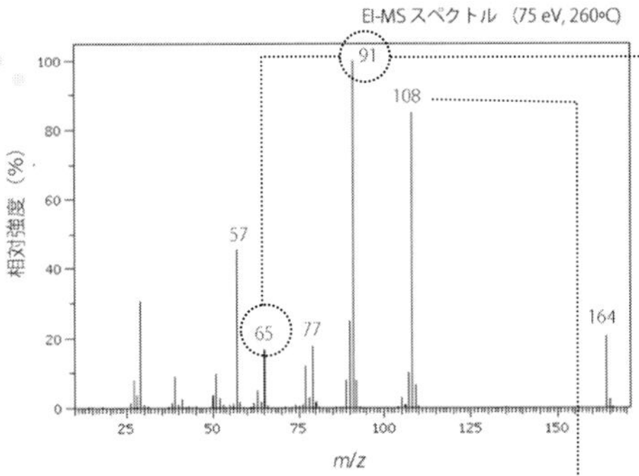

ベンジルのサイン

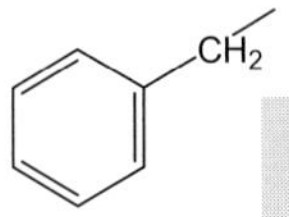

② 予想構造

分子量からこれまでの予想構造の和を引き算する

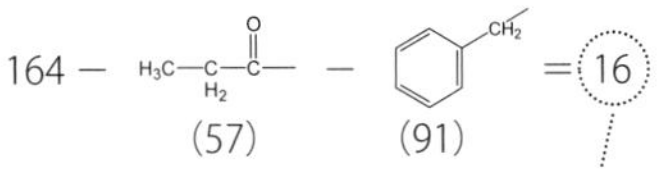

O，NH_2

O が候補である．
NH_2 を予想構造と組み合わせることはできない．

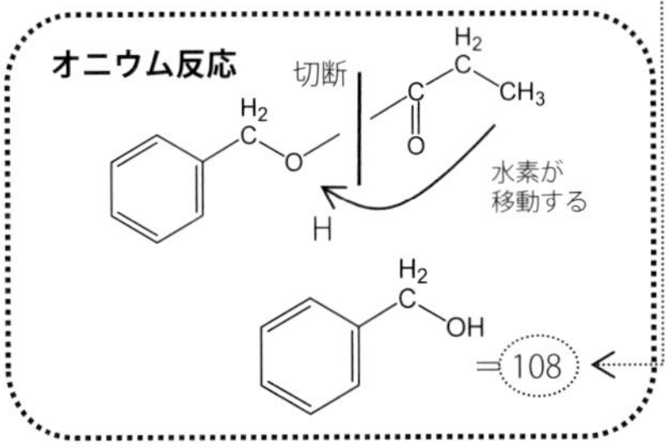

オニウム反応の有無で解答の正しさが確認される

予想構造①と②と O（酸素）を組み合わせる

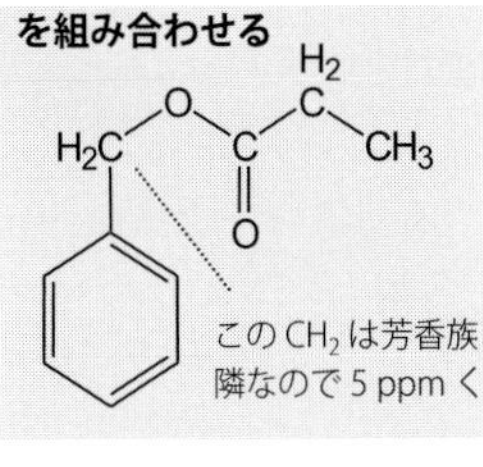

この CH_2 は芳香族と酸素の隣なので 5 ppm くらいに現れる

解答

解答と解説

問6

【解法のポイント①】 赤外吸収（IR）スペクトルで官能基の情報を得る

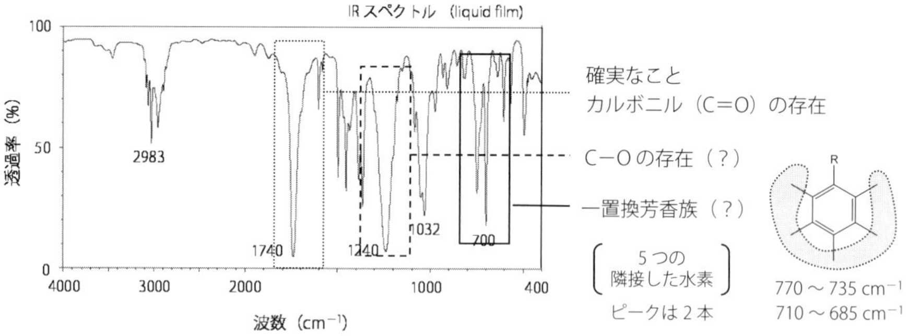

【解法のポイント②】 ^{1}H-NMR スペクトルを緻密に解析する

NMR スペクトルは，問5と比べてかなり違うね.

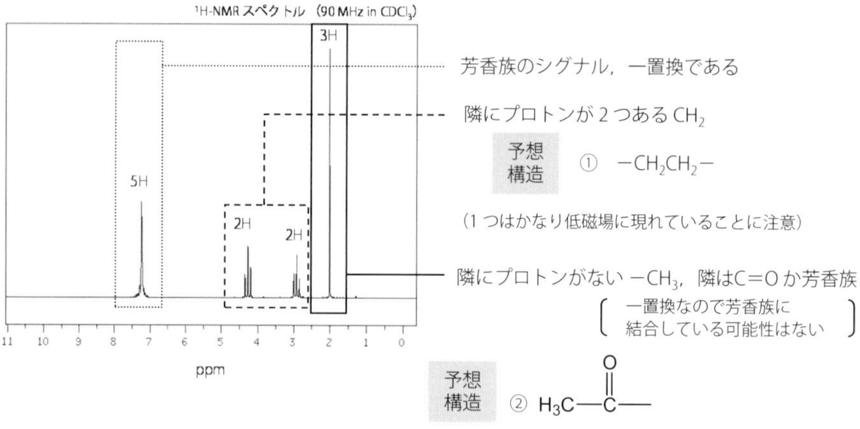

【解法のポイント③】 EI-MS スペクトルと ^{1}H-NMR スペクトルを見比べて全体像をつかめ

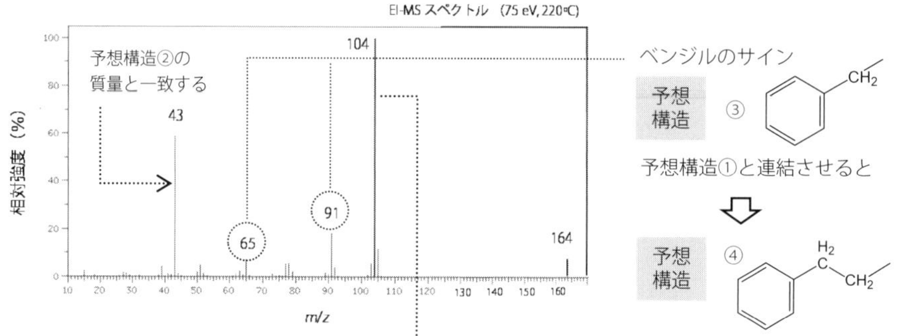

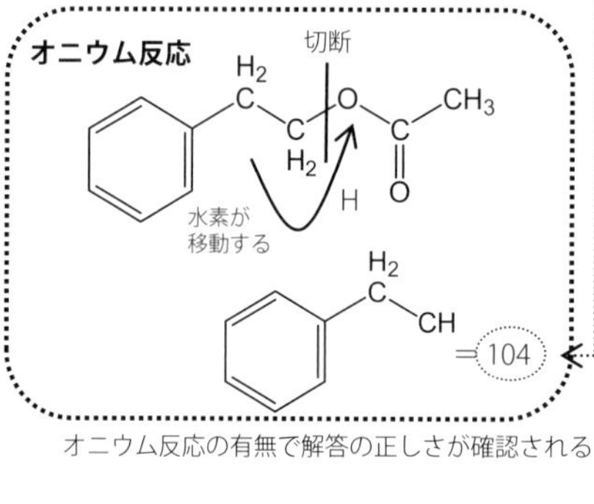

オニウム反応の有無で解答の正しさが確認される

分子量と予想構造②＋④から

164−43−105＝16 → 酸素

予想構造②と④と酸素を組み合わせる

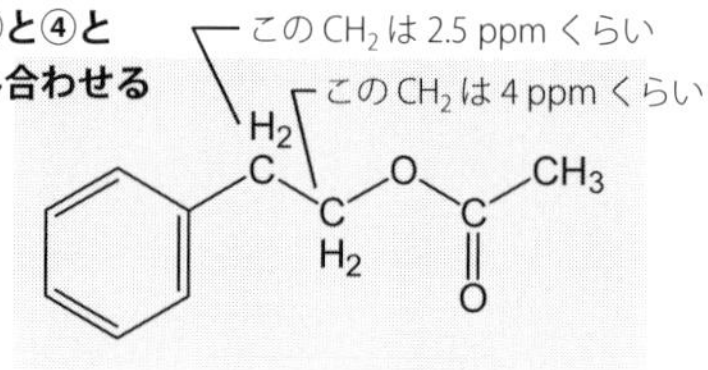

解答

Chap.4 総合問題

解答と解説

問7

【解法のポイント①】 赤外吸収（IR）スペクトルで官能基の情報を得る

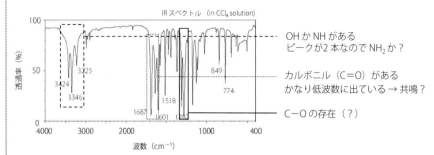

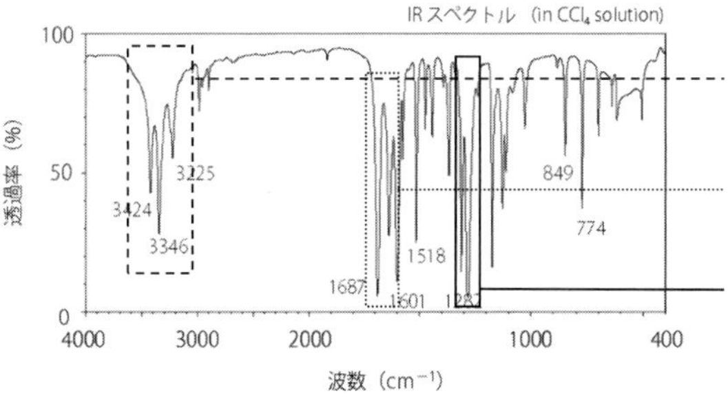

OH か NH がある
ピークが2本なので NH_2 か？

カルボニル（C=O）がある
かなり低波数に出ている → 共鳴？

C−O の存在（？）

【解法のポイント②】 ^{1}H-NMR スペクトルの積分曲線に注目する

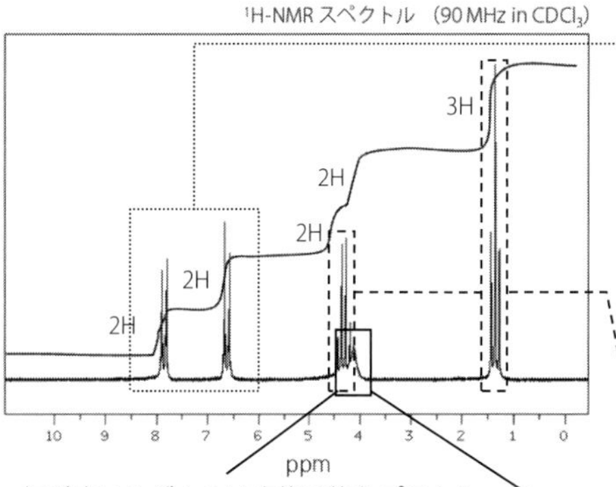

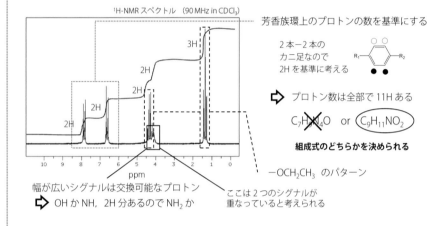

芳香族環上のプロトンの数を基準にする

2本−2本の
カニ足なので
2H を基準に考える

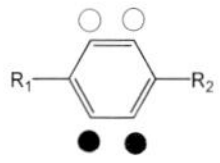

プロトン数は全部で 11H ある

~~$C_7H_9N_4O$~~ or $C_9H_{11}NO_2$

組成式のどちらかを決められる

$-OCH_2CH_3$ のパターン

幅が広いシグナルは交換可能なプロトン
⇨ OH か NH，2H 分あるので NH_2 か

ここは2つのシグナルが
重なっていると考えられる

これまでの結果をまとめると，①芳香族のパラ位に性質の異なった置換基をもつ，②カルボニルをもつ，③$-OCH_2CH_3$ をもつ，④NH_2 の存在が考えられる

予想構造

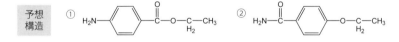

①

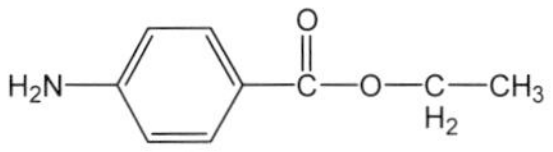

②

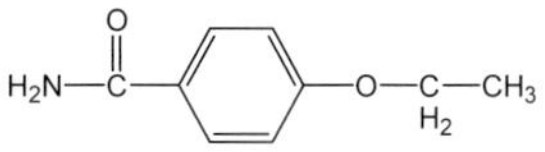

【解法のポイント③】 総合的に判断して決めよ

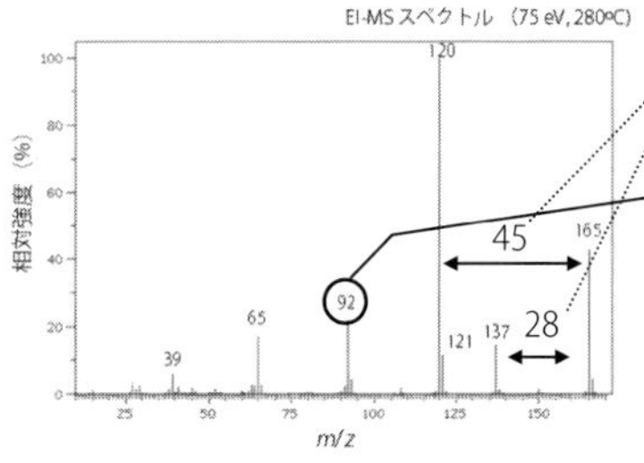

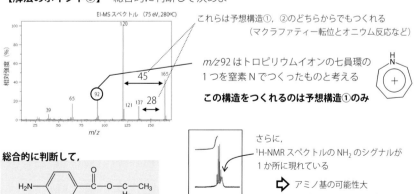

これらは予想構造①，②のどちらからでもつくれる
（マクラファティー転位とオニウム反応など）

m/z 92 はトロピリウムイオンの七員環の
1つを窒素 N でつくったものと考える

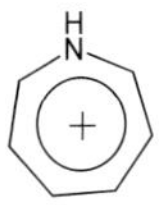

この構造をつくれるのは予想構造①のみ

カルボニル基は芳香族と共鳴して，二重結合性が弱まる．そのため IR で低波数に現れると考えられる．

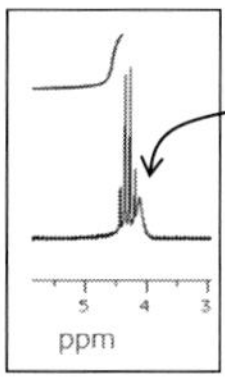

さらに，
^{1}H-NMR スペクトルの NH_2 のシグナルが
1か所に現れている

⇨ アミノ基の可能性大

（アミドだと 1H ずつ
2つ出る可能性が高い）

総合的に判断して，

解答

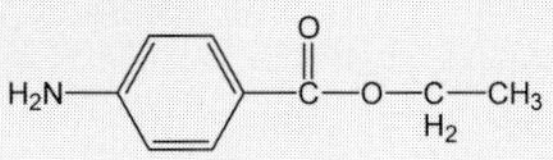

【解法のポイント①】 赤外吸収（IR）スペクトルで官能基の情報を得る

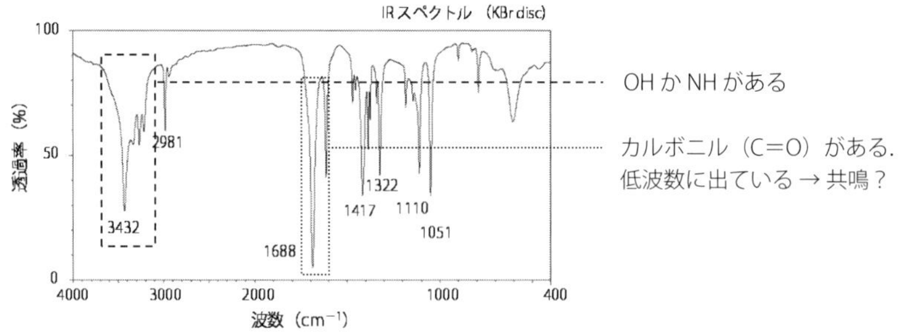
IR スペクトル（KBr disc）
透過率（%）
100
50
0
4000
3000
2000
1000
400
波数（cm⁻¹）
3432
2981
1688
1417
1322
1110
1051
OH か NH がある
カルボニル（C=O）がある.
低波数に出ている → 共鳴？

【解法のポイント②】 ¹H-NMR スペクトルのシグナルの重なりに注意しよう

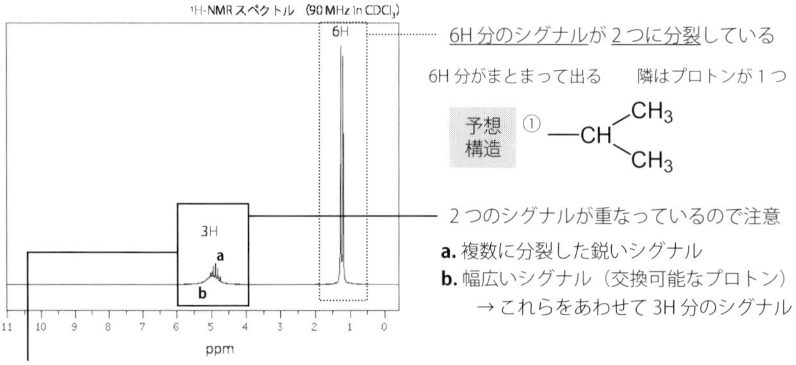
¹H-NMR スペクトル（90 MHz in CDCl₃）
6H
3H
a
b
ppm
6H 分のシグナルが 2 つに分裂している
6H 分がまとまって出る
隣はプロトンが 1 つ
予想構造 ①
—CH(CH₃)₂
2 つのシグナルが重なっているので注意
a. 複数に分裂した鋭いシグナル
b. 幅広いシグナル（交換可能なプロトン）
→ これらをあわせて 3H 分のシグナル

シグナル **a** は予想構造①の CH のプロトンと考えられる → 1H 分のシグナル
その結果，シグナル **b** は 2H 分のシグナルと考えられる → NH_2 のシグナル

予想構造 ② $\mathbf{-NH_2}$

【解法のポイント③】 総合的に判断して決めよ

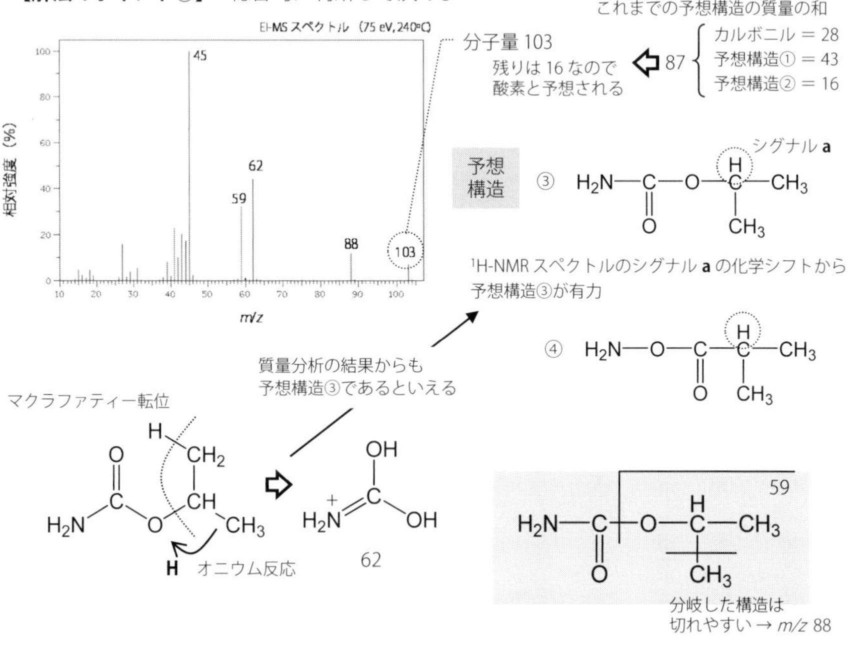
EI-MS スペクトル（75 eV, 240℃）
相対強度（%）
m/z
45
62
59
88
103
分子量 103
残りは 16 なので
酸素と予想される
87
これまでの予想構造の質量の和
カルボニル = 28
予想構造① = 43
予想構造② = 16
予想構造 ③
シグナル a
¹H-NMR スペクトルのシグナル a の化学シフトから
予想構造③が有力
④
質量分析の結果からも
予想構造③であるといえる
マクラファティー転位
オニウム反応
62
59
分岐した構造は
切れやすい → m/z 88

Chap.4
総合問題

解答と解説

問9

【解法のポイント①】 EI-MS スペクトルの特徴的な同位体パターンにまず注目する

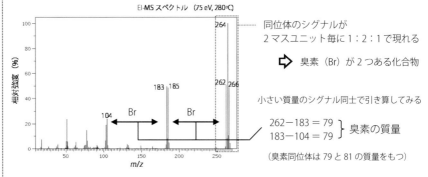

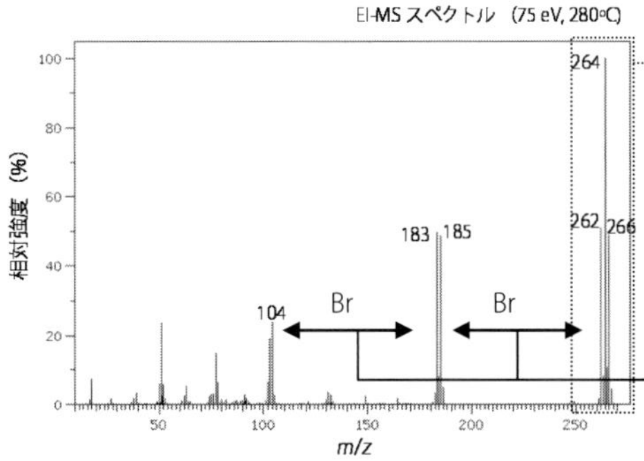

同位体のシグナルが
2 マスユニット毎に 1：2：1 で現れる

⇨ 臭素（Br）が 2 つある化合物

小さい質量のシグナル同士で引き算してみる

262－183 = 79
183－104 = 79 } 臭素の質量

（臭素同位体は 79 と 81 の質量をもつ）

EI-MSスペクトルから，「臭素 2 つ＋残り 104 の質量をもつ構造」が予想できる

【解法のポイント②】 ^{1}H-NMR スペクトルで残りの構造を考える

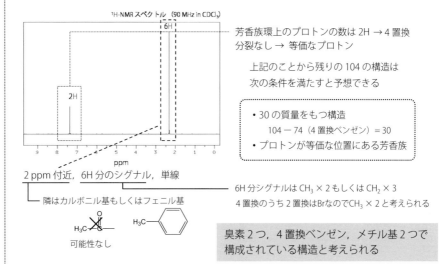

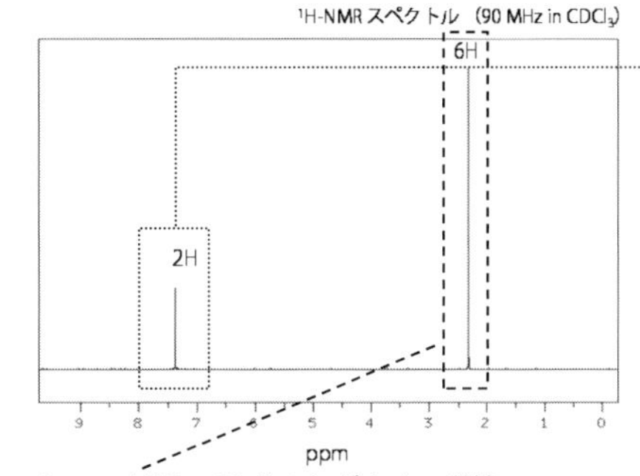

芳香族環上のプロトンの数は 2H → 4 置換
分裂なし → 等価なプロトン

上記のことから残りの 104 の構造は
次の条件を満たすと予想できる

- 30 の質量をもつ構造
  104 − 74（4 置換ベンゼン）= 30
- プロトンが等価な位置にある芳香族

2 ppm 付近，6H 分のシグナル，単線

6H 分シグナルは $CH_3 \times 2$ もしくは $CH_2 \times 3$
4 置換のうち 2 置換はBrなので$CH_3 \times 2$ と考えられる

隣はカルボニル基もしくはフェニル基

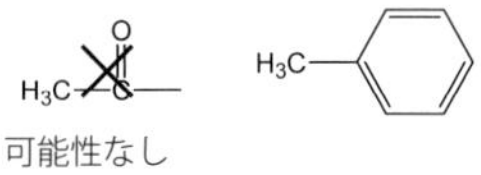

可能性なし

臭素 2 つ，4 置換ベンゼン，メチル基 2 つで
構成されている構造と考えられる

置換基の組み合わせを考える

予想構造

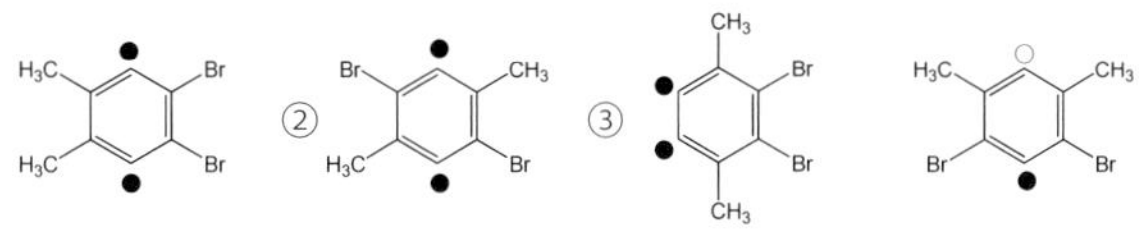

← この構造は
プロトンが等価でない

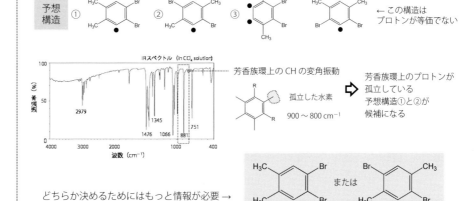

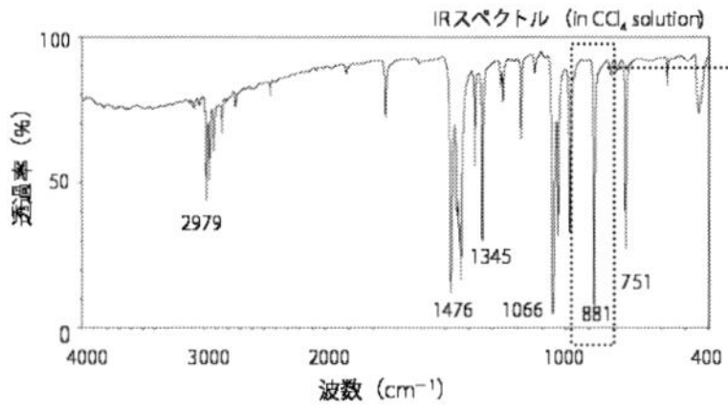

芳香族環上の CH の変角振動

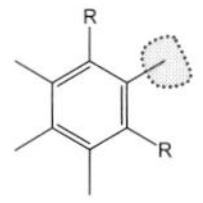

孤立した水素
900 ～ 800 cm^{-1}

⇨ 芳香族環上のプロトンが
孤立している
予想構造①と②が
候補になる

解答

どちらか決めるためにはもっと情報が必要 →

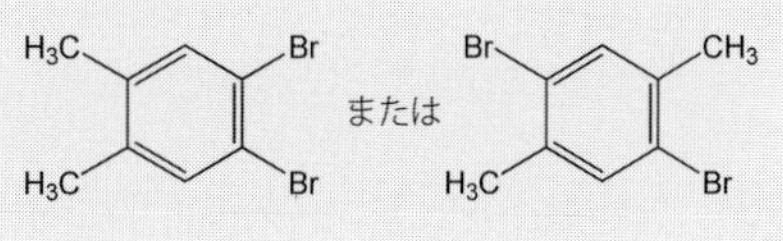

Chap. 5　練習問題の解答　粉末X線回折

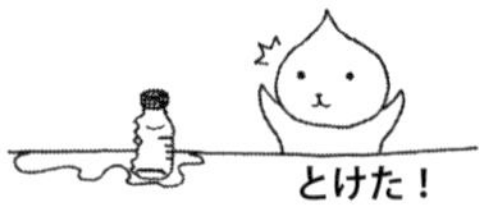

問1

1.　「誤」　干渉性散乱 X 線は，原子核の振動ではなく，電子の振動で生じる．

2.　「誤」　ブラッグの法則（式）は，$2d\sin\theta = n\lambda$ である．

3.　「正」

4.　「誤」　未知物質の立体構造を決めることはできない．結晶形が同じかどうかわかるだけである．

5.　「正」

6.　「正」

7.　「誤」　連続 X 線は電子の減速から生じるものであり，金属の種類には関係ない．

8.　「正」

9.　「誤」　平均粒子サイズを 10 μm 以下に整えることが望ましい．

10.　「正」

11.　［正」

問2

1.　［誤」　回折強度は若干違うものの，両者のピークが同じ回折角度で現れているので，同じ大きさの単位格子であると判断できる．

2.　「誤」　両者は結晶多形の関係にあると判断できるが，水分量の大小は判断できない．

3.　「正」　ピークの現れる回折角度が違うので結晶多形と考える．

4.　「誤」　ピークの現れる回折角度が違うので，結晶構造は同じではない．

5.　「正」　ハローパターンを示しており，非晶質もしくは結晶性が低いと判断できる．

Chap. 5　練習問題の解答　熱分析法

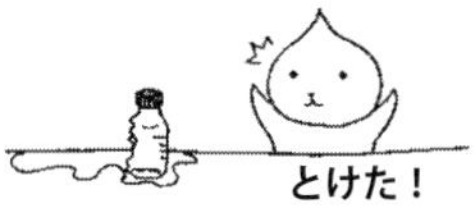

問 1

1.　「正」
2.　「正」
3.　「誤」　ガラス転移は質量変化を伴わないので，熱重量分析では測定できない．
4.　「正」
5.　「正」
6.　「正」
7.　「正」
8.　「正」

問 2

1.　「正」　脱水すれば質量は減少し，吸熱が起こる．
2.　「正」　質量の変化がなく，吸熱反応が起こっており，融点での反応と考えられる．
　　熱量の変化はエンタルピー変化量と置き換えられる．
3.　「正」　質量が減少し，発熱反応が起こっている．化合物が熱分解したと考えられる．

memo

memo

索　引

定金　豊（さだかね　ゆたか）
1967 年 4 月生
岡山大学自然科学研究科，博士（理学）
専門：分析化学
鈴鹿医療科学大学薬学部教授
同大学院薬学研究科教授　兼任

イメージから学ぶ構造解析法〔第 3 版〕
スペクトル解析の基礎力を無理なく身につける

定価（本体 3,200 円＋税）

2008 年 10 月 1 日　初 版 発 行 ©
2009 年 9 月 11 日　第 2 版発行
2020 年 3 月 16 日　第 3 版発行

著　　者　定　金　　豊
発 行 者　廣　川　重　男

印 刷・製 本　日本ハイコム
表紙デザイン　㈲羽鳥事務所

発行所　京 都 廣 川 書 店
東京事務所　東京都千代田区神田小川町 2-6-12 東観小川町ビル
TEL 03-5283-2045　FAX 03-5283-2046
京都事務所　京都市山科区御陵中内町　京都薬科大学内
TEL 075-595-0045　FAX 075-595-0046
URL https://www.kyoto-hirokawa.co.jp/